浙江省重点教材

中医临床思维教程

主　编　黄　平　来平凡

副主编　姚定国　洪　日

中国中医药出版社

·北　京·

图书在版编目（CIP）数据

中医临床思维教程/黄平，来平凡主编 . —北京：中国中医药出版社，2014.7
ISBN 978 - 7 -5132 - 1941 - 9

Ⅰ.①中… Ⅱ.①黄… ②来… Ⅲ.①中医学 – 临床医学 – 思维方法 – 教材
Ⅳ.①R24

中国版本图书馆 CIP 数据核字（2014）第 125741 号

中国中医药出版社出版
北京市朝阳区北三环东路 28 号易亨大厦 16 层
邮政编码 100013
传真 010 64405750
三河鑫金马印刷有限公司印刷
各地新华书店经销
*
开本 787×1092 1/16 印张 23.75 字数 530 千字
2014 年 7 月第 1 版 2014 年 7 月第 1 次印刷
书 号 ISBN 978 - 7 - 5132 - 1941 - 9
*
定价 49.00 元
网址 www.cptcm.com

编 写 说 明

对于医学院校的学生，临床实践——包括见习与实习，必不可少。见习阶段，因时间短，几乎没有临床经历，实践的机会更少，只做到了"走马观花"，未达到实际效果；而到实习阶段，虽然时间较长，轮转科室也较多，但因实习内容过多、任务繁重，往往是"乱花迷眼"，达不到"读书－临证－思考－总结－提高"的目的。书本知识与临床实践的脱节一直为学生所诟病。

我们编写这本书的目的是搭建课堂教学与临床实践之间的桥梁，使天堑变通途。不仅适用于传统实践教学方法，更适用于 PBL 实践教学法，强调快速地构建中医临床思维模式，以区别于常见的病案教材。

在临床实践过程中，有两个问题必须解决。

一是尽量多地掌握各科的主要病种。现在的临床病区分科比较细，各病区基本按专业收治患者，病种繁多，有常见病、多发病，也有少见病、罕见病，在有限的实践时间里，学生应该了解和掌握该专业的常见病及主要疾病。二是将课堂上学到的理论有效地运用到临床，学会问诊技巧，培养学生自主学习、自我解决问题的能力，掌握中医辨证思维规律。这本书就试图为解决这两个问题提供一些帮助。

针对第一个问题，本书列出了临床各科室有代表性的病证。分内科疾病、妇科疾病、儿科疾病、眼科疾病、耳鼻喉科疾病、骨伤科疾病、肛肠男科疾病、皮肤科疾病、乳腺科疾病、疮疡和周围血管疾病等十章，按病设节，共 99 个病。每节介绍病例资料、诊疗思路及评述，其中诊疗思路包含中医四诊、辅助检查、诊断及辨证、鉴别诊断、病因病机、治法方药、预防与调护等内容；评述包含中医学认识、现代医学认识、治疗关键、转归与预后、名医经验等内容。中医特色明显，更贴近临床实践，熟记后在临床遇到问题时会有所帮助。

针对第二个问题我们想帮助学生将课堂上学到的理论有效地运用到临床。有些同学理论学习成绩优良，但临床面对真实患者就不知所措，理不出一份完整、正确的病史，辨不出得当的"理法方药"。主要的问题是采集病史不知道从何着手，往往是患者说什么就写什么，抓不住要点，结果望闻问切完毕，还不清楚患者患的是什么病证，中医证型是什么，用什么方药，即不会辨证论治。

针对这一状况，这本书除列出上述各病证四诊的步骤及主要内容外，还依次列出了"病因病机""治法方药"，体现了中医的临证思维程序：即第一步通过四诊获得相关临床资料以明确是何病证；第二步确立证型，分析病因病机；第三步确立治法治则；第四步制订主方及用药。在临床实践过程中如能按上述顺序掌握其中内容，并熟记各病证四诊的步骤、主要内容，就能形成正确的中医辨证思维模式，使学生有效地运用课堂上学到的知识辨证论治。

　　本书由浙江中医药大学各教研室一线教师参加编写，先后召开了3次编写会议，大家集思广益，畅所欲言，精心编撰，反复修改。来平凡教授、黄平教授、姚定国教授不辞辛苦，亲临会场参与讨论，会后精心指导、严格把关，为本书的编写付出了大量心血。

　　这本书不是教科书，没有面面俱到，但是临床实践中必须掌握的内容基本列出，掌握了这些内容，相信对临床技能的提升会大有帮助。由于时间仓促，不妥之处在所难免，敬请广大同道及读者不吝赐教。

《中医临床思维教程》编委会

2014 年 3 月

目 录
CONTENTS

第一章　内科疾病

【诊疗关键】

1. 询问病史和体格检查。
2. 运用中医望闻问切的方法，收集符合实际的四诊材料。
3. 运用中医八纲辨证、六经辨证、卫气营血辨证等，分析病因病机，整理各病治法方药及预防与调护。

第一节　感　　冒

【病例资料】

张某，男，40 岁，工人。

主诉　恶寒、发热，伴鼻塞、咽痛 1 天。

【诊疗思路】

一、中医四诊

望 1　神、色、形、态

——得神，急性病容，体态自如，精神欠振。

望 2　局部

——咽喉红肿，乳蛾肿大，无白色脓点，咽喉壁有滤泡增生。

望 3　舌质、舌苔

——舌质红，苔薄黄。

闻 1　声音

——鼻塞声重，语音响亮，咳声重浊。

闻 2　气味

——痰无腥臭味。

问

——微恶寒，发热，T：37.9 ℃；项背板紧感，骨节酸楚；鼻塞涕出，浊涕；咽喉肿痛，咳嗽有痰，痰色黄，质稠，咳吐不利；小便短少，大便干结，间日一行；无胸痛，无痰血，无刺激性呛咳。发病前有受冷史，加之工作劳累。自服复方板蓝根冲剂、珍黄丸等，症状未减。

按　皮温

——皮肤灼热。

切 脉象

——脉浮数。

二、辅助检查

血常规 白细胞计数：$7.8 \times 10^9/L$；中性粒细胞百分数：58%。

C 反应蛋白 18mg/L。

X 线 两肺纹理增生，未见实质性病变。

三、诊断及辨证

诊断 中医：感冒。

西医：上呼吸道感染。

辨证 风热犯表证。

四、鉴别诊断

风温 风热感冒与风温初期颇为相似，但风温病势急骤，寒战发热甚至高热，汗出后热虽暂降，但脉数不静，身热旋即复起，咳嗽胸痛，头痛较剧，甚至出现昏迷、惊厥、谵妄等传变入里的证候。而感冒发热一般不高或不发热，病势轻，不传变，服解表药后，多能汗出热退，脉静身凉，病程短，预后良好。

时行感冒 普通感冒病情较轻，全身症状不重，少有传变。在气候变化时发病率可以明显升高，但无明显流行特点。时行感冒病情较重，发病急，全身症状显著，可以发生传变，化热入里，继发或合并他病，具有广泛的传染性、流行性。

五、病因病机

主症分析 本例主症是恶寒、发热、鼻塞、咽痛。风热犯表，热郁肌腠，卫表失和，故见身热，微恶寒；风热之邪熏蒸清道，故见咽喉肿痛，鼻流浊涕。

次症分析 本例次症是咳嗽咳痰，便结尿少。风热犯肺，肺失清肃，则咳嗽痰黄，质稠，咳吐欠利，肺热下移，故见便结尿少，舌红、苔薄黄、脉浮数均为风热侵于肺卫之征。

病机归纳 风热犯表，热郁肌腠，卫表失和，肺失清肃。

六、治法方药

治法 辛凉解表。

方药 银翘散加减。银花15g，连翘15g，淡竹叶12g，荆芥6g，牛蒡子15g，淡豆豉9g，薄荷9g，桔梗12g，鲜芦根30g，焦山栀9g。3剂。每日1剂，水煎，早晚2次分服。

七、预防与调护

1. 慎起居，适寒温，适当休息。

2. 中药宜轻煎，温服，覆被取汗，忌大汗淋漓。

3. 饮食清淡，适当食用大蒜，忌辛辣及油炸之品。

4. 保持大便通畅，以助祛邪外达。

5. 流感期间，少去公共场所，多饮水，勤洗手，适当服用板蓝根冲剂，保持室内通风或者用食醋熏蒸。

【评述】

感冒是感受触冒风邪，邪犯卫表而导致的常见外感疾病。临床表现以鼻塞、流涕、喷嚏、咳嗽、头痛、恶寒、发热、全身不适、脉浮为其特征。病在肺卫，病机关键是卫表不和，肺失宣肃。相当于现代医学的上呼吸道感染。

一、中医学认识

早在《内经》中已有关于外感风邪引起感冒的论述，如《素问·骨空论》说："风者百病之始也……风从外入，令人振寒，汗出头痛，身重恶寒。"《素问·风论》也说："风之伤人，或为寒热。"汉代张仲景《伤寒论·辨太阳病脉证并治》论述太阳病时，以桂枝汤治表虚证，以麻黄汤治表实证，提示感冒风寒有轻重的不同，为感冒的辨证治疗奠定了基础。感冒病名出自北宋《仁斋直指方·诸风》。元代《丹溪心法·中寒二》提出："伤风属肺者多，宜辛温或辛凉之剂散之。"明确本病病位在肺，治疗应分辛温、辛凉两大法则。后人对虚人感冒有进一步认识，提出扶正达邪的治疗原则。

二、现代医学认识

本病的发生，病因主要为细菌与病毒，部分病因为化学或物理因素侵犯上呼吸道。细菌性感染的全身症状常较重，血象中性粒细胞常增多，咽拭子培养可发现致病菌；病毒性感染多伴有鼻炎（或结膜炎），血象白细胞总数正常或减少，分类常有淋巴细胞增多，咽漱液中可分离出病毒。潜伏期约 12～72 小时，初期有咽部干燥，咽痛痒感，在起病的同时或数小时后发生喷嚏、鼻塞、流清涕。1～2 天后症状更加显著，表现为呼吸不畅，咳嗽，声音嘶哑，胸骨后压迫感或隐痛，全身不适如酸痛，头痛，便秘或腹泻，有微热或无热。鼻腔检查可见鼻甲黏膜充血、水肿，鼻涕增多，呈黏液性或黏液脓性，咽与扁桃体充血。病程约为 1 周。

三、治疗关键

治疗原则 解表达邪。因邪在肺卫，病机属卫表不和，肺失宣肃，故治疗遵守"其在皮者，汗而发之"的原则，解表达邪。风寒证治以辛温发汗；风热证治以辛凉清解；暑湿杂感者，又当清暑祛湿解表。

四、转归与预后

一般而言，感冒属轻浅之疾，只要能及时而恰当地治疗，可以较快痊愈。但对老人、婴幼儿、体弱患者及时感重症，必须加以重视，防止发生传变，或夹杂其他疾病。

此外，病程之长短与感邪的轻重和正气强弱有关。

五、名医经验

曹某，男。形寒骨楚，风寒束于太阳之表，腠理不得疏泄也。不更衣七日，仲景有桂枝汤加大黄之例，今师其意。方药：川桂枝 3g（后下），生麻黄 3g，蔓荆子 3g，羌活 9g，生锦纹 3g（锉细末分吞），郁李仁 12g，杏仁泥 18g，晚蚕砂 9g（包），粉甘草 3g。

（选自《章次公医案》）

第二节　咳　嗽

【病例资料】

李某，男，50 岁，干部。

主诉　反复咳嗽咳痰 5 年，复发伴加剧 2 天。

【诊疗思路】

一、中医四诊

望1　神、色、形、态

——得神，慢性病容，精神欠振，形体丰腴，体重超标。

望2　局部

——咽喉稍红，乳蛾不大。

望3　分泌物

——痰色白，质地稀，多泡沫，时有白稠痰。

望3　舌质、舌苔

——舌质红，苔白腻。

闻1　声音

——鼻塞声重，语音响亮，咳声重浊。

闻2　气味

——无。

问

——反复咳嗽咳痰 5 年，每次发病大多在冬春二季，或者气候突变之时；咳嗽痰多，晨起为甚，痰出咳平，痰色白，多黏腻；肢体酸重，平素嗜睡；胃纳一般，喜食甜味，大便溏薄，质稀，日二三行。发病前多有受寒史，或者气候突变、过劳史，或有饮食油腻、海腥发物及生冷史。患者有吸烟史，约一包/日。每次发病时，大多服用止咳化痰之中草药，症状能减。

按　皮温

——正常。

切 脉象

——脉沉滑。

二、辅助检查

血常规 白细胞计数：$11.4 \times 10^9/L$；中性粒细胞百分数：76%。

X线 两肺纹理增生。

痰（培养+药敏） 阴性。

三、诊断及辨证

诊断 中医：咳嗽。

　　　西医：急性支气管炎。

辨证 痰湿蕴肺证。

四、鉴别诊断

哮病 是发作性的痰鸣气喘疾患，有明确的发作期、缓解期，发时喉中哮鸣有声，呼吸气促困难，甚则喘息不能平卧。有反复发作的病史，有诱因，体检时有明确的哮鸣音。

喘证 是多种急、慢性疾病发展过程中的某一阶段的一个症状，以呼吸困难，甚至张口抬肩，鼻翼扇动，不能平卧为特征。

肺胀 是多种慢性肺系疾病日久，迁延不愈，导致胸廓膨满，不能敛降的一种病证，临床以"咳、痰、喘、肿"为特征。

肺痨 即肺结核，临床以咳嗽、咯血、盗汗、消瘦为特征，胸片及其他相关检查能证实。

肺癌 肺癌的发病，一般发病年龄≥40岁，男性多于女性，吸烟者多见。多为刺激性咳嗽，伴咯血、胸痛，晚期多呈恶病质。胸片、CT、ESR、CEA、支气管镜、肺穿刺活检、病理等检查能确诊。若为老年患者，有血痰，或肺部同一部位的反复炎症，要提高警惕。

外感咳嗽与内伤咳嗽 外感咳嗽多为新病，起病急，病程短，常伴有恶寒、发热、头痛等肺卫表证。内伤咳嗽多为久病，常反复发作，病程长，可伴他脏见症。

辨咳 包括时间、节律、性质、声音以及加重的有关因素。

（1）时间 晨咳甚，咳嗽连声，重浊，痰出咳减，属痰湿为患，如慢性支气管炎、肺脓疡。白天甚而晚间轻多为外感；夜间或黄昏甚多为肺痨。

（2）性质 干咳多属风燥、气火、阴虚；有痰多为痰湿或痰热。

（3）声音 洪亮有力属实证，声低气怯属虚证；声音嘶哑、病势急、病程短为外感，病势缓、病程长多为阴虚。

（4）使咳嗽加重的因素 进食肥甘、生冷加重者多为痰湿；情志郁怒加重者因于气火；劳累，受凉后加重者多为痰湿、虚寒。

辨痰 包括痰的色、质、量、味等。

咳而少痰者多属燥热、气火、阴虚；痰多者常属湿热、虚寒；痰白而稀薄者属风、属寒；痰黄而稠者属热；痰白质黏者属阴虚、燥热；痰白清稀，透明呈泡沫样的属虚、属寒；咳吐血痰者，多为肺热或阴虚；如脓血相兼者，为痰热郁结成痈之候；咳嗽，咳吐粉红色泡沫痰，咳而气喘，呼吸困难者，多属心肺阳虚，气不主血；痰有热腥味或腥臭气者为痰热，味甜者属痰湿，味咸者属肾虚。

五、病因病机

主症分析　本例主症是咳嗽、咳痰。患者形体肥胖，又嗜烟日久，肺脾俱损；脾虚生湿生痰，上渍于肺，壅遏肺气，故咳嗽痰多，咳声重浊，痰黏腻稠厚。

次症分析　本例次症是肢体酸重，平素嗜睡，胃纳一般，便溏。脾运不健故食甘甜肥腻物品反而助湿生痰；脾气虚弱故胃纳一般，脾虚生湿下渗肠间，故大便溏薄。湿浊上蒙清窍故嗜睡乏力，苔白腻，脉沉滑亦为痰湿之征。

病机归纳　脾湿生痰，上渍于肺，壅遏肺气。

六、治法方药

治法　燥湿化痰，理气止咳。

方药　二陈平胃散合三子养亲汤加减。姜半夏 10g，陈皮 10g，茯苓 15g，苍术 10g，厚朴 12g，白芥子 12g，苏子 12g，莱菔子 12g，白术 15g，炙桂枝 6g。7 剂，每日 1 剂，水煎，早晚 2 次分服。

七、预防与调护

1. 慎起居，适寒温。
2. 减体重：节饮食，多活动。
3. 戒烟。
4. 饮食清淡，忌肥甘甜腻、生冷及辛辣、油炸等。
5. 宜食山药、薏苡仁、扁豆、莲子、百合、枣、芡实、梨、萝卜、荸荠、枇杷等。

【评述】

咳嗽是内科常见病、多发病，咳嗽是以症状命名的，是肺系疾病的主要证候之一。咳嗽既是独立性的证候，又是肺系多种疾病的一个症状。

咳嗽是由六淫外邪侵袭肺系，或脏腑功能失调，内伤及肺，肺气不清，失于宣肃所成，临床以咳嗽、咳痰为主要表现。咳嗽又是一种生理保护性的反应，它能祛除气道中的异物和痰液。

临床上对于反复咳嗽，甚至消瘦、咯血、刺激性呛咳，或者胸片反复提示同一部位的炎症、肺不张者，宜进一步检查，以免耽误病情和治疗。

一、中医学认识

咳嗽病名最早见于《内经》，该书对咳嗽的成因、症状、证候分类、病理转归及治疗等问题作了较系统的论述。如《素问·宣明五气》说："五气所病……肺为咳。"指出咳嗽的病位在肺。对咳嗽病因的认识，《素问·咳论》指出咳嗽系由"皮毛先受邪气，邪气以从其合"所致，"五脏六腑，皆令人咳，非独肺也"。明·张介宾执简驭繁，将咳嗽分为外感、内伤两大类，《景岳全书·咳嗽》指出："咳嗽一证，窃见诸家立论太繁，皆不得其要，多致后人临证莫知所从，所以治难得效。以余观之，则咳嗽之要，止唯二证。何为二证？一曰外感，一曰内伤而尽之矣……但于二者之中当辨阴阳，当分虚实耳。"至此，咳嗽的辨证分类渐趋成熟，切合临床实用。咳嗽的治疗方法历代均有论述，如《景岳全书·咳嗽》指出："外感之邪多有余，若实中有虚，则宜兼补以散之。内伤之病多不足，若虚中夹实，亦当兼清以润之。"提出外感咳嗽宜"辛温"发散为主，内伤咳嗽宜"甘平养阴"为主的治疗原则。清·喻昌《医门法律》论述了燥的病机及其伤肺为病而致咳嗽的证治，创立温润、凉润治咳之法；针对新久咳嗽治疗中常见的问题，提出"凡邪盛咳频，断不可用劫涩药。咳久势衰，其势不锐，方可涩之"。叶天士《临证指南医案·咳嗽》指出："若因于风者，辛平解之。因于寒者，辛温散之。因于暑者，为熏蒸之气，清肃必伤，当与微辛微凉，苦降甘淡……若因于湿者，有兼风、兼寒、兼热之不同，大抵以理肺治胃为主。若因秋燥，则嘉言喻氏之议最精。若因于火者，即温热之邪，亦以甘寒为主……至于内因为病，不可不逐一分之。有刚亢之威，木叩而金鸣者，当清金制木，佐以柔肝和络。若土虚而不生金，真气无所禀摄者，有甘凉、甘温二法，合乎阴土阳土以配刚柔为用也。又因水虚痰泛，元海竭而诸气上冲者，则有金水双收，阴阳并补之治，或大剂滋填镇摄，保固先天一气元精。"这些论述，堪为治疗咳嗽的基本规律，至今对临床仍有参考价值。

二、现代医学认识

本病的发生是病毒或细菌感染、物理、化学刺激或过敏因素等对气管－支气管黏膜所造成的各种炎症。在健康成年人多半由腺病毒或流感病毒引起，病毒感染抑制肺泡巨噬细胞的吞噬和纤毛上皮细胞的活力，使肺炎支原体、肺炎衣原体、流感嗜血杆菌、肺炎链球菌等细菌有入侵的机会。鼻窦炎或扁桃体感染的分泌物等吸入后也可引起本病。物理与化学性刺激如过冷空气、粉尘、某些刺激性气体等，均易引起本病。对细菌、蛋白质过敏也可发病。寄生虫如钩虫、蛔虫等幼虫在肺脏移行时，可以引起支气管炎。起病往往先有上呼吸道感染的症状，如鼻塞、喷嚏、咽痛、声嘶等。全身症状轻微，有轻度畏寒、发热、头痛及全身酸痛等。咳嗽开始不重，呈刺激性，痰少；1～2 天后咳嗽加剧，痰由黏液转为黏液脓性。较重的病例往往在晨起、睡觉体位改变、吸入冷空气或体力活动后，有阵发性咳嗽，有时甚至终日咳嗽。剧咳时可伴恶心呕吐或胸腹肌痛。当伴发支气管痉挛时，有哮鸣和气急。急性气管－支气管炎一般呈自限性，发热和全身不适可在 3～5 天消退，咳嗽有时延至数周方愈。

三、治疗关键

治疗原则　外感咳嗽，多为实证，应祛邪利肺，忌敛涩留邪；内伤咳嗽，多属邪实正虚，治以祛邪止咳，扶正补虚，忌宣散伤正。

四、转归与预后

一般咳嗽，只要辨证正确，合理用药，大多能在短期内痊愈。若患者出现反复咳嗽，或有刺激性呛咳，或有咯血胸痛，或有消瘦等，宜进一步检查，以免耽误病情。

五、名医经验

杨某，男，29岁。五月，阴虚火升，火刑金灼，咳而咽燥，两胁震痛，午后有虚潮之热，脉象弦数，舌红而干，久延有失血之虑。清炙桑白皮6g，地骨皮9g，黛蛤散12g（包），煅赭石12g，天花粉6g，川郁金4.5g，橘红络各4.5g，粉丹皮4.5g，蜜炙白薇9g，川贝9g，冬瓜仁12g。

二诊：潮热已减，咳嗽胸痛见瘥，脉不数。白杏仁9g（杵），地骨皮9g，蜜炙枇杷叶12g，炙白薇9g，清炙桑白皮6g，代赭石15g，蛤壳12g（杵），炙紫菀6g，川贝6g，炒橘红4.5g，川郁金4.5g，射干2.4g。

三诊：火不灼金，金润始复，热退咳减，胁痛已止，脉弦舌红，再拟清润养肺。南沙参9g，麦冬9g，甜杏仁9g（杵），代赭石12g，蛤壳15g（杵），炙紫菀6g，川郁金4.5g，炒橘红4.5g，冬瓜仁12g，蜜炙冬花9g，川贝6g，杜仲12g。

（选自《叶熙春医案》）

第三节　盗　汗

【病例资料】

陈某，男，40岁，已婚。

主诉　夜间睡觉时出汗半月余。

【诊疗思路】

一、中医四诊

望1　神、色、形、态
——神志清，面色无华，体态正常。
望2　舌质、舌苔
——舌体偏大，质淡，苔薄白。
闻　声音
——声音洪亮，未闻及太息、呃逆、嗳气。
问1　是否有夜间出汗
——有。
问2　汗出部位
——前心偏多。
问3　汗的颜色、是否黏手
——无。
问4　是否有汗出恶风、恶寒发热、周身酸楚等
——有汗出恶风，无恶寒发热、周身酸楚。

问5　是否伴有易感风寒、体倦乏力等

——有。

问6　是否有心悸

——有。

问7　是否伴有口干、口苦、五心烦热等

——无。

问8　饮食、睡眠及二便

——饮食正常，夜寐多梦，时有惊醒，二便正常。

切　脉象

——脉细弱。

二、辅助检查

X线　未见异常。

血沉　10cm/h。

甲状腺功能　T_3：1.5ng/mL；T_4：99μg/dL；TSH：8mIU/L；游离 T_3：3.20pg/mL；游离 T_4：12.0ng/dL；促甲状腺素 3.60mU/L；抗甲状腺球蛋白抗体：20.00IU/mL；抗甲状腺过氧化物酶抗体：25.00IU/mL。

三、诊断及辨证

诊断　中医：盗汗。

　　　西医：自主神经功能紊乱。

辨证　气虚不固，营卫失和证。

四、鉴别诊断

自汗　以不因外界环境影响，而白昼时时汗出，动则益甚为特点。

黄汗　以汗出如柏汁，沾衣黄色为特点。

战汗　主要出现于急性热病过程中，表现为突然恶寒战栗，全身汗出，发热，口渴，烦躁不安，为邪正交争的征象。若汗出之后，热退脉静，气息调畅，为正气拒邪，病趋好转。

脱汗　表现为大汗淋漓，汗出如珠，常同时出现声低息微，精神疲惫，四肢厥冷，脉微欲绝或散大无力，多在疾病危重时出现，为病势危急的征象，故脱汗又称为绝汗。

五、病因病机

主症分析　肺气亏虚，肌表疏松，营卫不和，卫外失司，故见盗汗、易感风寒。

次症分析　平素身体虚弱，气血不足，机体失养，则体倦乏力；汗为心之液，心血不足，则心悸时作；气血亏虚，则舌质淡，脉细弱。

病机归纳　气虚不固，营卫失和，汗液外泄。

六、治法方药

治法　益气养血，调和营卫，佐以收敛固涩。

方药 桂枝加龙骨牡蛎汤合玉屏风散、酸枣仁汤加减。桂枝9g，白芍9g，生龙骨30g，生牡蛎30g，五味子10g，酸枣仁15g，川芎10g，知母6g，茯苓12g，炙黄芪12g，炒白术15g，防风10g，夜交藤30g，炙甘草6g。7剂。每日1剂，水煎，早晚2次分服。

七、预防与调护

1. 汗出多时，腠理空虚，易感外邪，故应当避免感受风寒，以防感冒。
2. 汗出后应及时擦干身体，换上清洁干燥内衣，以免受凉。
3. 加强营养。
4. 适当加强体育运动。

【评述】

在醒觉状态下出汗，称为"自汗"；睡眠中出汗，称为"盗汗"。盗汗是中医的一个病证名，是以入睡后汗出异常，醒后汗泄即止为特征的一种病证。

一、中医学认识

早在《内经》中即对汗的生理及病理有了一定的认识，明确指出汗液为人体津液的一种，并与血液有密切关系，所谓"血汗同源"。故血液耗伤的人，不可再发其汗。并明确指出生理性的出汗与气温高低及衣着厚薄有密切关系。如《灵枢·五癃津液别》说："天暑衣厚则腠理开，故汗出……天寒则腠理闭，气湿不行，水下留于膀胱，则为尿与气。"在出汗异常的病证方面，谈到了多汗、寝汗、灌汗、绝汗等。《金匮要略·水气病脉证并治》首先记载了盗汗的名称，并认为由虚劳所致者较多。《三因极一病证方论·自汗论治》对自汗、盗汗作了鉴别："无论昏醒，浸浸自出者，名曰自汗；或睡着汗出，即名盗汗，或云寝汗。若其饮食劳役，负重涉远，登顿疾走，因动汗出，非自汗也。"并指出其他疾病中表现的自汗，应着重针对原发病治疗，谓"历节、肠痈、脚气、产褥等病，皆有自汗，治之当推其所因为病源，无使混滥"。朱丹溪对自汗、盗汗的病理属性作了概括，认为自汗属气虚、血虚、湿、阳虚、痰，盗汗属血虚、阴虚。《景岳全书·汗证》对汗证作了系统的整理，认为一般情况下自汗属阳虚，盗汗属阴虚，但"自汗盗汗亦各有阴阳之证，不得谓自汗必属阳虚，盗汗必属阴虚也"。《临证指南医案·汗》谓："阳虚自汗，治宜补气以卫外；阴虚盗汗，治当补阴以营内。"《医林改错·血府逐瘀汤所治之症目》说："竟有用补气、固表、滋阴、降火，服之不效，而反加重者，不知血瘀亦令人自汗、盗汗，用血府逐瘀汤。"补充了针对血瘀所致自汗、盗汗的治疗方药。

二、现代医学认识

现代医学中的自主神经功能紊乱、结核病、风湿热、传染病，以及内分泌紊乱的甲状腺功能亢进、一时性低血糖、更年期综合征等病均可出现盗汗。这是由于支配皮肤汗腺和血管的交感神经兴奋或亢进，造成代谢加快或紊乱，出现心跳加快，血压升高，肝糖原分解加速而使血糖浓度上升，腺体分泌增加，大量出汗。

三、治疗关键

一般情况下，自汗多由气虚不固，营卫不和；盗汗多因阴虚内热。但也有阳虚盗汗，阴虚自汗，因而必须四诊合参，才能辨证准确。益气固表、调和营卫、滋阴降火、清化湿热，是治疗盗汗的主要治法，可在辨证处方的基础上酌加固涩敛汗之品，以提高疗效。

四、转归与预后

单纯出现的自汗、盗汗，一般预后良好，经过治疗大多可在短期内治愈或好转。伴见于其他疾病过程中的自汗，尤其是盗汗，则病情往往较重，治疗时应着重针对原发疾病，且常需待原发疾病好转、痊愈，自汗、盗汗才能减轻或消失。

五、名医经验

徐某，女，41岁。初诊：1958年3月31日。心悸烘热，自汗盗汗，汗后恶寒，胃纳不香，脉濡苔薄。营卫不和，心神不安。拟方安虚神，和营卫。桂枝1.5g，炒白芍9g，炙甘草2.4g，淮小麦15g，辰茯神9g，炙远志3g，炒枣仁9g，煅牡蛎18g（先煎），瘪桃干9g，煅龙骨9g（先煎），红枣4枚，糯稻根须120g（煎汤代水煎药），3帖。

二诊：烘热汗出，夜不安寐，胃纳不香。再拟安神止汗。淮小麦18g，炙甘草2.4g，辰茯神9g，炙远志3g，炒枣仁9g，煅牡蛎12g（先煎），煅龙骨6g（先煎），瘪桃干4.5g，夜交藤12g，红枣6枚，糯稻根须120g（煎汤代水煎药），6帖。

三诊：烘热汗出依然不减，胃纳尚香，夜寐欠安，口干，再拟当归六黄汤加味。炙黄芪皮9g，生地9g，熟地9g，白归身6g，大白芍9g，酒炒黄芩3g，酒炒川黄连0.9g，地骨皮9g，料豆衣12g，熟女贞子9g，墨旱莲9g，泡麦冬9g，五味子0.9g，糯稻根须120g（煎汤代水煎药），6帖。

四诊：投当归六黄汤法，诸症均减，效不方更。原方去料豆衣，加原金斛9g（米炒，先煎），6帖。

（选自《程门雪医案》）

第四节　胸　痹

【病例资料】

张某，男，48岁，教师。

主诉　胸部憋闷1周，加剧1天。

【诊疗思路】

一、中医四诊

望1　神、色、形、态

——得神，形体肥胖，慢性病容，精神欠振。

望2　胸、腰围情况

——胸腹部皮下脂肪过厚，腰围约三尺。

望3　舌质、舌苔

——舌体胖大，舌质淡暗，苔白腻。

闻1　声音

——语声低沉，有气无力，喜叹息，无呻吟声，无咳嗽声。

闻2　气味

——无。

问

——1周前因老师病重、不省人事，而在某医院ICU抢救，患者见此事后，心中悲伤郁闷，胸宇不舒。常感胸部有压榨感，喜叹息，乏力，气短，动则更甚，平时开汽车上班，近来几天待汽车发动后，需调整气息四五分钟后才起步。心悸，但无明显胸痛。咽中有痰，口中有甜味，但无咳嗽，胃纳不香，更衣不畅，便质黏腻，夜寐不安，时有梦扰，并且常常惊醒。

按1　虚里按压

——虚里按之应手有序。

按2　腹部扪按

——腹壁脂肪厚，全腹无明显压痛，未扪及包块及异常搏动。

切　脉象

——脉沉滑。

二、辅助检查

肌钙蛋白　1.8μg/L。

心肌酶谱　CKP：420U/L；LDH：290U/L。

心电图　左室外膜高电压，Ⅱ、Ⅲ、aVF：ST段水平型下降。

心脏B超　左心室顺应性下降。

三、诊断及辨证

诊断　中医：胸痹。

　　　　西医：急性冠脉综合征。

辨证　痰浊闭阻证。

四、鉴别诊断

悬饮　相同点：二者均有胸痛。不同点：胸痹为当胸闷痛，并可向左肩或左臂内侧等部位放射，常因受寒、饱餐、情绪激动、劳累而突然发作，历时短暂，休息或用药后得以缓解。悬饮为胸胁胀痛，持续不解，多伴有咳唾，转侧、呼吸时疼痛加重，肋间饱满，并有咳嗽、咳痰等肺系症状。

胃脘痛　发病部位：大多在上腹部，剑突下；疼痛性质：胀痛、隐痛、绞痛等；

疼痛时间：持续时间较长，多有反复发作的病史；伴随症状：消化系统的证候群，如腹胀、纳呆、恶心、呕吐等，多与饮食有关。病史：多有胃病史，结合胃镜、GI、胃电图等检查，大多能确诊。可见于现代医学的各种胃炎、溃疡病，甚至胃肠肿瘤。在临床上，心绞痛或心肌梗死的患者，有时可表现为胃痛，甚至表现为牙痛，如果为老人，应详细询问病史，及时检查，以免耽误诊断。胸痹以闷痛为主，为时极短，虽与饮食有关，但休息、服药后常可缓解。

真心痛 真心痛乃胸痹的进一步发展，症见心痛剧烈，甚则持续不解，伴有汗出，肢冷，面白，唇紫，手足青至节，脉微或结代等危重急症。

五、病因病机

主症分析 本例主症是胸闷心悸。患者体态肥胖，体重指数增高，属痰浊之体，痰浊盘踞，胸阳失展，故胸闷如窒；近因心情不畅，以致症状加重，先圣有"诸病郁为先"之说，气机不畅，阻滞脉络，故见气短，动则更甚。

次症分析 本例次症是神疲乏力，便溏等。脾主四肢，痰浊困脾，脾气不运，故肢体沉重。痰扰心窍，而有失眠，梦扰；脾胃为气机升降之枢纽，脾主升，胃主降，脾运失职，而有胃纳不香，大便溏泄，黏腻不爽；甜味为脾之本味；形体肥胖，痰多苔白腻，脉沉滑均为痰浊壅阻之征。

病机归纳 痰浊盘踞，胸阳失展，气机痹阻，脉络阻滞。

六、治法方药

治法 通阳泄浊，豁痰宣痹。

方药 瓜蒌薤白半夏汤合涤痰汤加减。瓜蒌12g，薤白10g，姜半夏10g，陈皮12g，茯苓12g，胆南星12g，枳壳12g，红花9g，檀香5g，黄芪30g，石菖蒲10g，丹参30g，郁金12g。7剂。每日1剂，水煎，早晚2次分服。

七、预防与调护

1. 慎起居，适寒温，畅情志，谢绝探视。
2. 绝对卧床休息。
3. 不能用力大便。
4. 饮食清淡，忌辛辣及油炸等上火之品，忌动物内脏、蛋黄等高胆固醇之品。

【评述】

胸痹是指以胸部闷痛，甚则胸痛彻痛，喘息不得卧为主症的一种疾病，轻者仅感胸闷如窒，呼吸欠畅，重者则有胸痛，严重者心痛彻背，背痛彻心。相当于现代医学所指的冠状动脉粥样硬化性心脏病。

一、中医学认识

胸痹的临床表现，最早见于《内经》。《灵枢·五邪》指出"邪在心，则病心痛"。《素问·脏气法时论》亦说："心病者，胸中痛，胁支满，胁下痛，膺背肩胛间痛，两臂内痛。"《灵枢·厥病》把心痛严重，并迅速造成死亡者，称为"真心痛"，谓："真心痛，手足青至节，心痛甚，旦发夕死，夕发旦死。"《金匮要略·胸痹心痛短气病脉证治》正式提出"胸痹"的名称，并进行了专门的论述。把病机归纳为"阳微阴弦"，即上焦阳气不足，下焦阴寒气盛，认为乃本虚标实之证。"胸痹之病，喘息咳唾，胸背痛，短气，寸口脉沉而迟，关上小紧数，瓜蒌薤白白酒汤主之"；"胸痹不得卧，心痛彻背者，瓜蒌薤白半夏汤主之"；"心痛彻背，背痛彻心，乌头赤石脂丸主之"。《世医得效方》用"苏合香丸"治"卒暴心痛"。《证治准绳》用失笑散、大剂红花、降香治死血心痛。《医林改错》用血府逐瘀汤治胸痹心痛。

二、现代医学认识

本病是动脉粥样硬化所致。对冠状动脉粥样硬化来说，最重要的易患因素是高龄、男性、高脂血症、高血压、吸烟和糖尿病；其次是脑力活动紧张而体力活动少，食物含热量高、动物性脂肪高、胆固醇高而抗氧化物质如维生素 E、A 等少，肥胖，A 型性格，家族高脂血症史，体内铁贮存增多，胰岛素抵抗，血纤维蛋白原增高，血同型半胱氨酸增高等。急性冠脉综合征，是由于冠脉内粥样硬化斑块破裂、表面破损或出现裂纹，继而出血和血栓形成，引起冠脉不完全或完全性阻塞所致。冠状动脉造影是显示冠状动脉粥样硬化性病变最有价值的方法。在治疗上不但要坚持冠心病的一、二级预防，而且尽量做到血压、血脂、血糖、体重等达标。

三、治疗关键

治疗原则：补其不足，泻其有余。
1. 补其不足：调阴阳补气血，调整脏腑之偏衰，尤应重视补益心气之不足。
2. 泻其有余：气滞宜理气；血瘀宜活血；寒凝宜温通；痰浊宜化痰。

四、转归与预后

胸痹的预后与患者发病时间的长短、年龄、基础疾病及冠心病的各种易患因素等有关。若心前区疼痛剧烈并且时间较长，则预后不佳。

五、名医经验

杨某，女，70 岁。1994 年 1 月 31 日初诊。患者于两月前因冠心病大面积心肌梗死入某医院抢救。出院后，因气候突变，寒流袭来，又感胸部闷胀、气短、心前区隐隐作痛，两胁亦持痛不休，左手臂胀麻。伴有咳吐白脓痰、腹胀、大便干燥等症。患者精神紧张，夜寐易发惊悸。视其舌苔白腻、脉来沉弦而滑。脉证合参，辨为心阳痹阻，痰浊凝聚，心胸脉络不通则痛。治宜宣痹通阳，豁痰通络止痛。疏方：糖瓜蒌20g（先煎），薤白6g，半夏15g，旋覆花10g，红花10g，茜草10g，桂枝10g，丹参20g，郁金10g，木香10g，紫降香10g。服 5 剂后，胸满、胸痛大为缓解，咳痰减少，夜睡已能成寐。又续服 5 剂，诸症皆安。

（选自《刘渡舟验案精选》）

第五节 不 寐

【病例资料】

王某，女，34岁，未婚。

主诉 失眠6月，加重1月。

【诊疗思路】

一、中医四诊

望1 神、色、形、态

——神志清，精神疲惫，面色红，形态正常。

望2 舌质、舌苔

——舌质红，苔黄。

闻1 声音

——未闻及太息、呃逆、嗳气。

闻2 口气

——口臭。

问1 是否有入睡困难、夜寐多梦等

——有。

问2 如果有梦，应询问是否有噩梦，易惊醒等

——有。

问3 是否有心悸胸闷、头晕健忘、头痛头胀、腰膝酸软等

——头痛头胀、头晕、目眩。

问4 是否有胸闷、胁肋胀痛、心烦易怒等

——有胸闷、胁痛。

问5 是否有潮热盗汗、口干多饮、口干口苦等

——有口干口苦、口渴多饮。

问6 饮食、二便是否正常

——纳呆，溲赤，大便干结。

问7 月经量的多少、颜色的深浅、是否夹有血块

——月经量多，色红，夹有血块。

切 脉象

——脉弦数。

二、辅助检查

多导睡眠图 平均睡眠潜伏期时间延长（长于30分钟）；实际睡眠时间减少（每夜不足6.5小时）；觉醒时间增多（每夜超过30分钟）。

三、诊断及辨证

诊断　中医：不寐。

　　　　西医：失眠。

辨证　肝火内扰证。

四、鉴别诊断

凡因天时寒热不均，被褥冷暖太过，睡前饮浓茶、咖啡等兴奋性饮料，或因精神刺激、思虑太过而致偶然不能入睡者，不属病态。若因疼痛、喘咳、瘙痒等而致的不能入睡，不属本病讨论范围。

五、病因病机

主症分析　本例主症是入睡困难，夜寐多梦。长期情志不畅，郁怒伤肝，肝郁化火，上扰心神，则夜寐难安，心烦易怒。

次症分析　本例次症是胸闷胁痛，口苦口臭，头晕目眩等。肝郁气结，气机不畅，则胸闷胁痛；肝气犯胃，胃失受纳，则不思饮食；肝郁化火，火热上扰，则口苦、口臭、口渴喜饮；肝郁化火，肝阳上亢，则头晕目眩，头痛欲裂；热邪灼津，大肠传导失司，则大便干结；溲赤，舌质红苔黄，脉弦数，为肝火内扰之证。

病机归纳　肝郁化火，火扰心神。

六、治法方药

治法　清肝泻火，佐以安神。

方药　丹栀逍遥散加减。粉丹皮 12g，焦山栀 15g，柴胡 12g，当归 12g，炒白术 12g，炒白芍 12g，茯苓 15g，薄荷 6g，生龙牡各 30g，郁金 12g，佛手 10g，淮小麦 30g，制香附 15g。7 剂。每日 1 剂，水煎，早晚 2 次分服。

七、预防与调护

1. 饮食要合理。在每天保证三餐的基础上，晚饭不可吃得过饱，且以吃清淡、易消化食物为好，避免肥甘厚腻和辛辣刺激性食物。

2. 起居有规律，尽量不熬夜，保证充足的睡眠，睡前不能喝浓茶、咖啡等兴奋性饮料。

3. 避免精神高度紧张，保持良好心态。

4. 适当运动，如散步、慢跑、打太极拳，对预防不寐十分有效。

【评述】

不寐是以夜间不易入睡或睡而易醒为主要症状的病证。轻者入睡困难，时寐时醒，醒后不能再寐，重者可彻夜不眠。不寐有虚实之分，虚者多属阴虚火旺，心脾两虚，心胆气虚，实者多为肝郁化火、痰热内扰，临床应辨证治疗。

一、中医学认识

不寐在《内经》称为"不得卧""目不瞑"，认为是邪气客于脏腑，卫气行于阳而不入阴所得。《素问·逆调论》记载有"胃不和则卧不安"，后世医家引申为凡脾胃不和，痰湿食滞内扰，以致寐寝不安者均属此。不寐之名最早见于《难经·四十六难》，"老人卧而不寐，少壮寐而不寤者，何也……老人血气衰……故昼日不能精，夜不得寐也。"

汉代张仲景《伤寒论》及《金匮要略》将其病因分为外感和内伤两类，提出"虚劳虚烦不得眠"的论述，至今临床仍有应用价值。明·张景岳《景岳全书·不寐》中将不寐病机概括为有邪、无邪两种类型。"不寐证虽病有不一，然唯知邪正二字则尽之矣。盖寐本乎阴，神其主也，神安则寐，神不安则不寐。其所以不安者，一由邪气之扰，一由营气不足耳。有邪者多实证，无邪者皆虚证。"在治疗上则提出："有邪而不寐者，去其邪而神自安也。"明·李中梓结合自己的临床经验对不寐证的病因及治疗提出了卓有见识的论述："不寐之故，大约有五：一曰气虚，六君子汤加枣仁、黄芪；一曰阴虚，血少心烦，酸枣仁一两，生地黄五钱，米二合，煮粥食之；一曰痰滞，温胆汤加南星、酸枣仁、雄黄末；一曰水停，轻者六君子汤加菖蒲、远志、苍术，重者控涎丹；一曰胃不和，橘红、甘草、石斛、茯苓、半夏、神曲、山楂之类。大端虽五，虚实寒热，互有不齐，神而明之，存乎其人耳。"明·戴元礼《证治要诀·虚损门》又提出"年高人阳衰不寐"之论，清代《冯氏锦囊·卷十二》亦提出"壮年人肾阴强盛，则睡沉熟而长，老年人阴气衰弱，则睡轻微易知。"说明不寐的病因与肾阴盛衰及阳虚有关。

二、现代医学认识

依美国精神疾病诊断准则第四版（DSM-Ⅳ）所定义：失眠至少持续一个月以上，而其失眠并非由其他的精神疾患、身体的疾病、物质药物使用，或其他特定的睡眠疾患所引发的为原发性失眠。虽然对原发性失眠的分类仍有争议，但大部分学者都认为精神生理性失眠（又叫学习性失眠）为原发性失眠中最重要的原因。

要发展成精神生理性失眠有三个重要的因素。①致病因子：有许多研究发现，发生精神生理性失眠者，其个性比一般人较易有情绪障碍，如焦虑、紧张和忧郁等，此外亦有压抑、强迫和焦虑等特质。而家族中有失眠者比例也比一般人高。所以有特定体质者较易罹患精神生理性失眠。②生活压力事件：慢性失眠者于失眠之初，通常有明显的压力事件。③学习过程：对于精神生理性失眠，学习是一个非常重要的过程（可能是最重要的），所以又叫做学习性失眠。通常当患者一开始出现与压力有关的短暂失眠，而在连续几天睡不好后，患者于睡觉时间开始时会害怕无法入睡，而这害怕的反应会伴随着焦虑和自主神经的兴奋。只要遇到相同的睡眠时间或环境，就会焦虑和警觉而无法入睡。

三、治疗关键

不寐的治疗要掌握三个要素：

1. 注意调整脏腑气血阴阳的平衡。"补其不足，泻其有余，调其虚实"，使气血调和，阴平阳秘。

2. 强调在辨证论治基础上配合安神镇静，包括养血安神、清心安神、育阴安神、益气安神、镇惊安神、安神定志等。

3. 注意精神治疗的作用。消除顾虑和紧张情绪，保持精神舒畅。

四、预后与转归

不寐的预后，一般较好，但因病情不一，预后亦各异。病程短，病情单纯者，治疗收效较快；病程较长，病情复杂者，治疗难以速效。且病因不除或治疗不当，易产生情志病变，使病情更加复杂，治疗难度增加。

五、名医经验

李某，男，49岁，编辑。患失眠已两年，西医按神经衰弱治疗，曾服多种镇静安眠药物，收效不显。自诉：入夜则心烦神乱，辗转反侧，不能成寐。烦甚时必须立即跑到空旷无人之地大声喊叫，方觉舒畅。询问其病由，素喜深夜工作。疲劳至极时，为提神醒脑起见，常饮浓咖啡，习惯成自然，致入夜则精神兴奋不能入寐，昼则头目昏沉，萎靡不振。视其舌光红无苔，舌尖宛如草莓之红艳，格外醒目。切其脉弦细而数。脉证合参，此乃火旺水亏，心肾不交所致。治法当以下滋肾水，上清心火，令其坎离交济，心肾交通。黄连12g，黄芩6g，阿胶10g（烊化），白芍12g，鸡子黄2枚。此方服至三剂，便能安然入睡，心神烦乱不发。续服三剂，不寐之疾，从此而愈。

（选自《刘渡舟验案精选》）

第六节 郁 证

【病例资料】

张某，女，54岁，干部。
主诉 咽部如有炙脔，伴胸部满闷，胁肋胀痛半年。

【诊疗思路】

一、中医四诊

望1 神、色、形、态
——得神，脸面潮红，焦虑貌，精神亢奋。
望2 手抖、喃喃自语等精神症状
——无。
望3 舌质、舌苔
——舌红，苔薄白微腻。
闻1 呃逆、嗳气、叹息声等

——声音焦虑，唠叨。

闻2　气味

——无。

问1　发病原因

——患者汛事紊乱一年，近三月未行经；家事纷扰：一者女儿大学毕业工作后，多次相亲未果，二者家中老人又体弱多病，经常陪同到医院就诊，三者配偶退居二线。

问2　伴随症状

——无。

问3　发病及治疗经过

——患者心烦意乱，心情不爽，时有潮热，双目干涩，五心烦热，夜寐不安，胸宇胀满，喜叹气，嗳气稍舒，咽中如有异物，咽之不下，吐之不出，但不影响进食，亦无体重下降。曾多次到五官科就诊，咽喉部检查无特殊病变。自服谷维素、更年安、六味地黄丸，症状未减。

按　皮温

——脸面皮肤稍热。

切　脉象

——脉弦滑小数。

二、辅助检查

性激素　E2：20pg/mL；FSH：68mIU/mL；LH：59mIU/mL。

盆腔B超　子宫形态正常，子宫内膜：0.2cm/2层，双侧卵巢萎缩。

乳房B超　双乳腺增生，结构紊乱，但未见包块。

三、诊断及辨证

诊断　中医：郁证。

　　　西医：更年期综合征。

辨证　痰郁化火证。

四、鉴别诊断

虚火喉痹　好发于中青年男性；因感冒、长期饮酒、嗜烟及嗜食辛辣食物而作，亦与职业有关（如教师工作）；咽部除有异物感外，尚自觉咽干、灼热、咽痒，常咳出藕粉样痰液，量少；咽部的症状与情绪波动无关，但过度辛劳或感受外邪则易于加剧；五官科检查：咽部充血发红，表面附有黏稠的分泌物。

噎膈　多见于50岁以上的男性；梗塞的部位在胸骨后，而非咽部；有进行性的吞咽困难，从干饭、软食、半流食、流食发展到水浆难入；进行性形体消瘦，直至大肉尽脱；检查：食道镜活检、脱落细胞等检查可找到癌细胞。

癫狂　多发于青壮年，男女发病率无显著差别，病程迁延，心神失常的症状极少自行缓解。

五、病因病机

主症分析　本例主症是咽中如有异物，吐之不出，咽之不下。年过半百，肝肾阴虚，肝气郁结，肝郁乘脾，脾运不健，生湿聚痰，痰气结于胸膈之上，故自觉咽中不适如有异物梗阻感，咳之不出，咽之不下。

次症分析　本例次症是胸闷、夜寐不安、潮热心烦等。年过半百，肝肾阴虚，肝气郁结，气郁化火，火性炎上，循肝脉上行，而有目涩；虚火内蒸，而有潮热汗出；气失舒展则胸中室闷，性情急躁；痰火扰心，则有夜寐不安；舌红，苔薄白微腻，脉弦滑也属肝郁湿阻之征。

病机归纳　气郁痰凝，阻滞胸咽。

六、治法方药

治法　化痰理气解郁，兼泻肝火。

方药　半夏厚朴汤合丹栀逍遥散加减。姜半夏 10g，厚朴 12g，陈皮 10g，茯苓 12g，苏梗 12g，枳壳 12g，佛手 12g，丹皮 12g，焦山栀 12g，白芍 12g，当归 12g，白术 12g。7 剂。每日 1 剂，水煎，早晚 2 次分服。

七、预防与调护

1. 学会发泄：诸如购物、唱歌、大哭、狂笑、运动等。
2. 保持平和心态，潇洒一点，糊涂一点，知足常乐。
3. 合理安排生活，让自己充实一点，比如参加一些俱乐部、老年大学、社会公益活动。

【评述】

郁证是由于情志不舒、气机郁滞所致，以心情抑郁、情绪不宁、胸部满闷、胁肋胀痛，或易怒喜哭，或咽中如有异物梗塞等症为主要表现的一类病证。有广义和狭义之分：广义的郁证包括情志、外邪、饮食等因素所致的郁证；狭义郁证指因七情所伤而致的气机郁滞之证。多见于各个医院的心理科或精神科患者，如神经官能证、焦虑证、癔症及更年期综合征等。郁证的病因总属情志所伤，肝气郁结，逐渐引起五脏气机不和，发病与肝的关系最为密切，其次涉及脾、心。肝失疏泄、脾失健运、心失所养、脏腑阴阳气血失调是郁证的主要病机。情志所伤，导致郁证，与情志刺激的强度、持续时间有关；也与患者本身体质，即患者所能承受刺激的能力有关。

一、中医学认识

《内经》无郁证病名，但有关于五气之郁的论述。如《素问·六元正纪大论》说："郁之甚者，治之奈何……木郁达之，火郁发之，土郁夺之，金郁泄之，水郁折之。"并有较多关于情志致郁的论述。如《素问·举痛论》说："思则心有所存，神有所归，正气留而不行，故气结矣。"《灵枢·本神》说："愁忧者，气闭塞而不行。"《素问·本病论》说"人忧愁思虑即伤心"。《金匮要略·妇人杂病脉证并治》记载了属于郁证的脏躁及梅核气两种病证，并观察到这两种病证多发于女性，所提出的治疗方药沿用至今。"妇人脏躁，喜悲伤欲哭，象如神灵所作，数欠伸，甘麦大枣汤主之"；"妇人咽中如有炙脔，半夏厚朴汤主之"。《丹溪心法·六郁》列有郁证专篇，"气血冲和，万病不生，一有怫郁，诸病生焉。故人身诸病，多生于郁"；并提出了六郁之说，即气、血、痰、火、湿、食郁，方用六郁汤、越鞠丸。《医学正传》首先采用"郁证"的病名，其所论之郁证，包括情志、外邪、饮食等因素，即广义的郁证。自明代以后，郁证从广义的郁证，逐渐转变到狭义的郁证。《景岳全书·郁证》将情志之郁称为因郁而病，着重论述了怒郁、思郁、忧郁三种郁证的证治。《临证指南医案·郁》所载的病例，均属情志之郁，治则涉及疏肝理气、苦辛通降、平肝息风、清心泻火、健脾和胃、活血通络、化痰涤饮、益气养阴等法，用药清新灵活，并且充分注意到精神治疗对郁证具有重要的意义，认为"郁证全在病者能移情易性"。《医林改错》提出血瘀与郁证的关系，"瞀闷，即小事不能开展，即是血瘀"，"急躁，平素和平，有病急躁，是血瘀"，"俗言肝气病，无故爱生气，则血府血瘀"。对于活血化瘀法在治疗郁证中的应用作出了贡献。

二、现代医学认识

郁证可见于西医学的神经官能症，也见于更年期综合征及反应性精神病。临床上有心理障碍的患者是比较多的，大多分布在神经科、中医内科和心理科。神经官能症是临床上最常见的疾病之一，患者以青壮年人为多，发病是由于各种精神因素引起高级神经活动过度紧张，使大脑功能活动暂时性的失调所致，病前性格特点、躯体疾病等也是发病的有关因素。神经官能症患者神志清楚，自知力完好，情感反应鲜明，与周围环境关系良好，对自身疾病迫切要求治疗，虽有多种多样的自觉症状，而无相应的阳性体征。常见的神经官能症有神经衰弱、癔症、强迫性神经官能症（强迫症）等。

三、治疗关键

理气开郁、调畅气机、怡情易性是治疗郁证的基本原则。

1. 根据虚实分别对待。

实证：理气开郁＋兼夹治疗（活血、化痰、降火、祛湿、消积等）；虚证：应根据损及的脏腑及气血阴精亏虚的不同情况而补之，或养心安神，或补益心脾，或滋养肝肾；对于虚实夹杂者，则又当视虚实的偏重而虚实兼顾。

2. 郁证一般病程较长，故治疗时间亦长，用药不宜峻猛。

实证：宜理气而不耗气、活血而不破血、清热而不败胃、祛痰而不伤正；虚证：宜补益心脾而不过燥，滋养肝肾而不过腻。

3. 精神治疗。

郁证全在病者能移情易性，合理安排生活，使生活充实。

四、转归与预后

郁证的预后一般较好，经过医生的心理疏导，家人的呵护以及各种药物，大多能痊愈。若患者性格内向，性情孤僻，有各种自杀倾向者应及时送医院救治，以防不测。

五、名医经验

徐某，女，32岁。性格内向，多思善虑，致肝气为病。刻下胸胁胀满，时发太息，呕吐酸苦，经期前后不定，少腹作痛。病后则性情改变，性欲淡漠，厌夫独宿。观其表情默默，抑郁不语，苔白，脉沉弦。知其肝气郁而不舒也。夫肝肾同源，其气相通，故肝郁可导致肾气亦郁。肾郁气沉，则机能不用，故春情顿泯，意志消沉，此亦无怪其然也。治当开郁舒肝，以通肾气之郁。方用小柴胡汤与四逆散合方加减：柴胡15g，黄芩8g，半夏14g，党参10g，枳实10g，白芍12g，炙甘草10g，生姜10g，大枣7枚，菖蒲10g，郁金10g。服药不满十剂，诸症俱除。

（选自《刘渡舟验案精选》）

第七节　胃　脘　痛

【病例资料】

张某，男，70岁，退休工人。

主诉　反复胃脘隐痛10年，再发1周。

【诊疗思路】

一、中医四诊

望1　神、色、形、态

——得神，慢性病容，形体消瘦，精神欠振。

望2　腹部

——腹平，未见手术疤痕及肿块。

望3　舌质、舌苔

——舌体胖大，边有齿印，舌质淡红，苔薄白。

闻1　声音

——语声低微，有肠鸣音。

闻2　气味

——无。

问

——患者近10年来反复胃脘部疼痛，大多为隐痛，能忍受，得食痛减；喜温喜按，泛吐清水，时有干呕，伴胃纳不香，四肢倦怠，手足欠温，大便溏薄，日解二三行，无黏液血便，亦无里急后重感；每次发病大多缘于受冷、饮食不慎（油腻及甜味），或者过度操劳史。本次病起于一周前，因家中有客人，操劳太过，复因饮食稍多，上述症状又作，无呕吐，亦无发热。自服生姜茶、保济丸等，症状未减。

按　腹部有无肿块及压痛

——腹软，腹部未扪及肿块，胃脘部有轻压痛，余无特殊，麦氏点亦无压痛。

切　脉象

——脉虚弱。

二、辅助检查

血常规　白细胞计数：$4 \times 10^9/L$；中性粒细胞百分数：50%。

大便常规 + 隐血　未检到红白细胞；大便隐血：阴性。

胃镜　慢性浅表性胃炎。

HP　阴性。

三、诊断及辨证

诊断　中医：胃痛。

　　　西医：慢性胃炎，胃肠功能紊乱。

辨证　脾胃虚寒证。

四、鉴别诊断

真心痛　是心的病变所引起的心痛证，多见于老年人，为当胸而痛，其多为刺痛，动辄加重，痛引肩背，常伴心悸气短，汗出肢冷，病情危急。正如《灵枢·厥论》所说："真心痛，手足青至节，心痛甚，旦发夕死，夕发旦死。"其病变部位、疼痛程度与特征、伴有症状、预后等方面，与胃痛有明显区别。在临床上对于老年患者，不管胃痛、心痛与否，可适当做心电图、心脏B超、血肌钙蛋白、心肌酶谱及心脏冠脉CT等来鉴别诊断。

胁痛　是以胁部疼痛为主症，可伴有恶寒发热，或目黄肤黄，或胸闷太息，极少伴嘈杂泛酸、嗳气吐腐。肝气犯胃的胃痛有时亦可攻痛连胁，但仍以胃脘部疼痛为主。两者具有明显的区别。临床上胃痛大多为胃肠道的病变，而胁痛大多为肝胆系统的病变。

腹痛　是以胃脘部以下，耻骨毛际以上整个位置疼痛为主症，胃痛是以上腹胃脘部近心窝处疼痛为主症，两者仅就疼痛部位来说，是有区别的。但胃处腹中，与肠相连，因而胃痛可以影响及腹，而腹痛亦可牵连于胃，这就要从其疼痛部位和如何起病来加以辨别。

辨胃痛的特点

（1）辨急缓

急证：胃痛暴作，多因外感寒邪，饮食所伤（恣食生冷，暴饮暴食）。

缓证：胃痛渐发，多见于肝郁气滞，脾胃虚弱者。

（2）辨寒热

寒证：胃痛暴作，遇寒痛剧，得温痛减。其中，胃脘隐痛，喜温喜按，四肢不温，为虚寒胃痛。

热证：胃脘灼痛，痛势急迫，烦渴喜饮，喜冷恶热。

（3）辨虚实

实证：新病体壮，胃痛且胀，痛剧，固定不移，喜凉拒按，食后痛甚，大便秘结，脉实。

虚证：久病体虚，痛而不胀，痛缓，痛无定处，喜温喜按，饥时痛增，大便溏薄，脉虚。

（4）辨气血

在气：初痛，胃胀且痛，以胀为主，痛无定处，时痛时止，乃无形之气痛。

在血：久痛，持续疼痛，刺痛为主，痛有定处，固定不移，乃有形之血痛。

五、病因病机

主症分析　本例主症是胃痛隐隐，喜温喜按。患者年逾古稀，脏腑虚弱，复因过度操劳、饮食不慎，导致脾胃更虚。脾胃虚寒，病属正虚，故胃痛隐隐。寒得温而散，气得按而行，所以喜温喜按。

次症分析　本例次症是泛吐清水，胃纳不香，大便溏薄。脾虚中寒，水不运化而上逆，故泛吐清水。脾胃虚寒，则受纳运化失常，故食纳较差。胃虚得食，则产热助正以抗邪，所以进食痛止。脾主肌肉而健运四旁，中阳不振，则健运无权，肌肉筋脉皆失温养，所以疲乏、手足不温。脾虚生湿下渗肠间，故大便溏薄。舌淡边有齿印，苔薄，脉虚弱，皆为脾胃虚寒、中气不足之象。

病机归纳　脾虚胃寒，失于温养。

六、治法方药

治法　温中健脾，和胃止痛。

方药　黄芪建中汤加减。炙黄芪30g，炙桂枝12g，炒白芍30g，生姜5g，炙甘草6g，红枣30g，细辛3g，制香附12g，荜茇3g。7剂。每日1剂，水煎，早晚2次分服。

七、预防与调护

1. 慎起居，适寒温，畅情志。
2. 饮食宜细嚼慢咽，软、烂、熟、酥等容易消化的食物。
3. 忌暴饮暴食，饥饱不匀，忌粗糙多纤维饮食，避免进食浓茶、咖啡和辛辣食物，忌生冷不洁及饮料，少吃腌、霉等食材。

【评述】

胃痛，又称胃脘痛，是以上腹胃脘部近心窝处疼痛为主症的病证。可见于现代医学的上消化道疾病，包括各种胃炎、溃疡病、功能性消化不良、胃黏膜脱垂等以上腹部疼痛为主要症状者。在临床上对于反复胃脘疼痛、年长者，或见消瘦黑便者，或者治疗效果不明显者，要进一步检查，以免耽误病情和治疗。

一、中医学认识

"胃脘痛"之名，最早记载于《内经》，症状有胃脘痛、食则呕、腹胀善噫；病位在脾、胃、肝，治疗取足三里。《寿世保元》："胃脘痛者，多是纵恣口福，喜好辛酸，恣饮热酒煎煿，复食寒凉生冷，朝伤暮损，日积月深，自郁成积，自积成痰，痰火煎熬，血亦妄行，痰血相杂，妨碍升降，故胃脘疼痛，吞酸嗳气，嘈杂恶心。"《景岳全书》强调"气滞"之病理因素，治疗以理气为主，"胃脘痛证，多有因食、因寒、因气不顺者，然因食、因寒，亦无不皆关于气，盖食停则气滞，寒留则气凝。所以治痛之要，但察其果属实邪，当以理气为主"。叶天士把胃脘痛分为在气在血，初病在经在气，以理气为先，久病在络在血，以活血为主。《杂病源流犀烛》在胃脘痛中强调病邪犯胃，是以胃虚为前提，同时强调肝气横逆犯胃，是胃痛较常见的因素。《医述》认为"胃痛有食、痰、死血、气、寒、火、中气虚之别。独有一种肝胆之火移入于胃"。《医学真传·心腹痛》还指出了要从辨证去理解和运用"通则不痛"之法，书中说："夫通者不痛，理也。但通之之法，各有不同。调气以和血，调血以和气，通也；下逆者使之上行，中结者使之旁达，亦通也；虚者助之使通，寒者温之使通，无非通之之法也。"为后世辨治胃痛奠定了基础。

二、现代医学认识

本病主要包括胃及十二指肠的病变。由于消化道直接开口于体外，接纳体外的各种物质，其黏膜接触病原体、致癌物质、毒性物质的机会较多，在免疫及其他防御功能减弱的情况下，容易发生感染、炎症、溃疡、增生性病变及各种损伤。本病的主要症状为上腹部不适、灼热感或疼痛、厌食、恶心、呕吐、嗳气、反酸等，常见病种有胃炎、消化性溃疡、胃癌、十二指肠炎及溃疡等。

三、治疗关键

治疗原则：理气和胃止痛并审证论治。

1. 根据胃痛的病理机制，治以理气和胃止痛法。"通法"不能理解为"通下法"：在胃痛一病中，属于胃寒者，散寒即所以止痛；属于食停者，消食即所以止痛；属于阴虚者，养阴即所以止痛；属于阳虚者，温阳即所以止痛。

2. 应防止理气药伤阴：因理气药多有辛燥耗气伤阴之弊，故不宜久用，对胃阴不足及肝胃郁热者，尤当慎用。

四、转归与预后

胃脘痛者，经过饮食、情志调理，再配合中草药治疗，大多能痊愈。如果胃镜检查出现多发溃疡或复合溃疡，必要时配合西药治疗。若出现消瘦、黑便，甚至出现脘腹部肿块，则提示配合胃镜、肠镜、腹部 CT 等检查，及时诊断，以免耽误病情。

五、名医经验

陈某，女，39岁。初诊：胃脘作痛 5 年余，胃镜检查确诊为浅表性胃炎。现症：食后胃脘即痛，嗳气不舒，脘腹胀满，面部色暗花斑。脉象弦细且沉，舌红苔白。肝郁日久，横逆犯胃。先用疏调气机方法。旋覆花 10g，代赭石 10g（先煎），青陈皮各10g，蝉衣 6g，僵蚕 10g，片姜黄 6g，炒枳壳 6g，白芷 6g，防风 6g，茅芦根各10g。七付。

二诊：药后胃痛渐止。自觉消化欠佳，食后胃脘胀满，嗳气不舒。脉仍沉弦，仍用疏调气机方法。川楝子 6g，元胡 6g，苏叶 10g，藿香 10g，香附 10g，炒枳壳 6g，苦桔梗 10g，焦三仙各 10g，水红花子 10g，大黄 1g。七付。

三诊：胃痛已愈。脘腹胀满亦减。自觉一身乏力，困倦嗜睡。脉象弦细，按之沉濡，舌红苔白。肝胆湿热未清，仍用清泄肝胆方法。荆芥炭 10g，防风 6g，川楝子 6g，元胡 6g，炒山栀 6g，茵陈 10g，佩兰 10g（后下），藿香 10g（后下），焦三仙各 10g，水红花子 10g，七付。

四诊：药后嗜睡明显减轻，精神转佳，唯下肢困乏无力，大便干结。肝胆热郁渐减，仍用原方进退。佩兰 10g（后下），藿香 10g（后下），苏叶 10g，青陈皮各 10g，炒山栀 6g，茵陈 10g，焦三仙各 10g，水红花子 10g，大腹皮 10g，槟榔 10g，大黄 3g。七付。

五诊：大便干结难下，每周大便一次。心烦梦多。胃痛脘胀皆愈，精神亦佳。肝胆郁热已久，正值长夏，湿热偏盛，仍用清化湿热方法。茵陈 10g，栀子 6g，柴胡 6g，黄芩 6g，川楝子 6g，佩兰 10g（后下），藿香 10g（后下），大腹皮 10g，青陈皮各 10g，滑石 10g，大黄 5g。药后大便畅行，食眠均佳，脉舌如常，胃痛始终未发，遂停药观察。并嘱其慎饮食，加强锻炼，以增强体质。

（选自《赵绍琴验案精选》）

第八节　泄　泻

【病例资料】

李某，男，20 岁，学生。

主诉　水样便每日 10 余次。

【诊疗思路】

一、中医四诊

望1　神、色、形、态
——得神，急性病容，痛苦貌，精神不振，目眶稍凹陷。
望2　大便性状
——大便如黄水样，无黏液脓血。
望3　舌质、舌苔
——舌质淡红，苔白腻。
闻1　声音
——语声稍低，肠鸣辘辘。
闻2　气味
——大便稍有腥臭味。
问
——夏日炎炎，患者过食冰镇西瓜及大量冰饮料后，入水中游泳，当晚即出现脘腹疼痛，疼痛较剧，且肠鸣辘辘，继则出现水样便，色黄质稀，次数频多，达十余次之多，无黏液血便。伴恶寒发热，T：38.6 ℃。自服黄连素等，症状未减。

按1 腹部肿块及压痛

——腹软，未及包块，胃脘部及脐周有轻压痛，但无肌卫及反跳痛。

按2 皮温及皮肤弹性

——皮肤稍灼热，弹性稍差。

切 脉象

——脉濡滑。

二、辅助检查

血常规 白细胞计数：12×10^9/L；中性粒细胞百分数：89%。

大便常规 白细胞：+/HP，未见脓球。细菌培养：阴性。

血电解质 钾：3.8mmol/L；钠：136mmol/L；氯98mmol/L。

三、诊断及辨证

诊断 中医：泄泻。

西医：急性肠胃炎。

辨证 寒湿内盛证。

四、鉴别诊断

痢疾 共同点：①发病季节：夏秋季。②病变部位均在肠胃。③病因：外感时邪，内伤饮食。④症状：均有便次增多。

不同点：①病因病机：泄泻为脾虚湿盛，脾失健运，水谷不化精微，清浊不分，水反为湿，谷反为滞，合污而下；痢疾为痢邪壅滞肠道，气血壅滞，肠道传化失司，脂膜血络受伤，腐败化为脓血。②病位：泄泻病在中焦脾胃；痢疾病在下焦大肠。③症状：泄泻见大便次数增多，粪质稀薄，甚至如水样，完谷不化；痢疾以腹痛，里急后重，痢下赤白脓血为特点。④腹痛：泄泻的腹痛与肠鸣互见，泻后痛减；痢疾的腹痛与里急后重互见，泻后痛不减。

辨泄泻的特点

（1）辨轻重缓急

轻证：泄泻而饮食如常，说明脾胃未败，预后良好。

重证：泻而不能食，形体消瘦，或暑湿化火，暴泻无度，或久泻滑脱不禁。

急性泄泻：发病急，病程短，常以湿盛为主。

慢性泄泻：发病缓，病程长，每因饮食不当，劳倦过度而作，常以脾虚为主；或病久及肾，导致命门火衰，脾肾同病而出现五更泄泻。

（2）辨寒热虚实

寒证：粪质清稀如水，腹痛喜温，完谷不化。

热证：粪便黄褐，味臭较重，泻下急迫，肛门灼热。

实证：病势急骤，脘腹胀满，腹痛拒按，泻后痛减，小便不利。

虚证：病程较长，腹痛不甚且喜按，小便利，口不渴。

（3）辨泻下之物

寒湿证：大便清稀，或如水样，气味秽腥。

湿热证：大便稀溏，其色黄褐，气味臭秽。

伤食证：大便溏垢，臭如败卵，夹有不消化之物。

（4）辨所伤之脏

脾虚：久泻迁延不愈，倦怠乏力，每因饮食不当，或劳倦过度而复发。

肝郁乘脾：泄泻反复发作，经久不愈，并与精神情绪有关。

肾阳不足：五更飧泄，大便完谷不化，腰酸怕冷。

五、病因病机

主症分析　本例主症是水样便十余次。夏日炎炎，患者过食冰镇西瓜及大量冰饮料后，入水中游泳，脾失健运，升降失调，清浊不分，饮食不化，传导失司，故大便清稀，达十余次之多。

次症分析　本例次症是腹痛，恶寒发热等。寒湿内盛，肠胃气机受阻，则腹痛肠鸣。寒湿困脾，则脘闷食少。泻下次数频多，伤津脱液，故目眶凹陷，皮肤弹性稍差；恶寒发热，肢体酸楚，是风寒外束之证；苔白腻，脉濡滑，为寒湿内盛之象。

病机归纳　寒湿内盛，脾失健运，清浊不分。

六、治法方药

治法　解表散寒，芳香化湿。

方药　藿香正气散加减。藿香 12g，白芷 12g，陈皮 12g，桔梗 10g，茯苓 12g，白术 15g，厚朴 12g，姜半夏 12g，神曲 20g，大腹皮 12g，苏梗 12g，桂枝 5g。7 剂。每日 1 剂，水煎，早晚 2 次分服。

七、预防与调护

1. 注意休息，多喝淡盐开水，以防脱水。

2. 便后，用软纸轻擦肛门，或用温水清洗，以防肛门皮肤破损。

3. 饮食清淡，可进食流质及半流质，可食用一些对消化吸收有帮助的食物，如山楂、山药、莲子、扁豆、芡实、红枣、米仁等。

4. 忌生冷不洁、饮料、辛辣厚味及油炸等食物。

【评述】

泄泻是以排便次数增多，粪质稀溏或完谷不化，甚至泻出如水样为主症的病证，以粪质改变为主。好发于夏秋时节，病在中焦，病机关键是脾虚湿盛。可见于现代医学的急慢性胃肠炎、功能性消化不良、肠易激综合征等。

一、中医学认识

本病首载于《内经》，《素问·气交变大论》中有"飧泄""注下"等病名，并对其病因病机等有较全面的论述，指出风、寒、湿、热皆可致病。《金匮要略》中将泄泻与痢疾统称为下利。宋代以后才统称为泄泻。李中梓在《医宗必读·泄泻》中提出了著名的治泻九法，即淡渗、升提、清凉、疏利、甘缓、酸收、燥脾、温肾、固涩。

泄泻的基本病机：脾虚与湿盛，致肠道功能失司而发生泄泻。病位在肠，主病之脏为脾，同时与肝、肾密切相关。病理因素主要是湿，湿为阴邪，易困脾阳，故古有"无湿不成泻"之说。

二、现代医学认识

正常人一般每日排便一次，平均重量约为 150~200g，含水分 60%~70%。少数人每日排便 2~3 次或每 2~3 日 1 次，粪质成形，亦属正常。腹泻是一种常见症状，是指排便次数明显超过平日习惯的频率，粪质稀薄，水分增加，每日排便量超过 200g，可伴有黏液、脓血，或含未消化食物。腹泻常伴有排便急迫感、肛门不适、失禁等症状。腹泻分急性和慢性两类。急性腹泻发病急剧，病程在 2~3 周之内。慢性腹泻指病程在两个月以上或间歇期在 2~4 周内的复发性腹泻。腹泻的原发疾病或病因诊断主要从病史、症状、体征、常规化验特别是粪便检验中获得。如诊断仍不清楚，可进一步做 X 线钡剂检查和（或）直、结肠镜检查。如仍无明确结论，则需根据不同情况选用超声、CT、ERCP 等影像诊断方法以检查胆、胰疾病，或进行小肠吸收功能试验、呼气试验、小肠黏膜活检以检查是否小肠吸收不良。高度怀疑肠结核、肠阿米巴病等疾病时，可在密切随访下进行诊断性治疗。

三、治疗关键

泄泻的治疗大法为运脾化湿。急性泄泻多以湿盛为主，重在化湿，佐以分利，再根据寒湿和湿热的不同，分别采用温化寒湿与清化湿热之法。夹有表邪者，佐以疏解；夹有暑邪者，佐以清暑；兼有伤食者，佐以消导。久泻以脾虚为主，当治以健脾；因肝气乘脾者，宜抑肝扶脾；因肾阳虚衰者，宜温肾健脾。中气下陷者，宜升提。久泻不止者，宜固涩。暴泻不可骤用补涩，以免关门留寇；久泻不可分利太过，以防劫其阴液。

四、转归与预后

急性腹泻，经过正确治疗及饮食调理后，大多能痊愈。若出现暴泻无度、水电解质紊乱、代谢性碱中毒，甚至出现低血容量性休克，则预后不佳，必要时配合静脉输液。

五、名医经验

周某，男，44 岁。1975 年 5 月 15 日初诊。去年 2 月起大便夹血，外裹黏液。3 月做乙状结肠镜检查，见肠壁充血水肿，诊断为慢性结肠炎。近来大便每日 1~3 次，左腹疼痛。粪检：白细胞 0~2，红细胞 10~15。长期来神疲乏力，多梦，纳呆，舌质带紫，苔腻，脉细。证属脾不健运，肠中湿热不清，气滞则腹痛，下注为便泻。病已年余，兼有肝气乘脾之象。治拟调气健脾，清肠化湿之法。方用健脾益气汤合痛泻要方加减：党参9g，白术9g，炙甘草9g，茯苓12g，炒防风4.5g，白芍9g，陈皮9g，木香6g，焦山楂、六曲各9g，秦皮9g。6 剂。

二诊：5 月22 日。左下腹疼痛，大便日二次，质软，黏液减少，舌质带紫，根有碎纹，苔厚腻，近兼夜寐不安。前方加合欢皮12g，6 剂。

三诊：5 月29 日。左下腹仍觉隐痛，大便日二次，夹黏液，质软成形。原方木香改为9g，6 剂。

四诊：6 月5 日。腹部仍隐隐作痛，大便每日2 ~ 3 次，质溏薄。原方去茯苓，加生米仁、熟米仁各12g，6 剂。

五诊：6 月12 日。左下腹疼痛已见减轻，大便每日二次，略带黏液，尚觉爽利，口苦，舌苔腻根稍厚。仍予前法。党参9g，白术9g，炙甘草g，炒防风4.5g，白芍9g，青陈皮各9g，木香6g，焦山楂、六曲各9g，合欢皮12g，地榆12g。6 剂。

六诊：6 月21 日。治疗以来，食欲渐增，睡眠进步，体力也逐渐恢复。以往时有病假，近一月来已能坚持全天工作。左下腹偶有轻微疼痛，大便每日二次，基本成形，尚带少量黏液。最近粪检：红细胞2 ~ 4。再守原意，前方续服6 剂。

（选自《黄文东医案》）

第九节　胁　痛

【病例资料】

张某，男，65 岁，已婚。

主诉　右胁下胀痛不适3 月余。

【诊疗思路】

一、中医四诊

望1　神、色、形、态

——神清，面色潮红，白睛无黄染，形态正常。

望2　舌质、舌苔

——舌质红，苔薄黄。

闻1　声音

——声音洪亮，时有太息、嗳气。

闻2　气味

——无。

问1　问疼痛的性质及诱因

——以胀痛为主，每因情志不畅而加重。

问2　是否有往来寒热、胸胁苦满、心烦喜呕等

——胸闷不舒，无往来寒热、心烦喜呕。

问3　是否有口干咽燥、口渴喜饮等

——无。

问4　饮食、睡眠、二便是否正常

——纳呆，睡眠、二便正常。

切　脉象

——脉弦。

二、辅助检查

肝胆脾 B 超　慢性胆囊炎，肝脾未见异常。

乙肝三系　阴性。

血生化　未见异常。

三、诊断及辨证

诊断　中医：胁痛。

　　　　西医：慢性胆囊炎。

辨证　肝气郁滞证。

四、鉴别诊断

悬饮　悬饮为"四饮"之一，指饮邪停留胁肋部而见咳唾引痛的病证。悬饮亦可见胁肋疼痛，但其表现为饮留胁下，胸胁胀痛，持续不已，伴见咳嗽、咳痰，咳嗽、呼吸时疼痛加重，常喜向病侧睡卧，患侧肋间饱满，叩诊呈浊音，或兼见发热，一般不难鉴别。

胸痛　胸痛与胁痛均可表现为胸部的疼痛。胁痛部位在胁肋部，常伴恶心、口苦等肝胆病症状，实验室检查多可查见肝胆疾病；而胸痛部位则在整个胸部，常伴有胸闷不舒、心悸短气、咳嗽喘息、痰多等心肺病证候，心电图、胸部 X 线透视等检查多可查见心肺疾病的证据。

胃痛　肝气犯胃所致的胃痛常攻撑连胁而痛，胆病的疼痛有时发生在心窝部附近，应予鉴别。胃痛部位在上腹中部胃脘处，兼有恶心嗳气、吞酸、嘈杂等胃失和降的症状，如有胃痛连胁也是以胃痛为主，纤维胃镜等检查多有胃的病变；而胁痛部位在上腹两侧胁肋部，常伴恶心、口苦等肝胆病症状，B 超等实验室检查多可查见肝、胆疾病。

五、病因病机

主症分析　肝属木，体阴而用阳，喜条达而恶抑郁，主疏泄。因情志不畅，肝失疏泄，遂致肝气郁结，气机阻滞，不通则痛，发为胁痛。

次症分析　情志变化与气之郁结关系密切，故疼痛随情志变化而有所增减；肝经气机不畅，故胸闷不舒；肝气横逆，易犯脾胃，故纳呆嗳气；脉弦为肝郁之象。

病机归纳　肝气郁滞，不通则痛。

六、治法方药

治法　疏肝理气。

方药　柴胡疏肝散加减。柴胡 10g，炒白芍 12g，炒枳壳 12g，陈皮 10g，川芎 10g，制香附 12g，瓜蒌皮 12g，佛手 12g，广郁金 15g，醋元胡 15g，炒川楝子 10g，炙甘草 6g。7 剂，每日 1 剂，水煎，早晚 2 次分服。

七、预防与调护

1. 保持心情舒畅，尽量减少不良的精神刺激，如过怒、过悲及过度紧张等。
2. 应注意休息，饮食切忌肥甘辛辣滋腻之品。
3. 起居有常，防止过劳。

【评述】

胁痛是以胁肋部疼痛为主要表现的一种病证。胁，指侧胸部，为腋以下至第 12 肋骨部位的统称。胁痛是肝胆疾病中常见之症状，临床有许多病证都是依据胁痛来判断其为肝胆病或与肝胆有关的疾病。

胁痛主要责之于肝胆。因为肝位居于胁下，其经脉循行两胁，胆附于肝，与肝成表里关系，其脉亦循于两胁。肝为刚脏，主疏泄，性喜条达；主藏血，体阴而用阳。若情志不舒，饮食不节，久病耗伤，劳倦过度，或外感湿热等病因，累及肝胆，导致气滞、血瘀、湿热蕴结，肝胆疏泄不利，或肝阴不足，络脉失养，即可引起胁痛。

一、中医学认识

胁痛早在《内经》就有记载，并明确指出胁痛的发生主要是肝胆的病变。如《素问·热论》曰："三日少阳受之，少阳主胆，其脉循胁络于耳，故胸胁痛而耳聋。"《素问·刺热论》谓："肝热病者，小便先黄……胁满痛。"《灵枢·五邪》说："邪在肝，则两胁中痛。"其后，历代医家对胁痛病因的认识，在《内经》的基础上，逐步有了发展。《景岳全书·胁痛》将胁痛病因分为外感与内伤两大类，并提出以内伤为多见。叶天士《临证指南医案·胁痛》对胁痛之属久病入络者，善用辛香通络、甘缓补虚、辛泄祛瘀等法，立方遣药，颇为实用，对后世医家影响较大。《类证治裁·胁痛》在叶氏的基础上将胁痛分为肝郁、肝瘀、痰饮、食积、肝虚诸类，对胁痛的分类与辨证论治作出了一定的贡献。

二、现代医学认识

胁痛是肝胆疾病中常见症状，可见于现代医学中多种疾病，如急慢性肝炎、肝硬化、肝寄生虫病、肝癌、肝脓肿、肝血管瘤、急慢性胆囊炎、胆石症、慢性胰腺炎、胸膜炎、胁肋外伤以及肋间神经痛等。

由于肝胆受交感神经和迷走神经腹腔支和脊髓神经的膈神经支配，肝脏病变如肝炎、脓肿、坏死、外伤、肝癌时，刺激神经末梢而传入大脑，产生疼痛感。由于支配肝脏的神经与支配其他周边器官组织的神经汇入同一神经节，因此肝脏病可表现为季胁部位疼痛。

三、治疗关键

胁痛病位在肝胆，基本病机为气滞、血瘀、湿热蕴结，肝胆疏泄不利，不通则痛，或肝阴不足，络脉失养，不荣则痛。以辨外感、内伤，在气、在血和辨虚、实为辨证要点。

胁痛的治疗着眼于肝胆，分虚实而治。实证宜理气、活血通络、清热祛湿；虚证宜滋阴养血柔肝。临床上还应据"通则不痛"的理论，以及肝胆疏泄不利的基本病机，在各证中适当配伍疏肝利胆、理气通络之品。

四、转归与预后

肝郁胁痛如久延不愈，或治疗不当，日久气滞血瘀，可转化为瘀血胁痛；湿热蕴结胁痛日久不愈，热邪伤阴，可转化为肝阴不足胁痛；邪伤正气，久病致虚，各实证胁痛皆可转化为虚实并见之证；而虚证胁痛若情志失调，或重感湿热之邪，也可转化为阴虚气滞，或阴虚湿热之虚实并见证。若失治误治，久延不愈，个别病例也可演变为积聚，甚者转为鼓胀重证。

无论外感或内伤胁痛，只要调治得法，一般预后良好。若治疗不当，转为积聚、鼓胀者，治疗较为困难。

五、名医医案

马某，男，70 岁。脘胀胁痛，左侧较甚，微觉发热，吸气时及饮食后胁痛更甚，脉沉滞。辨证：气滞血凝作痛。治法：活血理气。方药：归须15g，红花3g，赤白芍各9g，没药6g，丹皮6g，炮甲珠4.5g，元胡4.5g，郁金3g，枳壳3g，黄芩4.5g，云苓9g，天麦冬各15g，朴花2.4g。

二诊：已不发热，胁痛腹胀均减轻，仍觉口干。前方去炮甲珠、黄芩，加花粉15g。

三诊：诸症均减，前方去丹皮，赤白芍改白芍12g。

（选自《现代名中医类案选》）

第十节　头　痛

【病例资料】

左某，女，34 岁，已婚。
主诉　头痛反复发作 3 年，加重 1 月余。

【诊疗思路】

一、中医四诊

望 1　神、色、形、态
——神清，面色无华，体态瘦弱。
望 2　舌质、舌苔
——舌体大，边有齿痕，质淡，苔薄白，舌下络脉未见青紫迂曲。

闻1　声音

——声音低微，未闻及太息、呃逆、嗳气。

闻2　气味

——无。

问1　是否有恶寒发热，鼻塞流涕等

——无。

问2　头痛部位

——全头痛。

问3　疼痛的性质及诱因

——隐痛，每因劳累或睡眠不好而增减。

问4　是否见有头晕耳鸣、口干口苦、胁肋胀痛、心烦易怒、腰膝酸软等

——头晕时作，无口干口苦、胁肋胀痛、心烦易怒、腰膝酸软。

问5　是否伴有恶心呕吐

——头痛严重时有恶心呕吐。

问6　饮食、睡眠、二便

——纳呆，夜寐多梦，二便正常。

问7　月经量的多少、颜色的深浅、是否夹有血块

——经期提前，月经量少、色淡，夹有血块。

切　脉象

——脉细弱。

二、辅助检查

血压　110/70mmHg。

血常规　白细胞计数：6.5×10^9/L；红细胞计数：420×10^{12}/L；血红蛋白：130g/L；血小板计数　150×10^9/L。

头颅多普勒　未见异常。

脑电图　未见异常。

头颅CT　未见异常。

三、诊断及辨证

诊断　中医：头痛（内伤头痛）。

　　　西医：血管性头痛。

辨证　气血两虚证。

四、鉴别诊断

类中风　多见于45岁以上，眩晕反复发作，头痛突然加重时，常伴半身肢体活动不灵，或舌謇语涩。

真头痛　为头痛的一种特殊重症，其特点为起病急骤，多表现为突然剧烈头痛，持续不解，阵发加重，手足逆冷至肘膝，甚至伴喷射样呕吐、肢厥、抽搐等。

五、病因病机

主症分析　脾胃为后天之本，气血生化之源。平素思虑太过，饮食不当，或劳累过度，致脾胃亏虚，生化不足，气血亏虚，不能上荣于头，脉络失养而致头痛隐隐。

次症分析　血不足则心神失养，故夜寐多梦；气血不足，则神疲乏力；血虚则月经量少；气虚不摄，则月经提前；气虚血弱，则舌质淡，边有齿痕，脉细弱。

病机归纳　气血亏虚，经络失养，不荣则痛。

六、治法方药

治法　益气养血，和络止痛。

方药　当归补血汤合桃红四物汤加减。炙黄芪 20g，当归 12g，桃仁 10g，红花 10g，生地黄 15g，白芍 15g，川芎 12g，天麻 9g，钩藤（后下）20g，珍珠母 30g，夜交藤 30g，酸枣仁 15g，五味子 10g，炙甘草 6g。7 剂。每日 1 剂，水煎，早晚 2 次分服。

七、预防与调护

1. 注意休息，保持环境安静。
2. 起居有时，适当参加体育运动，以增强体质。
3. 饮食营养均衡。

【评述】

头痛是指由于外感与内伤，致使脉络拘急或失养，清窍不利所引起的以头部疼痛为主要临床特征的疾病。头痛既是一种常见病证，也是一个常见症状，可以发生于多种急慢性疾病过程中，有时亦是某些相关疾病加重或恶化的先兆。

一、中医学认识

我国对头痛病认识很早，在殷商甲骨文就有"疾首"的记载，《内经》称本病为"脑风""首风"，《素问·风论》认为其病因乃外在风寒邪气犯于头脑而致。《素问·五脏生成》还提出"是以头痛巅疾，下虚上实"的病机。《伤寒论》在太阳病、阳明病、少阳病、厥阴病篇章中较详细地论述了外感头痛病的辨证论治。《诸病源候论》已认识到"风痰相结，上冲于头"可致头痛。《三因极一病证方论》对内伤头痛已有较充分的认识，认为"有气血食厥而疼者，有五脏气郁厥而疼者"。金元以后，对头痛病的认识日臻完善。《东垣十书》指出外感与内伤均可引起头痛，据病因和症状不同而有伤寒头痛、湿热头痛、偏头痛、真头痛、气虚头痛、血虚头痛、气血俱虚头痛、厥逆头痛等，还补充了太阴头痛和少阴头痛，从而为头痛分经用药创造了条件。《丹溪心法》认为头痛多因痰与火。《普济方》认为："气血俱虚，风邪伤于阳经，入于脑中，则令人头痛。"《古今医统大全·头痛大法分内外之因》对头痛病进行总结说："头痛自内而致者，气血痰饮、五脏气郁之病，东垣论气虚、血虚、痰厥头痛之类是也；自外而致者，风寒暑湿之病，仲景伤寒、东垣六经之类是也。"另外，文献有头风之名，实际仍属头痛。正如《证治准绳·头痛》所说："医书多分头痛、头风为二门，然一病也，但有新久去留之分耳。浅而近者名头痛，其痛猝然而至，易于解散速安也；深而远者为头风，其痛作止不常，愈后遇触复发也。皆当验其邪所从来而治之。"

二、现代医学认识

产生头痛的原因有两大类：一种是由于精神因素引起，即在生活、工作和学习当中过分紧张或由于其他精神因素而产生头痛；另一种因素则是与某些器质性疾病有关，如患有高血压、结核、贫血、甲状腺功能亢进、脑肿瘤、脑动脉硬化症、轻型抑郁症等均可引发头痛。最近美国的研究发现，头痛除与以上两大因素有关外，还可能是由于机体免疫系统活动过强。

头痛主要发病机制有：①血管因素，各种原因引起的颅内外血管收缩、扩张以及血管受牵引或伸展（颅内占位性病变对血管的牵引、挤压）；②脑膜受刺激或牵拉；③具有痛觉的脑神经（Ⅴ、Ⅵ、Ⅹ三对脑神经）和颈神经被刺激、挤压或牵拉；④头、颈部肌肉的收缩；⑤五官和颈椎病变引起的头面痛；⑥生化因素及内分泌紊乱；⑦神经功能紊乱。

三、治疗关键

头痛的病因虽多，总不外外感与内伤两类。外感以风邪为主，夹寒、夹热、夹湿，其证属实。内伤头痛有虚有实，肾虚、气虚、血虚头痛属虚，肝阳、痰浊、瘀血头痛属实，或虚实兼夹。故头痛应辨内外虚实，治疗亦相应采用补虚泻实。外感头痛以祛邪活络为主，分辨兼夹之邪而分别祛风、散寒、化湿、清热治之。内伤头痛补虚为要，视其虚实性质，分别治以补肾、益气、养血、化痰、祛瘀为治。在辨证基础上，根据病变的脏腑经络，选加引经药效果较好，除服药外还可配合针灸及外治法等，常可提高疗效。

四、转归与预后

转归有证候间的转归和疾病间的转归。证候间的转归，如外感头痛未及时根治，日久耗伤正气可转为内伤头痛；内伤头痛之人再次感邪，也可并发外感头痛。风寒证或风湿证，邪气郁遏化热，也可成为风热证；肾虚证水不涵木，可转化为肝阳证；肝阳证化火伤阴可转化为肾虚证；痰浊证因痰阻血脉，可转化为痰瘀阻痹证。疾病间的转归，如肝阳头痛日久，可转归或并发为眩晕、中风等病。

头痛的预后有较大差异，外感头痛，治疗较易，预后良好。内伤头痛，虚实夹杂，治疗较难，只要辨证准确，精心治疗，也可以使病情得到缓解，甚至治愈。若并发中风、心痛、呕吐等则预后较差。

五、名医经验

赵氏，五十五岁，乙丑三月十八日。六脉弦而迟，沉部有，浮部无，巅顶痛甚，下连太阳，阳虚内风眩动之故。桂枝六钱，白芍三钱，生甘草六钱，炙甘草三钱，川芎一钱，全当归二钱，生姜五钱，大枣三八（去核，胶饴五钱（化人）。辛甘为阳，一法也；辛甘化风，二法也；兼补肝经之正，三法也。服二帖。初十日阳虚头痛，愈后用建中。白芍六钱，桂枝四钱，生姜三片，生甘草五钱，炙甘草三钱，大枣二枚（去核），胶饴五钱（化入）。

（选自《吴鞠通医案》）

第十一节 眩 晕

【病例资料】

王某，女，32岁，已婚。

主诉 头晕伴恶心呕吐3天。

【诊疗思路】

一、中医四诊

望1 神、色、形、态

——神疲，面色潮红，形体丰腴。

望2 舌质、舌苔

——舌质红，舌苔黄腻，舌下脉络正常。

闻1 声音

——声音低微，未闻及太息、呃逆、嗳气。

闻2 气味

——无。

问1 是否有恶寒发热、鼻塞流涕

——无

问2 是否有头胀头痛、头晕耳鸣、腰膝酸软等

——有头胀头痛，头晕时作，无腰膝酸软。

问3 是否有心悸不宁、神疲乏力等症，且每因劳累后发作或加重

——无。

问4 是否伴有心烦易怒、口干口苦、胸胁胀痛等

——性情急躁，心烦易怒，口苦。

问5 是否有恶心呕吐

——头痛严重时有恶心呕吐。

问6 饮食、睡眠、二便

——纳呆，夜寐多梦，二便正常。

问7 月经量、颜色及是否夹有血块

——月经量多，色淡，夹有血块。

切 脉象

——脉弦滑。

二、辅助检查

血压 130/80mmHg。

头颅 CT 未见异常。

血常规 白细胞计数：5.9×10^9/L；红细胞计数：400×10^{12}/L；血红蛋白：132g/L；血小板计数 240×10^9/L。

三、诊断及辨证

诊断 中医：眩晕。
 西医：梅尼埃病。
辨证 痰热中阻证。

四、鉴别诊断

厥证 眩晕与厥证的主要鉴别点是厥证患者昏倒及短暂的意识不清后会很快自然清醒；眩晕即使很重，但无意识不清，眩晕持续时间长。

卒中 眩晕可为卒中的先兆，卒中可见有一侧肢体活动不灵、言语障碍及神志不清；眩晕绝无神志不清，亦无神经功能缺损。

五、病因病机

主症分析 脾主运化水谷，又是生痰之源。若嗜酒肥甘，饥饱无常，或思虑劳倦，使脾失健运，水谷不能化为精微，聚湿生痰，蒙蔽清阳，则眩晕头重如蒙。

次症分析 痰浊中阻，浊阴不降，气机不利，故胸闷恶心；脾阳不振，则纳呆；舌质红苔黄腻，脉弦滑，为痰热内蕴所致。

病机归纳 肝火亢盛，痰浊阻滞，痰热交阻。

六、治法方药

治法 燥湿祛痰，运脾和胃，佐以清肝泻火。

方药 半夏白术天麻汤加减。半夏12g，白术15g，天麻9g，陈皮10g，茯苓15g，生姜5片，夏枯草9g，白菊花9g，泽泻15g，车前子30g。7剂。每日1剂，水煎，早晚2次分服。

七、预防与调护

1. 平时避免过度疲劳，情志要条畅，生活有规律。

2. 发作期间要卧床休息，注意防止起立时因突然眩晕而倾跌。

3. 卧室应保持安静，减少噪音，光线尽量暗些，但空气要流动畅通，不宜过于温暖。

4. 应坚持高蛋白、高维生素、低脂肪、低盐饮食，如瘦肉、鲜鱼、活禽等炖汤频服，亦可多食些水果、韭菜、胡萝卜、芹菜等高维生素的蔬菜瓜果。

【评述】

眩是视物昏花或眼前发黑；晕是自感身体或外界景物旋转摇摆，站立不稳。二者常同时并见，故统称为眩晕。轻者闭目即止，重者如坐舟车，或伴有恶心呕吐、出汗心慌、肢体偏斜欲倒等症状。

一、中医学认识

眩晕病证，历代医籍记载颇多。《内经》对其涉及脏腑、病性归属方面均有记述，如《素问·至真要大论》认为"诸风掉眩，皆属于肝"，指出眩晕与肝关系密切。《灵枢·卫气》认为"上虚则眩"，《灵枢·口问》说"上气不足，脑为之不满，耳为之苦鸣，头为之苦倾，目为之眩"，《灵枢·海论》认为"脑为髓海"，而"髓海不足，则脑转耳鸣"，认为眩晕一病以虚为主。汉代张仲景认为痰饮是眩晕发病的原因之一，为后世"无痰不作眩"的论述提供了理论基础，并且用泽泻汤及小半夏加茯苓汤治疗眩晕。其后历代医家对眩晕都有深入的认识，其中龚廷贤《寿世保元·眩晕》集前贤之大成，对眩晕的病因、脉象都有详细论述，并分证论治眩晕，如半夏白术汤证（痰涎致眩）、补中益气汤证（劳役致眩）、清离滋饮汤证（虚火致眩）、十全大补汤证（气血两虚致眩）等，至今仍值得临床借鉴。至清代对本病的认识更加全面，直到形成了一套完整的理论体系。

二、现代医学认识

眩晕是一种主观的感觉异常，包括视觉、本体觉、前庭功能障碍所致的一组症候群。可分为两类：

一为旋转性眩晕，多由前庭神经系统及小脑的功能障碍所致，以倾倒的感觉为主，感到自身晃动或景物旋转。按其病因可分为周围性眩晕和中枢性眩晕两类。①周围性眩晕：是指内耳迷路或前庭神经的病变导致的眩晕症。常见于梅尼埃病、迷路炎、药物性眩晕（应用耳毒性药物引起的）及前庭神经炎等。②中枢性眩晕：是指脑干、小脑、大脑及脊髓病变引起的眩晕。常见于椎－基底动脉供血不足、颅内肿瘤、颅内感染、多发性硬化、眩晕性癫痫及外伤性眩晕等。

二为一般性眩晕，多由某些全身性疾病引起，以头昏的感觉为主，感到头重脚轻。其病因包括：①心源性眩晕：常见于心律失常、心脏功能不全等。②肺源性眩晕：可见于各种原因引起的肺功能不全。③眼源性眩晕：常见于屈光不正、眼底动脉硬化、出血及眼肌麻痹等。④血压性眩晕：高血压或低血压均可引起眩晕。⑤其他：贫血、颈椎病、急性发热、胃肠炎、内分泌紊乱及神经官能症等均可引起眩晕。

三、治疗关键

在临床上以虚证或本虚标实证多见。治法上急者多偏实，可选用息风、潜阳、清火、化痰等法以治其标为主；缓者多偏虚，用补养气血、益肾、养肝、健脾等法以治其本为主。眩晕从肝论治。经曰："诸风掉眩，皆属于肝。"肝木旺，风气甚，则头目眩晕，故眩晕之病与肝关系最为密切。其病位虽主要在肝，但由于患者体质因素及病机演变的不同，可表现为不同的证候，因此，临证之时，当根据病机的异同择用平肝、柔肝、养肝、疏肝、清肝诸法。

四、转归与预后

本病以肝肾阴虚、气血亏虚的虚证多见，由于阴虚无以制阳，或气虚则生痰酿湿等，可因虚致实，而转为本虚标实之证；另一方面，肝阳、肝火、痰浊、瘀血等实证日久，也可伤阴耗气，而转为虚实夹杂之证。中年以上眩晕由肝阳上扰、肝火上炎、瘀血阻窍所致者，可形成中风病，轻则致残，重则殒命。

眩晕病情轻者，治疗护理得当，预后多属良好；病重经久不愈，发作频繁，持续时间较长，严重影响工作和生活者，则难以根治。

五、名医经验

钱（左），肾水不足，不能涵养肝木，肝经之气，横扰不平，则腹胀胸闷。在下则为气，上旋则为风，风阳上旋，则为眩晕。今大势虽定，而根柢不除，牙龈胀痛，亦属风阳阻于胃络也。脉象细弦。宜为柔养。川石斛（四钱）、大麦冬（三钱）、生牡蛎（六钱）、生白芍（二钱）、白蒺藜（三钱）、小黑豆衣（三钱）、酒炒女贞子（三钱）、阿胶珠（一钱五分）、干橘叶（一钱）。

（选自《张聿青医案》）

第十二节　淋　　证

【病例资料】

韩某，女，30 岁，已婚。

主诉　尿频、尿急、尿痛 3 天。

【诊疗思路】

一、中医四诊

望1　神、色、形、态

——神疲，面色无华，形体偏瘦。

望2　舌质、舌苔

——舌质红，舌苔薄腻。

闻1　声音

——声音低微，未闻及太息、呃逆、嗳气。

闻2　气味

——无。

问1　是否有恶寒发热、鼻塞流涕等

——无。

问2　小便颜色及尿道是否有热涩不适感

——小便色黄，尿道热涩不适。

问3　是否有少腹拘急疼痛、少腹胀满等

——有。

问4　是否有恶心呕吐、口干口苦等

——口苦，无恶心呕吐。

问 5　是否有腰痛拒按、腰膝酸软等

——有腰痛拒按，无腰膝酸软。

问 6　饮食、睡眠、二便

——正常。

问 7　月经

——正常。

切　脉象

——脉濡数。

二、辅助检查

尿常规　血细胞镜检（+6）；蛋白（-）；潜血（-）。

双肾、输尿管、膀胱 B 超　未见异常。

三、诊断及辨证

诊断　中医：淋证——热淋。

　　　西医：急性尿路感染。

辨证　湿热下注证。

四、鉴别诊断

癃闭　癃闭以排尿困难、小便量少甚至点滴全无为特征，其小便量少、排尿困难与淋证相似。但淋证尿频而疼痛，且每日排尿总量多为正常；癃闭则无尿痛，每日排尿量低于正常，严重时，小便闭塞，无尿排出。

尿血　血淋和尿血都有小便出血，尿色红赤，甚至溺出纯血等症状。其鉴别的要点是有无尿痛。尿血多无疼痛之感，虽亦间有轻微的胀痛或热痛，但终不若血淋的小便滴沥而疼痛难忍，故一般以痛者为血淋，不痛者为尿血。

尿浊　淋证的小便浑浊需与尿浊鉴别。尿浊虽然小便浑浊，白如泔浆，与膏淋相似，但排尿时无疼痛滞涩感，与淋证不同。

五、病因病机

主症分析　湿热蕴结下焦，膀胱气化失司，故见尿频、尿急、尿痛，尿色黄赤。

次症分析　腰为肾之府，湿热之邪侵犯于肾，故腰痛拒按；热甚波及大肠，则大便秘结；舌红，苔腻，脉濡数，为湿热之象。

病机归纳　湿热内蕴下焦，膀胱气化失司。

六、治法方药

治法　清热利湿通淋。

方药　八正散加减。木通6g，车前子（包煎）15g，萹蓄12g，瞿麦12g，大黄6g，滑石10g，炒山栀10g，甘草6g，灯心草3g，金钱草30g，龙胆草6g，泽泻10g。7 剂。

每日 1 剂，水煎服，早晚 2 次分服。

七、预防与调护

1. 增强体质，防止情志内伤。

2. 消除各种外邪入侵和湿热内生的有关因素，如忍尿、过食肥甘、纵欲过劳、外阴不洁、湿热丹毒等，是预防淋证发病及病情反复的重要方面。

3. 应多喝水，饮食宜清淡，忌肥腻香燥、辛辣之品；禁房事；注意适当休息，有助于早日恢复健康。

【评述】

淋证是以小便频急，滴沥不尽，尿道涩痛，小腹拘急，痛引腰腹为主要表现的疾病的统称。此病多因嗜酒过度，或多食肥甘厚味，造成湿热壅滞，或情志抑郁伤肝所致。

一、中医学认识

淋之名称，始见于《内经》，《素问·六元正纪大论》称为"淋"。《金匮要略·五脏风寒积聚病脉证并治》称"淋秘"，《金匮要略·消渴小便不利淋病脉证并治》对本病的症状作了描述："淋之为病，小便如粟状，小腹弦急，痛引脐中。"说明淋证以小便不爽、尿道刺痛为主症。淋证的分类，《中藏经》已有冷、热、气、劳、膏、砂、虚、实八种，为淋证临床分类的雏形。《诸病源候论》把淋证分为石、劳、气、血、膏、寒、热七种，而以"诸淋"统之。《备急千金要方》提出"五淋"之名，《外台秘要》具体指明五淋的内容："集验论五淋者，石淋、气琳、膏淋、劳淋、热淋也。"现代临床仍沿用五淋之名，但有以气淋、血淋、膏淋、石淋、劳淋为五淋者，亦有以热淋、石淋、血淋、膏淋、劳淋为五淋者。

二、现代医学认识

淋证包括现代医学中急慢性尿路感染、泌尿道结核、泌尿系结石、前列腺增生、急慢性前列腺炎、乳糜尿等临床以小便频、急、涩、短、痛，小腹拘急，或痛引腰腹为特征的病证。

三、治疗关键

实则清利，虚则补益，是治疗淋证的基本原则。实证以膀胱湿热为主者，治宜清热利湿；以热灼血络为主者，治宜凉血止血；以砂石结聚为主者，治宜通淋排石；以气滞不利为主者，治宜利气疏导。虚证以脾虚为主者，治宜健脾益气；以肾虚为主者，治宜补虚益肾。

四、转归与预后

各种淋证之间，在转归上存在着一定的关系。首先是不同淋证之间和某些淋证本身的虚实之间可相互转化。如实证的热淋、血淋、气淋失治误治，邪伤正气，可以转化为虚证的劳淋；反之虚证的劳淋，重感于邪或七情再伤，也可转化为实证或虚实并见的热淋、血淋、气淋。而当湿热未尽，正气已伤，处于实证向虚证的移行阶段，则表现为虚实并见的证候。又如气淋、血淋、膏淋等淋证本身，都可由实证向虚证或由虚证向实证转化。而石淋由实转虚时，由于砂石未去，则表现为正虚邪实之证。其次是某些淋证间的相互转化或同时兼见，如热淋可转为血淋，血淋也可诱发热淋。又如热淋若热伤血络，可兼血淋；在石淋的基础上，若石动损伤血络，也可兼见血淋；石淋再感湿热之邪，又可兼见热淋；或膏淋并发热淋、血淋等。淋证久病不愈，可发展成癃闭和关格。

淋证的预后，往往与其类型和病情轻重有关，一般说来，淋证初起多较易治愈，但少数热淋、血淋有时可发生湿热弥漫三焦，热毒陷入营血，出现高热、神昏、谵语等重危证候。淋证日久不愈或反复发作，可以转为劳淋，导致脾肾两虚，甚至脾肾衰败，肾亏肝旺，肝风上扰，而出现头晕肢倦，恶心呕吐，不思饮食，烦躁不安，甚则昏迷抽搐等证候。至于淋证日久，尿血绵绵不止，患者面色憔悴，形体瘦削，或少腹扪及肿块，此乃气滞血瘀，进而可导致癥积形成。

五、名医经验

柳某，男，76岁。2010年4月13日初诊。患前列腺增生十余年，尿细、尿不畅。近1周尿不畅加重，伴尿痛、尿不尽，小便时常有大便出，夜尿4~5次，口中和。舌苔白微腻，脉沉细。辨六经属太阴、阳明合病，辨方证属甘姜苓术汤合当归赤小豆散合蒲灰散去滑石加薏苡仁、血余炭、桑螵蛸证。处方：苍术18g，茯苓15g，干姜10g，炙甘草6g，炒蒲黄10g，生薏苡仁30g，赤小豆15g，当归10g，血余炭10g，桑螵蛸10g。7剂，水煎服。

2010年4月20日二诊：诸症减轻，小便较前畅利，进餐后尿频明显，小便时已无大便出，但仍有想要大便的感觉，夜尿3~4次，无明显汗出。舌苔白，脉沉细。上方加益智仁10g，7剂，水煎服。

2010年4月27日三诊：尿不畅明显好转，尿痛渐不明显，中午及晚餐后尚有尿频，口干不明显，夜尿2次。舌苔白，脉细。上方去生薏苡仁，7剂，水煎服。

2010年5月11日四诊：近来除尿细外，无明显不适，口中和，睡眠易醒。上方加菖蒲10g，7剂，水煎服。嘱服完7剂后即可停药，怡情养生。

（选自《冯世伦经方临证实录》）

第十三节　腰　痛

【病例资料】

叶某，男，55岁，工人。
主诉　腰部冷痛酸重3天。

【诊疗思路】

一、中医四诊

望1　神、色、形、态

——得神，痛苦病容，精神欠振，行走欠利。

望2　腰部活动度

——腰部肌肉紧张，腰部活动度减少。

望3　舌质、舌苔

——舌质淡红，苔白腻。

闻1　声音

——语音响亮，有呻吟声。

闻2　气味

——无。

问

——因夏天炎热，贪凉而坐卧于一楼的水泥地上，次日即出现腰部冷痛重着，转侧不利，逐渐加重，静卧疼痛不减，活动后疼痛减轻，阴雨天加重。胃纳一般，大便溏薄，小便正常。头重如裹，神疲乏力，嗜睡，肢体酸重。自用正红花油及天和骨痛膏，疼痛稍减。

按1　皮温

——腰背部皮温稍低。

按2　腰背部肌肉紧张及压痛情况

——腰背部肌肉板紧感，腰3横突处有明显压痛，按压局部稍舒。

切　脉象

——脉沉而迟。

二、辅助检查

腰椎正侧位 X 线片　腰椎退行性病变。

腰椎 CT　腰3、4椎间盘向后膨出，椎间隙变窄。

三、诊断及辨证

诊断　中医：腰痛。

　　　　西医：腰腿痛。

辨证　寒湿闭阻证。

四、鉴别诊断

背痛、尻痛、胯痛　腰痛是指腰背及其两侧部位的疼痛，背痛为背脊以上部位疼痛，尻痛是尻骶部位的疼痛，胯痛是指尻尾以下及两侧胯部的疼痛，疼痛的部位不同，应予区别。

肾痹 腰痛是以腰部疼痛为主；肾痹是以腰痛强直弯曲，不能屈伸，行动困难为特征，多由骨痹日久发展而成。

辨外感与内伤腰痛 外感者，多起病较急，腰痛明显，常伴有外感症状；内伤者，多起病隐袭，腰部酸痛，病程缠绵，常伴有脏腑症状，多见于肾虚。

五、病因病机

主症分析 本例主症是腰部冷痛重着。因夏天炎热，贪凉而致寒湿之邪侵袭腰部，痹阻经络，因寒性收引，湿性凝滞，故腰部冷痛重着，转侧不利。湿为阴邪，得阳运始化，静卧则湿邪更易停滞，故虽卧疼痛不减，活动后气血得通而疼痛减轻。阴雨寒冷天气则寒湿更甚，故疼痛加剧。

次症分析 本例次症是头重如裹、大便溏薄。寒湿困脾，脾运失司，痰浊内生，上蒙清窍，清阳不展，故头重如裹、嗜睡；脾主四肢肌肉，脾运失司而有肢体酸重乏力，胃纳一般，大便偏溏；苔白腻，脉沉而迟均为寒湿停聚之象。

病机归纳 寒湿闭阻，滞碍气机，经脉不利。

六、治法方药

治法 散寒行湿，温经通络。

方药 甘姜苓术汤加减。甘草6g，干姜9g，茯苓20g，白术9g，桂枝9g，牛膝15g，杜仲15g，续断12g，附子6g，苍术9g，木瓜9g，鸡血藤15g。7剂。每日1剂，水煎，早晚2次分服。

七、预防与调护

1. 慎起居，禁止坐卧湿地及湿衣裹身。
2. 适当活动（如太极拳、广播操、瑜伽等）。
3. 注意体位及坐姿，禁止躺着看电视，以防颈椎、腰椎劳损。
4. 饮食清淡，忌冷饮、油腻、甜食等滋腻助湿之品。
5. 局部拔罐、药物熏洗、理疗、针灸、推拿；膏药外敷，药酒涂搽。

【评述】

腰痛又称"腰脊痛"，是指因外感、内伤或挫闪导致腰部气血运行不畅，或失于濡养，以腰脊或脊旁部位疼痛为主要症状的一种病证。其基本病机为筋脉痹阻，腰府失养。一般骨伤科引起的腰痛，大多有明确的外伤史，临床表现除了腰部症状外，大多还涉及腿部症状。

一、中医学认识

腰痛一症在古代文献中早有论述。《素问·脉要精微论》载："腰者，肾之府，转摇不能，肾将惫矣。"《金匮要略·五脏风寒积聚病脉证并治》言："肾著之病，其人身体重，腰中冷，如坐水中，形如水状，反不渴，饮食如故，病属下焦，身劳汗出，衣里冷湿，久久得之，腰以下冷痛，腹重如带五千钱。甘姜苓术汤主之。"论述了寒湿腰痛的发病、症状与治法。《诸病源候论·腰背病诸候》认为，腰痛是由于"肾经虚，风冷乘之"，"劳损于肾，动伤经络，又为风冷所侵，血气击搏"所致。在发病方面强调肾虚，风寒留着，劳役伤肾，坠堕伤腰及寝卧湿地等因素。《丹溪心法·腰痛》谓"腰痛主湿热，肾虚，瘀血，挫闪，有痰积"。《张氏医通》《杂病源流犀烛》总结历代医家对腰痛的论述，归纳为风腰痛、寒腰痛、肾虚腰痛、气滞腰痛、瘀血腰痛等，使腰痛的辨证治疗更为系统。对于腰痛的治疗，清代李用粹《证治汇补·腰痛》指出"治唯补肾为先，而后随邪之所见者以施治，标急则治标，本急则治本，初痛宜疏邪滞，理经隧，久痛宜补真元，养血气"。这种分清标本先后缓急的治疗原则，在临床具有重要指导意义。

二、现代医学认识

腰痛是临床常见的症状，不但在内科，就是在外科、神经科和妇科也时常遇到。此症状往往呈慢性经过。腰背部的组织，自外向内包括皮肤、皮下组织、肌肉、韧带、脊椎、脊髓和脊髓膜等，任何一种组织的病变都可引起腰背痛，其中以脊椎疾病（包括脊椎骨、韧带、椎间盘等）最常引起腰痛。

临床上不少引起腰痛的疾病，仅依靠病史和体征可作出初步诊断，因此，详细地采集病史对于找寻腰痛的原因常提供重要的线索。

三、治疗关键

腰痛治疗当分标本虚实。感受外邪属实，治宜祛邪通络，根据寒湿、湿热的不同，分别予以温散或清利。外伤腰痛属实，治宜活血祛瘀，通络止痛为主；内伤致病多属虚，治宜补肾固本为主，兼顾肝脾；虚实兼见者，宜辨主次轻重，标本兼顾。

四、转归与预后

腰痛的预后一般较好，只要保持正确的体位，配合中药、理疗、推拿、针灸、牵引、拔罐、膏药、各种康复锻炼等，大多能痊愈。若出现腰部僵硬，生活不能自理（如不能自己穿裤子、袜子等），则需要骨科手术治疗或其他疗法。

五、名医经验

张某，男，86岁，干部，住某医院，1960年4月25日会诊。患者腰背酸痛，足冷，小便短而频，不畅利，大便难，口干口苦，饮水不解，舌淡少津无苔，脉象右洪无力，左沉细无力。脉症兼参，属阴阳两虚，水火皆不足，治宜温肾阳滋肾阴，以八味地黄丸加减。处方：熟地9g，云茯苓6g，怀山药6g，泽泻4.5g，熟川附子4.5g，肉桂（去粗皮盐水微炒）1.5g，怀牛膝6g，杜仲（盐水炒）9g，破故纸9g。水煎取汁，加蜂蜜30g兑服，连服三剂。

复诊：服前方，腰背酸痛、口干口苦俱减，足冷转温，大便畅，小便如前，舌无变化，脉略缓和，原方再服三剂。

三诊：因卧床日久未活动腰仍微痛，小便仍频，西医诊断为前列腺肥大，其余无不适感觉，高年腰部痛虽减，但仍无力。宜继续健强肾气，以丸剂缓服。处方：熟地

9g，山萸肉30g，茯苓60g，怀山药60g，泽泻30g，熟川附子30g，肉桂90g，怀牛膝30g，破故纸60g，杜仲60g，菟丝子（炒）60g，巴戟天30g。共研为细末，和匀，炼蜜为丸（每丸重9g），每晚服一丸，并每早服桑椹膏一汤匙，开水冲服。连服两料而恢复健康，至今五年多未复发。

（选自《蒲辅周医案》）

第二章 妇科疾病

【诊疗关键】

1. 询问病史和专科检查时，应充分考虑月经病、妊娠病、带下病、产后病、癥瘕的特点，以助鉴别及诊断。

2. 询问并分析病史、专科检查、辅助检查及刻下症，以进一步全面了解疾病发展和转归。

3. 运用中医望闻问切的方法，采集病史，完善专科检查，四诊合参。

4. 运用中医八纲辨证，分析病因病机，整理各病理法方药。

第一节 痛 经

【病例资料】

史某，女性，23 岁，未婚未育，有性生活史。

主诉 经行腹痛 8 年，加剧 2 小时。

【诊疗思路】

一、中医四诊

局部：

望 1 窥阴器检查外阴、阴道壁、宫颈有无子宫内膜异位灶、赘生物等，范围多大
——未见异常。

望 2 阴道出血的量、色、质
——阴道出血量少，色紫暗有血块。

闻 经血有无臭秽异味
——未闻及。

问 1 近期月经之期、量、色、质情况
——既往月经规则，期、量、色、质正常，今晨月经来潮，量少，色紫暗有血块。

问 2 疼痛发生的时间、部位、性质、程度
——13 岁初潮，15 岁开始出现经行腹痛，每月经行前一天或经期第一天疼痛明显，下腹疼痛，以胀痛为主，疼痛拒按，轻则能忍，重则剧烈甚至有疼痛晕厥史。

问 3 平素有无白带异常
——平素白带正常。

问4　避孕情况（药物避孕、宫内节育器、输卵管结扎等）

——平素避孕套避孕为主。

问5　既往是否有盆腔炎病史，有无经前劳累、服冰冻或生冷食物、寒凉药物史

——否认。

问6　近期诊疗情况

——发病8年来，曾服中成药、西药止痛药等对症治疗，未正规诊治。

按1　腹部触诊有无压痛、反跳痛、肿块（边界、光滑度、活动度、触痛感、波动感）等

——未触及。

按2　双合诊触及子宫大小正常与否，有无宫颈举痛、宫区压痛、盆腔包块（边界、光滑度、活动度、触痛感）

——子宫大小、形态正常，未及宫颈举痛、宫区压痛、盆腔包块。

全身：

望1　神、色、形、态

——得神，面色苍白无华或青白，体形正常，蜷缩卧床，痛苦貌。

望2　舌质、舌苔

——舌质紫暗，或有瘀点，苔薄。

闻1　有无呃逆、嗳气、太息、呻吟

——经前有太息，目前伴呻吟，无呃逆、嗳气。

闻2　气味

——无。

问

——无恶寒发热，T：36.9℃，无汗；无头晕头痛，无其他部位疼痛不适；二便正常；纳食尚可；伴乳房胀痛、胸闷不舒，无气短，时有经前腹泻，伴经行腹痛；无耳聋耳鸣，无口干口渴；素体体健，无明显诱因。

切　脉象

——脉弦。

二、辅助检查

血常规　白细胞计数：$8.5 \times 10^9/L$；中性粒细胞百分数：65%；血红蛋白：110g/L。

血性激素　促卵泡生成素4.1mIU/mL，促黄体生成素4.5mIU/mL，雌二醇15pg/mL，孕酮0.3ng/mL。

血 β-HCG　0.1mIU/mL。

盆腔B超　子宫体积正常，子宫内膜厚0.6/2cm，双附件未及异常。

三、诊断及辨证

诊断　中医：痛经。

　　　西医：原发性痛经。

辨证 气滞血瘀证。

四、鉴别诊断

妊娠相关疾病（胎漏、胎动不安、异位妊娠） 妊娠相关疾病可伴停经史、阴道出血、腹痛等症状，可有早孕反应，主要根据妊娠试验和盆腔 B 超检查以明确诊断（妊娠试验阳性，盆腔 B 超见宫内或宫腔外孕囊，异位妊娠大出血盆腹腔积液，后穹隆穿刺可抽出不凝血）。

盆腔炎性疾病 临床常见慢性腹痛，或有急性感染史。腹痛与月经周期无关，但也可在月经期加重，同时可伴腰酸、下腹坠胀、经期延长等症状。妇科检查可有宫区压痛或附件区压痛等。血常规检测可正常或异常升高。主要通过询问病史、妇科检查、诊断性刮宫等以助鉴别。

黄体破裂 黄体破裂多发生在经前即黄体期晚期，若伴有阴道出血时易与痛经混淆。黄体破裂多突然发生下腹疼痛，呈绞痛样；妇科检查时一侧附件有压痛，盆腔 B 超可见一侧附件有低回声区，后穹隆穿刺可抽出不凝血；必要时可行 MRI、CT 检查。

卵巢囊肿蒂扭转 既往体检有卵巢囊肿病史，体位改变时痛剧，甚至休克，伴恶心呕吐，体温升高。腹部可扪及包块，压痛，腹肌紧张；妇科检查宫颈举痛，卵巢肿块边界清晰，蒂部压痛，紧张；盆腔 B 超、血分析等可助鉴别。

外科急腹症 正值经期急性发作的外科急腹症，可与痛经混淆。肠痈（急性阑尾炎）腹痛常为转移性右下腹疼痛，可伴有发热、白细胞增高、麦氏点压痛、反跳痛。急性胆囊炎可有油腻饮食、暴饮暴食史，Murphy's 征（＋）。妇科检查、血液分析等可作鉴别。

五、病因病机

主症分析 本例主症为经行腹痛。患者经行腹痛 8 年，加剧 2 小时。肝经循少腹而上行，肝气条达则血海通调。情志不遂，冲任气血郁滞，经血不利，不通作痛，故经期出现下腹胀痛拒按；经血瘀滞故量少不畅，色暗有血块；因患者郁滞之因未除，故下次经期郁滞之气与经血相结而胀痛复发。

次症分析 肝郁气滞，经脉失利，故乳房胀痛，胸闷不舒；经前气血下注冲任，肝气壅滞更甚，肝郁脾虚，运化失职，故大便偏稀。舌紫暗，脉弦为气滞血瘀之象。

病机归纳 冲任不调，气滞血瘀。

六、治法方药

治法 理气行滞，化瘀止痛。

方药 膈下逐瘀汤加减。当归15g，川芎12g，赤芍12g，桃仁9g，红花9g，枳壳9g，延胡索9g，五灵脂12g，丹皮15g，香附9g，乌药9g，甘草3g。5 剂。每日 1 剂，水煎，早晚 2 次分服。

七、外治法

温灸膏外敷关元穴。

八、预防与调护

1. 注意经期卫生，严禁房事、盆浴、游泳，以防感染。

2. 饮食起居须有常，注意休息；经期注意保暖，避免受寒；不可过用寒凉或滋腻的药物；经期忌生冷、刺激性饮食。

3. 经前切忌有畏惧感，保持精神愉快，气机条达，则经血流畅，通则不痛。

【评述】

痛经以伴随月经的周期性小腹疼痛为特征，是妇科常见病。诊治过程中需积极排除引起妇女下腹疼痛的其他相关疾病以免误诊、漏诊等贻误病情。

一、中医学认识

痛经最早见于汉《金匮要略方论·妇人杂病脉证并治》："带下，经水不利，少腹满痛……土瓜根散主之。"指出瘀血内阻而致经行不畅，少腹胀痛，并用活血化瘀的土瓜根散治疗。《诸病源候论·妇人杂病诸候》首立"月水来腹痛候"，认为"妇人月水来腹痛者，由劳伤血气，以致体虚，受风冷之气客于胞络，损伤冲任之脉"，为研究痛经的病因病机奠定了理论基础。宋《妇人良方大全·调经门·月水行止腹痛》认为痛经有因于寒者，有气郁者，有血结者，病因不同，治法各异。所创良方温经汤治实寒有瘀之痛经至今常用。明《景岳全书·妇人规》"经行腹痛，证有虚实。实者或因寒滞，或因血滞……大都可按可揉者为虚，拒按拒揉者为实"。不仅较为详细地归纳了本病的常见病因，且提出了据疼痛时间、性质、程度而辨虚实之大法，对后世临证多有启迪。《傅青主女科》《医宗金鉴·妇科心法要诀》又进一步补充了寒湿、肾虚的病因及调肝汤、当归建中汤等治疗方药。

痛经以"不通则痛""不荣则痛"为主要病机。实者可由气滞血瘀、寒凝血瘀、湿热瘀阻导致子宫气血运行不畅，"不通则痛"；虚者因气血虚弱、肾气亏损致子宫失于濡养，"不荣作痛"。痛经病机的关键，主要与经期及经期前后特殊生理状态有关：未行经期间，由于冲任气血平和，致病因素尚不足以引起冲任、子宫气血瘀滞或不足，故平时不发生疼痛；经期前后，血海由满盈而泄溢，气血由盛实而骤虚，子宫、冲任气血变化较平时急剧，易受致病因素干扰，加之体质因素的影响，导致子宫、冲任气血运行不畅或失于濡养，不通或不荣作痛。经净后子宫、冲任血气渐复则疼痛自止。但若病因未除，素体状况未获改善，则下次月经来潮，疼痛又复发矣。

二、现代医学认识

痛经可分为原发性痛经和继发性痛经两种。原发性痛经是指从有月经开始就发生的腹痛，往往无器质性病变，又称功能性痛经；继发性痛经则是指行经数年或十几年才出现的经期腹痛，往往伴有器质性疾病。两种痛经的原因不同。原发性痛经的原因为子宫颈口狭小、子宫发育不良或经血中带有大片的子宫内膜，或者精神、情绪因素等诱发。继发性痛经的原因，多数是疾病造成的，例如子宫内膜异位、盆腔炎、盆腔充血等。近年来发现，子宫内膜合成前列腺素增多时，也能引起痛经。因此，需要通过检查，确定痛经发生的原因之后，针对原因进行治疗。

三、治疗关键

痛经以实证居多，虚证较少，亦有证情复杂，实中有虚，虚中有实，虚实兼夹者，需知常达变。因本病病位在子宫、冲任，变化在气血，故治疗以调理子宫、冲任气血为主。痛经的治疗本着"急则治其标，缓则治其本"的原则，治法分两步：经期重在调血止痛以治标，及时控制、减缓疼痛；平时辨证求因而治本。

四、转归与预后

功能性痛经转归良好。继发性痛经若根据病因对症处理，大多预后良好。

五、名医经验

何某，女性，已婚，36岁，1962年6月初诊。病延数载，曾在行经期下水涉雨，经前三天腹痛感冷，至经行三五天腹痛加剧难忍，得温略减。不能进食，呕吐清水，自汗头晕，卧不起床，经水逾期而来，经色暗淡，经量少，腰酸腹坠，面色苍白憔悴，形态忧愁，经常不能参加生产劳动。脉沉涩，苔薄白。西医诊断：子宫内膜异位症。患者不愿手术，要求服中药治疗。由外院转入我科。辨证：寒湿凝滞。治法：助阳逐瘀。方用：桂枝4.5g，炒白芍9g，当归12g，川芎4.5g，炙甘草3g，艾叶4g，丹参15g，香附9g，郁金6g，木香9g，炮姜4.5g，肉桂末2.4g（研粉和丸吞）。

二诊：前方服后，腹痛减轻，略能进食不呕，自汗已除，面容转华，精神喜悦。脉象迟缓，苔薄白。前方有效，原法出入。方用：桂枝4.5g，当归9g，丹参12g，川芎3g，炒白芍9g，香附9g，艾叶3g，续断9g，炮姜3g，肉桂末1.5g（研粉和丸吞）。

三诊：以温通行血法，胞宫寒凝，得暖而散，腹痛已除。嗣后每于行经前，服上方五剂，诸恙未现，腹痛若杳，恢复正常活动。

按　本例西医诊断为"子宫内膜异位症"。据其临床表现，辨证为寒湿凝滞胞宫，血因冷而滞行，以致经来逾期，寒气郁于下焦，故现少腹剧痛，得温略减。法用桂枝汤复加肉桂，意在助阳逐瘀，调和营卫，为寒者热之之法。

（选自《裘笑梅妇科临床经验选》）

第二节　闭　　经

【病例资料】

丁某，女性，25岁，未婚未育，有性生活史。

主诉　停经6月余。

【诊疗思路】

一、中医四诊

局部：

望　窥阴器检查外阴、阴道、宫颈发育情况，有无阴道分泌物，分泌物量、色、质情况

——外阴、阴道、宫颈发育正常，阴毛浓密，阴道分泌物偏多，色白质偏稠。

闻　分泌物有无臭秽异味

——无。

问 1　既往月经情况

——既往月经周期欠规则，30 天 ~ 6 月不等，量偏少，色淡质黏腻，近 6 月余未行经。

问 2　有无腰酸、腹痛、乳胀、胁痛等兼症

——无。

问 3　避孕情况（药物避孕、宫内节育器、输卵管结扎等）

——未避孕未孕近 2 年。

问 4　有无异常服药史（避孕药、镇静药、减肥药、其他激素等），有无宫区手术操作史，有无大出血史，有无生殖系统肿瘤史，有无咳嗽、咯血或结核病病史，有无过量运动、学习紧张、环境改变、精神刺激、应激性创伤等病史

——无。

问 5　近期诊疗情况

——月经失调多年，2 年前曾服西药"达因 – 35"治疗 3 个月，用药期间月经好转，停药后仍周期推后，之后未正规诊治。

按 1　腹部触诊有无压痛、反跳痛、肿块（边界、光滑度、活动度、触痛感、波动感）等

——腹部触诊未及压痛、反跳痛、肿块。

按 2　双合诊触及子宫大小正常与否，有无宫颈举痛、宫区压痛、盆腔包块（边界、光滑度、活动度、触痛感）

——子宫大小、形态正常，未及宫颈举痛、宫区压痛、盆腔包块。

全身：

望 1　神、色、形、态

——得神，面色正常，体形偏胖，头面、四肢毛发浓密，步态自如。

望 2　舌质、舌苔

——舌质淡，苔白腻。

闻 1　有无呃逆、嗳气、太息

——无。

闻 2　气味

——无。

问

——倦怠乏力、恶心、胸闷；无恶寒发热，无汗；无头晕头痛，无周身疼痛不适；二便正常；纳食尚可；时觉胸闷，无腹痛腹泻；无耳聋耳鸣，无口干口渴；素体体健，无明显诱因。

切　脉象

——脉滑。

二、辅助检查

血性激素　促卵泡生成素 6.5mIU/mL，促黄体生成素 17.5mIU/mL，雌二醇 68pg/mL，孕酮 0.3ng/mL。

血 β–HCG　0.1mIU/mL。

盆腔 B 超　子宫体积正常，子宫内膜厚 0.55/2cm，双附件未及异常。

三、诊断及辨证

诊断　中医：闭经。

西医：闭经（继发性闭经）。

辨证　痰湿阻滞证。

四、鉴别诊断

主要与以下生理性闭经鉴别：

妊娠　妊娠可有停经史，一般停经早期可出现恶心呕吐、厌食、择食等早孕反应，妊娠试验阳性，会出现乳房增大、乳头着色等妊娠体征，盆腔 B 超提示子宫增大，宫腔内见胚芽，甚至胚胎或胎儿；闭经者停经前大部分都有月经紊乱，继而闭经，妊娠试验阴性，无妊娠反应，无妊娠体征，盆腔 B 超宫腔内无异常回声。两者主要根据妊娠试验和 B 超检查以明确诊断。

哺乳期闭经　哺乳期月经也可出现停闭，属正常现象，仔细询问病史可作鉴别，可根据 B 超检查等辅助检查以助诊断。

青春期或围绝经期闭经　青春期或围绝经期都可出现生理性月经停闭，根据年龄特点，结合性激素、盆腔 B 超、妇科体检等可助鉴别。

五、病因病机

主症分析　本例主症是月经停闭 6 月余。患者素体肥胖，多痰多湿之体；痰湿下注，壅滞冲任、胞宫，有碍血海满盈，以致月经延后，量少，色淡黏腻，日久则月经停闭。

次症分析　本例次症是倦怠乏力、恶心、胸闷，阴道分泌物偏多，色白质偏稠。患者痰湿之体，痰湿内停，滞于胸脘，则胸闷泛恶，纳少痰多；湿困脾阳，则气化失职，水湿运化失调，湿蕴成痰，痰湿积聚更甚则形体肥胖；脾气虚弱则倦怠乏力；痰湿伤及任带，则带下量多、色白；舌质淡，苔白腻，脉滑均为痰湿内盛之象，舌脉与证相符。

病机归纳　痰湿内盛，壅滞冲任、胞宫。

六、治法方药

治法　健脾燥湿化痰，活血通经。

方药　丹溪治湿痰方加减。苍术 9g，法半夏 9g，白术 12g，茯苓 12g，滑石 9g，香附 9g，当归 15g，川芎 12g。7 剂。每日 1 剂，水煎，早晚 2 次分服。

七、预防与调护

1. 保持心情愉快，避免精神紧张及过度劳累；加强营养，增强体质，合理安排工作及生活。如已患闭经则注意精神治疗，发挥患者主观能动性，解除精神压力，促使疾病好转。

2. 经行前后及产后血室开放，邪气易侵，应注意摄生，勿受寒湿，以免寒凝血结。

3. 经行之际忌食过于寒凉酸冷之物，以免损伤脾阳或凝滞气血。

4. 做好计划生育，减少或避免流产及手术损伤。

5. 及时治疗慢性疾病、营养不良等，消除导致闭经的因素。月经后期、月经量少等疾病要积极治疗。

【评述】

闭经是月经病中较严重的疾病之一，可以发生在从青春期至绝经期的任何年龄。闭经分为原发性闭经和继发性闭经，原发性闭经指年龄超过 16 岁，第二性征已发育，无月经来潮者。继发性闭经指以往曾建立正常月经，但此后因某种病理性原因而月经停止 6 个月以上，或按其自身原来月经周期计算，停经 3 个周期以上。引起闭经的原因复杂，临床诊治过程中需积极寻找引起闭经的原因对症处理，并排除妊娠相关疾病、肿瘤等以免误诊、漏诊等贻误病情。

一、中医学认识

闭经最早记载于《素问·阴阳别论》，称为"女子不月""月事不来""血枯"，并记载了第一张妇科处方——四乌鲗骨一藘茹丸。汉·张仲景《金匮要略方论·妇人杂病脉证并治》称"经水断绝"，概括其病因为"因虚""积冷""结气"。隋《诸病源候论·妇人杂病诸候》称"月水不通"，较为详细地记载了闭经的内外病因，提出"津液不生，血气不成""醉以入房……劳伤过度、血气枯竭"，以及"先经唾血及吐血、下血，谓之脱血，使血枯，亦月事不来"。唐《备急千金要方》进一步提出"血脉瘀滞……妇人经闭不行"。元《丹溪心法·妇人》载有"躯脂满经闭者"。明《医学入门》论有"虫证经闭"。继后，众医家对闭经多分虚实论述，尤以《景岳全书·妇人规》以"血枯""血隔"立论，言简理明。《傅青主女科·上卷·年未老经水断》特别突出"经水出诸肾""经原非血，乃天一之水，出自肾中"，故"经水早断，似乎肾水衰涸""肾水本虚，何能盈满而化经水外泄"，为后世以肾为本治疗虚证闭经奠定了理论基础。清《医宗金鉴·妇科心法要诀》明确指出痨瘵闭经是"经闭久嗽，又见骨蒸潮热……则为之血风痨"。可见闭经原因多端，当分清原因以辨证论治。

总之，中医的病因病机考虑虚实两端。虚者，多因肾气不足，冲任亏虚；或肝肾亏损，精血不足，或脾胃虚弱，气血乏源；或阴虚血燥精亏血少，导致冲任血海空虚，源断其流，无血可运而致闭经。实者，多为气血阻滞，或痰湿流注下焦，使血流不畅，冲任阻滞，血海阻隔，经血不得下行而成闭经。

二、现代医学认识

西医认为：原发性闭经可有内外生殖器官发育异常或缺如、染色体异常等病因。继发性闭经可因多种因素导致，生殖器官后天损伤：如盆腔放疗、子宫切除、双侧卵巢切除、生殖道结核、阿谢曼综合征（内膜损伤、宫颈/宫腔粘连）、席汉综合征等；或卵巢早衰、垂体肿瘤；或下丘脑－垂体－卵巢轴功能异常：如特发性闭经、精神性闭经、运动性闭经、多囊卵巢综合征、闭经溢乳综合征等。

三、治疗关键

闭经是治疗难度较大的妇科疾病，而且病因复杂，治疗效果又与病因有关，故治疗前必先明确闭经原因，对因治疗。治疗原则应根据病证，虚者补而通之，实者泻而通之，虚实夹杂者当补中有通，攻中有养。若因病而致闭经，又当先治原发疾病，待病愈则经可复行。闭经治疗目的不是单纯促使月经来潮，见经行即停药，而是恢复或建立规律性月经周期，或正常的有排卵性月经。

四、转归和预后

闭经的转归和预后取决于诸多因素、诸多环节，如病因、病性、气候、环境、体质、心理、饮食、营养等。若病因简单，病损脏腑单一，病程短者，一般预后稍好，月经可行，但对建立和恢复排卵有一定难度；若病因复杂，或多脏腑损伤则难于调治，疗效差。闭经治疗过程中较易反复，如情志因素、环境改变等都可导致病情反复或加重。若闭经久治不愈，则可导致不孕症、性功能障碍、代谢障碍、心血管病等其他疾病。

五、名医经验

蔡某，女，24岁，1973年7月16日初诊。经期涉水受凉，寒气结于胞门，营血之行艰涩，闭经已四月，少腹时有胀痛。脉细涩，舌苔薄白。诊断为风寒凝结型闭经，治宜温经散寒。药用桂枝、艾叶、苏叶各4.5g，炒当归、炒赤芍、制香附各9g，川芎2.4g，吴茱萸1.8g，炒丹参12g。上方服7剂后经转，继用八珍汤加减以善其后。

按：本例闭经，因感受风寒，邪气客于胞门而起，故于养血调经药中，加桂枝、艾叶、苏叶之类以祛风散寒，冀其外邪得去，营血通畅，则经水自下。

（选自《裘笑梅妇科临床经验选》）

第三节 崩 漏

【病例资料】

于某，女性，48 岁，已婚已育。

主诉 阴道不规则出血 3 月，加剧 4 天。

【诊疗思路】

一、中医四诊

局部：

望 1 窥阴器检查外阴、阴道壁、宫颈有无出血点、溃疡面、撕裂伤、赘生物等，范围有多大

——未见异常。

望 2 阴道出血的量、色、质如何

——出血量多如崩，或淋漓日久不净，或崩漏交替反复发作，色淡或淡暗，质清稀。

闻 经血有无臭秽异味

——未闻及。

问 1 既往及近期月经情况、阴道出血变化情况如何

——既往月经规则，期、量、色、质正常，近 3 月反复阴道少量出血，4 天前阴道出血量多如崩，色淡，质稀。

问 2 有无腰酸、腹痛等兼症

——伴下腹空坠、腰脊酸软，无明显腹痛。

问 3 避孕情况（药物避孕、宫内节育器、输卵管结扎等）如何

——20 年前双输卵管结扎术史。

问 4 有无异常服药史（避孕药、减肥药、其他激素等），有无外阴、阴道外伤史，有无内科出血性疾病史，有无生殖系统肿瘤史

——无。

问 5 近期诊疗情况如何

——3 月前阴道少量出血未予注意，2 月前因阴道出血不止至当地医院就诊，口服抗生素、中成药（宫血宁）1 周后血止；停药后数日又见阴道少量出血，未再进一步诊治。4 天前阴道出血明显增多，3 天前至我院就诊，建议诊刮，患者拒绝，要求药物治疗，目前中药治疗，今日复诊，阴道出血量明显减少。

按 1 腹部触诊有无压痛、反跳痛、肿块（边界、光滑度、活动度、触痛感、波动感）等

——未触及。

按 2 双合诊触及子宫大小正常与否，有无宫颈举痛、宫区压痛、盆腔包块（边

界、光滑度、活动度、触痛感）

——子宫大小、形态正常，未及宫颈举痛、宫区压痛、盆腔包块。

全身：

望1 神、色、形、态

——得神，面色晦暗少华，体形正常，步态自如。

望2 舌质、舌苔

——舌质淡暗，舌体偏胖，苔白润。

闻1 有无呃逆、嗳气、太息

——无。

闻2 气味

——无。

问

——无情绪异常、劳累、工作压力大等应激创伤史；乏力，无恶寒发热，无汗。无头晕头痛，无周身疼痛不适；二便正常；纳食尚可；无胸闷气短，无腹痛腹泻；无耳聋耳鸣，无口干口渴；素体体健，无明显诱因。

切 脉象

——脉沉细。

二、辅助检查

血常规 白细胞计数：9.5×10^9/L；中性粒细胞百分数：75%；血红蛋白：90g/L。

血性激素 促卵泡生成素：18mIU/mL；促黄体生成素：6.5mIU/mL；雌二醇：21pg/mL；孕酮：0.3ng/mL。

血β-HCG 0.1mIU/mL。

盆腔B超 子宫体积正常，子宫内膜厚0.6/2cm，双附件未及异常。

三、诊断及辨证

诊断 中医：崩漏。

西医：功能失调性子宫出血（更年期功血）。

辨证 肾气虚证。

四、鉴别诊断

月经先期、月经过多、经期延长 月经先期是周期缩短，经期正常；月经过多是经量增多，周期、经期正常；经期延长是行经时间延长，周期正常。上述疾病是周期、经期、经量的各自改变，而崩漏是周期、经期、经量的同时严重失调，与崩漏可作鉴别。

妊娠相关疾病（胎漏、胎动不安、堕胎、小产、异位妊娠） 妊娠相关疾病可伴停经史、阴道出血、腹痛等症状，可有早孕反应，主要根据妊娠试验和盆腔B超检查以明确诊断（妊娠试验阳性，盆腔B超见宫内或宫腔外孕囊，异位妊娠大出血盆腔B超可见盆腹腔积液，后穹隆穿刺可抽出不凝血）。

产后出血性疾病　主要与恶露不绝鉴别，疾病发生于产褥期，仔细询问病史可作鉴别，可根据盆腔 B 超检查等辅助检查以助诊断。

生殖系统炎症出血或癥瘕出血　子宫肌瘤、宫颈息肉、子宫内膜息肉、卵巢囊肿、盆腔炎性疾病后遗症等可见阴道少量淋漓出血、接触性出血等症状，主要通过询问病史、妇科检查、盆腔 B 超检查、诊断性刮宫、宫腔镜检查、腹腔镜检查等以助鉴别。

外阴、阴道创伤性出血　发生于跌仆损伤、暴力性交等病史后，妇科检查可见局部裂伤、出血点等，根据病史、妇科检查可鉴别。

内科出血性疾病　再生障碍性贫血、血小板减少、肝功能异常等内科疾病可导致凝血功能异常，在月经期可导致或崩或漏。

五、病因病机

主症分析　本例主症是阴道不规则出血。患者年近七七，肾气渐至虚衰，天癸渐竭。肾虚则封藏失职，冲任不固，经血失于制约，故经乱无期而或崩或漏；肾虚温煦不足，故经血色淡或淡暗，质稀。

次症分析　本例次症是下腹空坠、腰脊酸软、乏力。气虚升提无力，固摄不足，肾虚故觉下腹空坠、乏力；肾主骨，筋骨不坚，故见腰脊酸软不适。舌质淡暗，苔白润，脉沉细均为肾气虚之象，说明该病为肾气虚弱之证，舌脉与证相符。

病机归纳　肾气虚衰，封藏失职，冲任不固。

六、治法方药

治法　补肾益气，固冲止血。

方药　苁蓉菟丝子丸加减。熟地黄 15g，肉苁蓉 15g，覆盆子 12g，枸杞子 12g，菟丝子 12g，桑寄生 12g，艾叶 6g，党参 12g，黄芪 15g，赤石脂 15g。7 剂。每日 1 剂，水煎，早晚 2 次分服。

七、预防与调护

1. 血得热则宣流，得寒则凝滞，受湿则碍气机，故崩漏患者应忌过食辛辣香燥之品、辛温暖宫之剂或寒凉凝滞之药物，忌生冷饮食；出血期间不宜涉水冒雨。

2. 劳则耗气，气不摄血，出血期间应生活作息规律，加强营养，避免过度疲劳、剧烈运动，必要时需卧床休息或住院治疗。

3. 出血期间严禁房事、盆浴，以防感染。

4. 崩漏一旦发生，需遵照"塞流、澄源、复旧"的治崩三法及早治愈，以防复发，若出血量多必要时结合西药或诊断性刮宫等手术止血。

【评述】

崩漏是月经的周期、经期、经量发生严重异常的病证，是妇科常见病，也是妇科临床疑难急重病证。可以发生在从月经初潮后至绝经的任何年龄，足以影响生育，危害妇女生理、心理健康。相当于西医的功能失调性子宫出血，简称"功血"。多发生于青春期和更年期，以无排卵型功血多见，是妇科急症中最常见之血证。诊治过程中需积极排除妊娠相关疾病、肿瘤等以免误诊、漏诊等贻误病情。

一、中医学认识

"崩"首见于《素问·阴阳别论》："阴虚阳搏谓之崩"；"漏下"首见于《金匮要略·妇人杂病脉证并治》："妇人有漏下者，有半产后，因续下血都不绝者，有妊娠下血者"，提示了妇人血证的初步鉴别。《诸病源候论》专立有"崩中候""漏下候""崩中漏下候"，指出是由于"劳伤气血"或"脏腑虚损"，以致"冲任之脉虚损，不能约制其经血，故血非时而下"的主要病机。还观察到"崩"与"漏"可以互相转化。《诸病源候论·妇人杂病候》云"非时而下，淋漓不断，谓之漏下"，"忽然暴下，谓之崩中"，首次简要概括了崩中、漏下的病名含义。李东垣《兰室秘藏》论"崩漏"主脾胃有亏，肾水不足。如阴虚致崩的机理是"肾水阴虚，不能镇守胞络相火，故血走而崩"。明代方约之《丹溪心法附余》中提出"治崩三法"："初用止血以塞其流，中用清热凉血以澄其源，末用补血以还其旧。若只塞其流不澄其源，则滔天之势不能遏；若只澄其源而不复其旧，则孤子之阳无以立，故本末勿遗，前后不紊，方可言治也。"《景岳全书·妇人规》云："崩漏不止，经乱之甚者也。"还发现有"崩闭交替"现象。《傅青主女科》创制固本止崩汤、逐瘀止血汤。"止崩之药不可独用，必须于补阴之中行止崩之法"。《妇科玉尺》概括崩漏病因：火热、虚寒、劳伤、气陷、血瘀、虚弱，并对崩漏进行详细的辨证论治。

二、现代医学认识

正常月经的周期、经期、经量受下丘脑-垂体-卵巢轴的调控呈现出明显的规律性和自限性。当机体受到内外各种因素如精神过度紧张、情绪急剧变化、环境气候骤变、营养不良、代谢紊乱、贫血、甲状腺或肾上腺功能异常等影响时，均可引起下丘脑-垂体-卵巢轴的调控功能失常，导致功血的发生。

三、治疗关键

崩漏的主症是非正常出血，病程日久，反复发作，故临证时首辨出血期还是止血后。崩漏的治疗本着"急则治其标，缓则治其本"的原则，灵活掌握和运用塞流、澄源、复旧的治崩三法。按年龄阶段不同治疗，青春期患者多属先天肾气不足，治疗重在补肾气、益冲任；育龄期患者多见肝气郁滞，治疗重在疏肝养肝、调冲任；更年期患者多因肝肾亏损或脾气虚弱，治疗重在滋肾调肝扶脾、固冲任。

四、转归和预后

就疾病的新久而言，《景岳全书·妇人规》云"暴崩者，其来骤，其治亦易；久崩者，其患深，其治亦难"；就疾病的疗效而言，出血期间的止血起效稍易，调经复旧较难。崩漏的预后与发育和治疗有关，青春期治疗主要是建立正常排卵的月经周期；生育期崩漏，正值排卵旺盛期，部分患者有自愈趋势；更年期崩漏疗程较短，促进其绝经。崩漏虽属妇科危急重症，但只要治疗得当，善后调治，预后较好。

五、名医经验

王某，女性，18岁，1978年2月24日初诊。

月经14岁初潮，三年前正值经期跑步，有伤冲任，至今经期淋漓难尽。一般停2~3天复行，经量时多时少，伴少腹胀痛，腰酸，纳谷不馨，寐劣。诊得脉象细涩，舌质泛紫。脉症互参，系冲任瘀滞，血不归经，失血既久，营阴耗伤，虚中夹实，先当行瘀和血。方用失笑散合四物汤化裁：五灵脂、炒蒲黄、炒当归、炒赤芍、制香附、泽兰各9g，陈艾叶、炒川芎各2.4g，熟地、茺蔚子各15g，血竭1.2g。3剂。

二诊（1978年2月27日）：药后经已净，少腹稍有胀痛，腰酸，纳差，寐劣。脉舌如前。原方续进4剂。

三诊（1978年3月6日）：经净已十余天，少腹胀痛已止。舌质略绛，苔薄白，脉细缓。瘀血已化，冲任渐调，腰酸纳少，寐况欠佳，乃心、脾、肾三脏俱虚。治宜健脾以助运化，益肾以调冲任，养心以安神藏。方用续断、茯神、炒扁豆、淮山药、炙鸡内金各9g，制狗脊、桑寄生、首乌藤各15g，制远志4.5g。5剂。

按：本例血漏症，其少腹胀痛，舌质泛紫，脉细涩，是辨证为瘀血内滞的着眼点，故一、二诊均以活血化瘀立法，俾瘀血祛除，血自归经，三年经漏顽疾，得以霍然而愈。绝不见血止血，乱投寒凉固涩之剂。于此可见辨证求因，审因论治的重要性。

（选自《裘笑梅妇科临床经验选》）

第四节　绝经前后诸证

【病例资料】

方某，女性，50岁，已婚已育。

主诉　月经紊乱近1年，伴烘热汗出2月。

【诊疗思路】

一、中医四诊

局部：

望1　窥阴器检查外阴、阴道壁、宫颈有无萎缩、赘生物等，范围有多大

——外阴、阴道壁略潮红，阴道壁皱褶减少，宫颈检查未见明显异常。

望2　阴道分泌物的量、色、质

——阴道分泌物量偏少，色淡，质偏稠。

闻　阴道分泌物有无臭秽异味

——无。

问1　近期月经情况

——既往月经规则，期、量、色、质正常；近1年月经周期推后、量少，色、质无异常改变；末次月经：半月前行经，量偏少，色质正常。

问2 有无阴道干涩不适，或性交不适

——近半年阴道干涩、性交疼痛不适

问3 避孕情况（药物避孕、宫内节育器、输卵管结扎等）

——20年前双输卵管结扎术史。

问4 有无异常服药史（避孕药、减肥药、其他激素等）、有无骨骼系统疾病史、有无内科重大疾病史（如心血管疾病等）、有无生殖系统肿瘤史

——无。

问5 近期诊疗情况

——月经紊乱近1年来患者未正规诊治，近2月烘热汗出、情绪烦躁易怒不能自控，半月前曾至基层医院就诊，考虑"围绝经期综合征"建议上级医院就诊，近半月症状加重。

按1 腹部触诊有无压痛、反跳痛、肿块（边界、光滑度、活动度、触痛感、波动感）等

——无。

按2 双合诊触及外阴、阴道壁是否有肿块、赘生物，子宫大小正常与否，有无宫颈举痛、宫区压痛、盆腔包块（边界、光滑度、活动度、触痛感）

——外阴、阴道壁未及异常赘生物，阴道壁弹性略差，子宫大小、形态正常，未及宫颈举痛、宫区压痛、盆腔包块。

全身：

望1 神、色、形、态

——得神，面色晦暗，体形正常，步态自如。

望2 舌质、舌苔

——舌质红，苔少。

闻1 有无呃逆、嗳气、太息

——无。

闻2 气味

——无。

问

——无恶寒，自觉烘热汗出2月，近半月自觉症状加重，以上半身出汗为主；时有烦躁易怒、胸闷气短、潮热面红、情志不宁，不能自控，头晕耳鸣、心悸、失眠多梦，无头痛，腰膝酸痛，皮肤干燥瘙痒、蚁行感；大便干，小便短赤，纳食尚可，无腹痛腹泻，口干口渴；素体体健，无明显应激性创伤史。

切 脉象

——脉细数。

二、辅助检查

血常规 白细胞计数：$7.2 \times 10^9/L$；中性粒细胞百分数：68%；血红蛋白：117g/L。

血性激素 促卵泡生成素：24mIU/mL；促黄体生成素：15mIU/mL；雌二醇：

21pg/mL；孕酮：0.3ng/mL。

血β–HCG　0.1mIU/mL。

盆腔 B 超　子宫体积正常，子宫内膜厚 0.6/2cm，双附件未及异常。

三、诊断及辨证

诊断　中医：绝经前后诸证。

　　　西医：围绝经期综合征。

辨证　肾阴虚证。

四、鉴别诊断

内科相关疾病　本病症状表现与某些内科疾病如眩晕、心悸、水肿等相类似，临证时需注意鉴别。本病多伴有月经紊乱，且发病年龄在绝经前后，进一步检查往往无明显器质性病变，两者可鉴别。

癥瘕　经断前后的年龄为癥瘕好发之期，如出现月经过多或经断复来，或有下腹疼痛，浮肿，或带下五色，气味秽臭，或身体骤然明显消瘦等症状，则应详加诊察，必要时结合现代医学理化检查以排除肿瘤或其他器质性疾病，明确诊断，以免贻误病情。

五、病因病机

主症分析　本例主症是月经紊乱伴烘热汗出。患者月经紊乱近 1 年，烘热汗出 2 月。月经本于肾，患者已届七七之年，肾气渐衰，天癸渐竭，故月经紊乱；肾阴亏虚，阴不维阳，虚阳上越，故头面烘热；阴虚内热，迫汗外泄，故汗出。

次症分析　本例次症是烦躁易怒、潮热面红、情志不宁、眩晕耳鸣、心悸、失眠多梦、腰背酸楚。患者已届七七之年，肾气渐衰，天癸渐竭；肾精不充，肝血不足，故眩晕耳鸣、腰背酸楚；阴虚阳浮，虚火上炎，故烦躁易怒、潮热面红、情志不宁；阴血亏虚，不能养心，则心悸、失眠多梦；阴虚血燥生风，故皮肤干燥瘙痒，蚁行感；阴虚内热，故便秘、尿短赤；舌红，苔少，脉细数均为肾阴虚之象。

病机归纳　肾阴虚，冲任失调。

六、治法方药

治法　滋肾养阴，佐以潜阳。

方药　左归丸合二至丸加减。熟地黄 15g，山药 15g，枸杞 12g，山茱萸 12g，川牛膝 9g，菟丝子 15g，鹿胶 12g，龟胶 12g，女贞子 12g，旱莲草 15g，首乌 15g。7 剂。每日 1 剂，水煎，早晚 2 次分服。

七、预防与调护

1. 保健及早期发现极为重要。首先解除患者思想顾虑，指明绝经只是生殖能力的断绝，而非生命活力的终止。围绝经期妇女若能心情舒畅，适当运动，使阴阳平衡，则身心健康，可适应这一生理变化时期，而无特殊症状。故应维持适度性生活，调畅情志，防止心理早衰。

2. 身体对更年期的变化都能逐渐地适应。注意劳逸结合，生活规律，睡眠充足，避免过度劳累和紧张；饮食应适当限制高脂、高糖类物质的摄入，注意补充新鲜水果蔬菜及富含钙、钾等矿物质食物。

3. 定期进行体格检查，特别是妇科防癌检查、内分泌学检查；进入绝经期前后，需每年接受一次妇女病普查，并全面体检一次，完善各项目的检验，建立一个系统的肿瘤筛查医疗保健措施。

4. 若癥瘕需行手术治疗，应尽量保留或不损伤无病变的卵巢组织。

【评述】

围绝经期症状往往三三两两出现，表现有轻有重。大部分妇女绝经期无明显症状，无需治疗，少数妇女症状明显，甚至严重影响工作和生活，降低生活质量，危害妇女身心健康。其症状持续时间有长有短，短则数月半载，长可达数年之久。诊治过程中需积极排除肿瘤等以免误诊、漏诊等贻误病情。

一、中医学认识

本病在古代医籍无专篇记载，多从症状着手，无系统的论述。但其症状常散见于"脏躁""百合病""年老血崩"等病证中。如汉代《金匮要略·妇人杂病脉证并治》："妇人脏躁，喜悲伤欲哭，象如神灵所作，数欠伸。"明代《景岳全书·妇人规》："妇人于四旬外，经期将断之年，多有渐见阻隔，经期不至者……"于20世纪60年代开始，现代妇科专著《哈荔田妇科医案医话选》《裴笑梅妇科临床经验选》《百灵妇科》等均有专篇论述。

本病以肾虚为本，肾的阴阳平衡失调，影响到心、肝、脾，从而发生一系列的病理变化，出现诸多证候。因妇女一生经、孕、产、乳，数伤于血，易处于"阴常不足，阳常有余"的状态，而且经断前后，肾气虚衰，天癸先竭，所以临床以肾阴虚居多。由于体质或阴阳转化等因素，亦可表现为偏肾阳虚，或阴阳两虚，并由于诸种因素，常可兼夹气郁、瘀血、痰湿等复杂病机。

二、现代医学认识

西医学将本病命名为"围绝经期综合征"，即妇女绝经前后由于性激素减少所致的一系列躯体及精神心理症状。认为绝经分为自然绝经和人工绝经，前者指卵巢内卵泡生理性耗竭所致绝经，后者是指两侧卵巢经手术切除或受放射线毁坏导致的绝经。人工绝经者更易发生围绝经期综合征。

三、治疗关键

需及早治疗。绝经前后诸证主要因肾虚所致，治疗以固肾为主，不可妄用克伐，以免犯虚虚之戒。若肾病涉及他脏者，则需兼而治之。

四、转归与预后

绝经前后是女性一生中的重大转变时期，是机体由衰老走向老年的开始，只要正确、正面地对待，都可安然度过这一时期。

五、名医经验

王某，女性，45 岁。初诊（1979 年 9 月 4 日）：心悸怔忡，情烦意躁，夜来失眠，头晕目眩，神倦胸闷，甚则悲伤欲哭，经律不规。脉沉细，苔薄，质红。西医诊断为"更年期综合征"。病属肾气渐衰，心营不足。治用养血宁心安神：紫丹参 24g，琥珀末 1.2g（冲），辰茯神 12g，磁石 30g，青龙齿 15g，紫贝齿 30g，九节菖蒲 3g，淮小麦 30g，红枣 15g，炙甘草 6g。七剂。

二诊（1979 年 9 月 22 日）：心悸怔忡减轻，寐梦少，略安睡，胸闷已减轻，头晕目眩不若前甚。治守原法加生脉饮。七剂。

三诊（1979 年 10 月 16 日）：迭进养血宁心安神之剂，心悸怔忡若失，胸闷烦躁已除，夜寐已安，自云悲伤欲哭之状已入云霄。脉细缓，舌润苔薄。原法踵步，治疗月余，自觉症状渐见痊愈。

按：绝经前后诸证按中医辨证，大多由肾虚肝旺、肾阴肾阳虚弱引起，也有因心脾两亏而致者。本患者年届断经期，阴亏火盛，心肾失养，则心悸失眠，情绪烦躁，善怒，甚则悲伤欲哭，方用二齿安神汤为主合甘麦大枣汤，旨在养心神，开心窍，镇惊而守其神。嗣后入生脉饮以生阴津，终获痊愈。

（选自《裘笑梅妇科临床经验选》）

第五节 带 下 过 多

【病例资料】

郑某，女性，38 岁，已婚已育。

主诉 带下增多伴阴痒不适 1 周。

【诊疗思路】

一、中医四诊

局部：

望 1 窥阴器检查外阴、阴道壁、宫颈有无潮红、充血、溃疡面、赘生物等

——外阴潮红，阴道壁充血、水肿，阴道壁表面见白色膜状物覆盖，未见明显溃疡面、赘生物，宫颈充血。

望 2 阴道分泌物的量、色、质情况

——分泌物量多，黄绿色，稠厚块状豆渣样。

闻 阴道分泌物有无臭秽异味

——闻及轻微臭秽异味。

问 1 近期月经情况、阴道分泌物变化情况

——平素月经规则，期、量、色、质正常。本次月经净后开始白带渐增多，色黄

质稠呈块状。

问2　有无阴痒、阴部灼热疼痛、腰酸、腹痛等兼症

——伴阴痒、灼痛不适，无明显腰酸、腹痛等症状。

问3　避孕情况（药物避孕、宫内节育器、输卵管结扎等）

——放置宫内节育器避孕 8 年，平素无明显不适。

问4　有无异常服药史（避孕药、抗生素、其他激素等）、有无内科疾病（如糖尿病）史、有无生殖系统肿瘤史、有无外阴刺激（如月经垫长期使用、化纤内裤使用等）史

——无。

问5　近期诊疗情况

——近 1 周未就诊，未自行用药。

按1　腹部触诊有无压痛、反跳痛、肿块（边界、光滑度、活动度、触痛感、波动感）等

——无。

按2　外阴、阴道触诊有无赘生物、肿块，双合诊触及子宫大小正常与否，有无宫颈举痛、宫区压痛、盆腔包块（边界、光滑度、活动度、触痛感）

——外阴、阴道未见异常肿块、赘生物，子宫大小、形态正常，未及宫颈举痛、宫区压痛、盆腔包块。

全身：

望1　神、色、形、态等情况

——得神，面色正常，体形正常，步态自如。

望2　舌质、舌苔

——舌质红，苔黄腻。

闻1　有无呃逆、嗳气、太息

——无。

闻2　气味

——无。

问

——口苦口腻；无恶寒发热，无汗；无头晕头痛，无周身疼痛不适；大便正常，小便短赤；纳呆；略觉胸闷，无气短，无腹痛腹泻；无耳聋耳鸣，无口干口渴；素体体健，无明显诱因。

切　脉象

——脉滑数。

二、辅助检查

血常规　白细胞计数：9.5×10^9/L；中性粒细胞百分数：65%；血红蛋白：110g/L。

白带常规　清洁度Ⅳ度，滴虫未检到，白色念珠菌（＋）。

三、诊断及辨证

诊断　中医：带下病。

西医：假丝酵母菌外阴阴道炎。

辨证　湿热下注证。

四、鉴别诊断

带下呈赤色时应与经间期出血、经漏鉴别：

（1）经间期出血是指月经周期正常，两次月经中间出现周期性出血，一般持续2～7天，能自行停止；赤带者，带下出现无周期性。

（2）经漏是月经紊乱的出血，经血非时而下，淋沥不尽，无正常月经周期而言，经血质不黏腻或黏滑；赤带则黏滑而带血色，与月经周期、经期无关。

带下呈赤白带或黄带时，需与阴疮、子宫黏膜下肌瘤鉴别：

（1）阴疮溃破时虽可出现赤白色分泌物，但伴有阴户红肿热痛，或阴户结块，带下病无此症，分泌物的部位亦大不相同。

（2）子宫黏膜下肌瘤突入阴道伴感染时，可见脓性白带或赤白带，或伴臭味，与黄带、赤带相似，主要通过妇科检查以助鉴别。

带下呈白色时需与白浊鉴别：白浊是指尿窍流出的混浊如米泔样物的一种疾病，夹有血者为赤白浊，全血者为红浊。多随小便而下，可伴有小便滴沥涩痛。白带出于阴道，白浊出于尿窍，两者不难鉴别。

五、病因病机

主症分析　本例主症是带下增多伴阴痒。患者月经干净后出现带下增多伴阴痒不适1周。患者月经期间摄生不洁，以致湿热内犯，蕴结于下，损及任带二脉，故带下量多，色黄质稠如豆渣样，伴外阴瘙痒、灼痛不适。

次症分析　本例次症是口苦口腻，胸闷纳呆，小便短赤。湿热内盛，阻于中焦，则口苦口腻，胸闷纳呆；湿热聚于下焦膀胱，故小便短赤；舌红，苔黄腻，滑数，均是湿热之征，舌脉与证相符。

病机归纳　湿热内犯，蕴结于下。

六、治法方药

治法　清利湿热，佐以解毒杀虫。

方药　止带方加减。猪苓15g，茯苓12g，泽泻9g，车前子15g，茵陈15g，赤芍12g，丹皮9g，黄柏9g，栀子12g，萆薢12g，土茯苓15g。7剂。每日1剂，水煎，早晚2次分服。

七、外治法

1. 外洗法：蛇床子散（蛇床子、川椒、明矾、苦参、百部）等中药煎水去渣熏洗。

2. 阴道纳药：此为治疗带下病常用方法，可结合白带常规结果予相应敏感抗生素阴道纳药治疗。

3. 西药或手术治疗：根据相应辅助检查结果予药物对症处理；宫颈病变可行宫颈激光、微波或宫颈锥切等手术治疗。

八、预防与调护

1. 保持外阴清洁干爽，勤换内裤；注意经期、产后卫生，禁止盆浴。

2. 经期勿冒雨涉水，勿久居阴湿之地，以免感受湿邪；不宜过食肥甘或辛辣之品，以免滋生湿热。

3. 做好计划生育，避免早婚多产，避免多次人工流产。

4. 对具有交叉感染的带下病，在治疗期间需禁止性生活，性伴侣应同时接受治疗。并禁止游泳等避免传染。

5. 定期进行妇科检查，发现病变及时治疗。

6. 进行妇科检查或手术操作时，应严格执行无菌操作，防止交叉感染。

【评述】

带下病是妇科临床中的常见病、多发病，常合并月经失调、不孕、癥瘕等，需引起重视。在某些生理性情况下也可出现带下量增多或减少，如妇女在月经期前后、排卵期、妊娠期带下量增多而无其他不适者，为生理性带下；绝经前后带下减少而无明显不适者，也为生理现象，无需特殊处理。现代医学的各类阴道炎、宫颈炎、盆腔炎、内分泌功能失调（尤其是雌激素水平偏高）等疾病引起的阴道分泌物异常可参考中医带下病论治。若带下病日久不愈，且五色带下秽臭伴癥瘕或消瘦等，要及时排除宫颈疾病、子宫内膜肿瘤、输卵管肿瘤等。诊治过程中需积极进行妇科检查，结合白带常规、HPV、宫颈 TCT、阴道镜、诊断性刮宫等辅助检查以及时、准确诊断并治疗，以免误诊、漏诊等贻误病情。

一、中医学认识

"带下"之名，首见于《内经》，如《素问·骨空论》说："任脉为病……女子带下瘕聚。"带下又有生理、病理之别。正常女子自青春期开始，肾气充盛，脾气健运，任脉通调，带脉健固，阴道内即有少量白色或无色透明无臭的黏性液体，特别是在经期前后、月经中期及妊娠期量增多，以润泽阴户，防御外邪，此为生理性带下。如《沈氏女科辑要》引王孟英语："带下，女子生而即有，津津常润，本非病也。"若带下量明显增多，或色、质、气味异常，即为带下病。《女科证治约旨》说："若外感六淫，内伤七情，酝酿成病，致带脉纵弛，不能约束诸经脉，于是阴中有物，淋漓下降，绵绵不断，即所谓带下也。"在《诸病源候论》中还有五色带下的记载，有青、赤、黄、白、黑五色名候，指出五脏俱虚损者，为五色带俱下。临床上以白带、黄带、赤白带为常见。刘完素《素问玄机原病式·附带下》中云："故下部任脉湿热甚者，津液涌而溢，已为带下。"《丹溪心法》认为带下过多与湿痰有关，主张燥湿为先，佐以升提。《女科撮要》提出带下过多由脾胃亏损、阳气下陷所致，主张健脾升阳止带。《景岳全书·妇人规·带浊梦遗类》则强调"心旌之摇""多欲之滑""房室之逆""虚寒不固"等伤肾而致带下过多，治法除药物外，尚宜节欲。清代《傅青主女科·带下》将带下病列为该书首卷，分别以白、黄、赤、青、黑五色带下论述其病机、证象、治法，认为"带下俱是湿证"，所创完带汤、易黄汤、清肝止淋汤至今仍为临床所推崇。历代医家所论虽各有侧重，但多认识到带下过多当责之脾肾之虚或湿热内侵阴器、胞宫，累及任带，使任脉失固、带脉失约。

本病的主要病机是湿邪伤及任带二脉，使任脉不固，带脉失约。湿邪是导致本病的主要原因，如《傅青主女科》说："夫带下俱是湿证。"但有内外之分：内湿是肝脾肾三脏功能失调所致，外湿多因久居湿地，或涉水淋雨，或摄生不洁，或不洁性交等以致感受湿热毒虫邪。

二、现代医学认识

本病的发生，除外源性感染因素之外，亦与阴道菌群失调有关。西医可以根据白带性状、白带常规结果鉴别各类常见阴道炎（假丝酵母菌外阴阴道炎、滴虫性阴道炎、细菌性阴道病、老年性阴道炎）。

三、治疗关键

带下病的治疗以除湿为主。一般治脾宜运、宜升、宜燥；治肾宜补、宜固、宜涩；湿热和热毒宜清、宜利。阴虚夹湿则补清兼施。虚实夹杂证及实证治疗还需配合外治法。

四、转归与预后

带下病一般预后良好。但若不及时治疗或治疗不当，易向盆腔炎发展，则预后较差，甚至可能继发月经失调、不孕症等疾病。

五、名医经验

王某，女性，35 岁。初诊（1959 年 9 月 15 日）：带下清稀量多，无臭味，平时腰酸畏寒，足膝酸软乏力，不耐久立，形容憔悴，头晕，目眩，耳鸣，眠食尚可。脉细缓，苔薄白。妇科检查：外阴正常，阴道无异常，宫颈轻度炎症，子宫平位、正常大小，双侧附件阴性。白带化验正常，未见滴虫、念珠菌。病属肾虚带下，治用补肾固带汤：煅牡蛎 30g，芡实 15g，桑螵蛸 12g，党参 15g，淡附片 3g，赤石脂 12g，煅龙骨 12g，炙白鸡冠花 12g。十剂。

二诊（1959 年 9 月 27 日）：药后脉较前有力，苔薄白。腰酸减轻，头晕、目眩、耳鸣已瘥，畏寒消失，带下已除，面色憔悴转润。前方加减：煅牡蛎 30g，芡实 15g，桑螵蛸 15g，淮山药 12g，炙白鸡冠花 12g，茯苓 9g，杜仲 15g，炒党参 15g。嘱服七剂，以资巩固。

（选自《裘笑梅妇科临床经验选》）

第六节　妊娠恶阻

【病例资料】

李某，女，29岁，已婚未育。

主诉　停经45天，恶心呕吐4天，加重1天。

【诊疗思路】

一、中医四诊

望1　神、色、形、态

——精神萎靡，面色少华，形体偏瘦，倦卧于床。

望2　舌质、舌苔

——舌淡红，苔黄。

闻1　呕吐物气味

——明显酸味。

闻2　有无呃逆、嗳气、太息等

——时有叹息，嗳气频频。

问1　平素月经情况及末次月经时间

——月经14岁初潮，平素月经28～30天一行，5～6天干净，量中，色暗红，无血块，无痛经；末次月经于2012年3月10日，现停经45天。

问2　何时发现怀孕

——2012年4月17日因月经超期而在家用早早孕试纸验尿，提示阳性。

问3　何时开始出现呕吐？诊疗经过

——4天前，无明显诱因出现恶心呕吐，一天呕吐酸水1～2次，能正常进食，未到医院诊治。昨日呕吐频繁，呕吐酸水，恶闻油腻，食入即吐。现来我院就诊。

问4　出现呕吐后，口感如何？

——口干口苦。

问5　有无腹痛、有无阴道出血

——无。

问6　有无恶寒发热、腹痛腹泻及其他伴随症状

——头胀而晕，烦渴口苦，胸满胁胀，无恶寒发热、腹痛腹泻。

按　腹部触诊

——正常。

切　脉象

——脉弦滑。

二、辅助检查

尿妊娠试验　阳性。

尿常规　酮体（＋）。

B 超示　宫腔内可见妊娠囊，可见胚芽，未见明显心管搏动。

心电图、生化类　未提示异常。

三、诊断及辨证

诊断　中医：妊娠恶阻。

　　　　西医：妊娠剧吐。

辨证　肝胃不和证。

四、鉴别诊断

葡萄胎　恶心呕吐较剧，阴道不规则出血，偶有水泡状胎块排出，子宫大小与停经月份不符，多数较停经月份大，质软，HCG 水平明显升高，B 超显示宫腔内呈落雪状图像，而无妊娠囊、胎儿结构及胎心搏动征。

孕痈　妊娠期急性阑尾炎，开始于脐周或中上腹部疼痛，伴有恶心呕吐，24 小时内腹痛转移到右下腹；查体腹部有压痛、反跳痛，伴肌紧张，出现体温升高和白细胞增多。

五、病因病机

主症分析　本例主症是妊娠期间呕吐酸水，烦渴口苦。恶心呕吐 4 天，加重 1 天。现呕吐频繁，呕吐酸水，恶闻油腻，食入即吐。孕后阴血聚于下以养胎，阴血不足，则肝气偏旺。肝之经脉夹胃，肝旺侮胃，胃失和降而呕恶。肝气上逆，胆火亦随之上升，胆热液泄，故呕吐酸水、烦渴口苦。

次症分析　本例次症是嗳气叹息，头胀而晕，胸满胁胀。肝气郁结，失于疏泄，肝脉夹胃贯膈，肝气上逆犯胃，则胸满呕逆。肝气不舒，则胁胀嗳气叹息，肝气逆走空窍则头胀而晕。舌淡红，苔黄，脉弦滑为肝胃不和之象。

病机归纳　肝胃不和，肝火犯胃。

六、治法方药

治法　清肝和胃，降逆止呕。

方药　橘皮竹茹汤加减。橘皮 9g，竹茹 9g，红枣 10g，党参 9g，甘草 6g，法夏 6g，枇杷叶 9g。3 剂。每日 1 剂，水煎，少量多次频服。

七、预防与调护

1. 保持乐观愉快情绪，解除顾虑，避免精神刺激。

2. 调配饮食，宜清淡、易消化，忌肥甘厚味及辛辣之品。

3. 鼓励进食，少量多餐。

4. 服药宜少量缓缓呷服，以获药力。

【评述】

妊娠早期出现恶心呕吐，头晕倦怠，甚至食入即吐者，称为"恶阻"，亦称为"子病""病儿""阻病"。若妊娠早期仅有恶心择食、头晕，或晨起偶有呕吐者，为早孕反应，不属病态，一般三个月后逐渐消失。

一、中医学认识

有关妊娠恶阻的记载，最早见于汉代《金匮要略·妇人妊娠病脉证并治》，"妇人得平脉，阴脉小弱，其人渴，不能食，无寒热，名妊娠，桂枝汤主之"，又提出用干姜人参半夏丸治疗妊娠呕吐不止。《诸病源候论·恶阻候》首次提出恶阻病名，并指出"此由妇人元本虚羸，血气不足，肾气又弱，兼当风饮冷太过，心下有痰水夹之，而有娠也"。《妇人大全良方》谓"妊娠呕吐恶食，体倦嗜卧，此胃气虚而恶阻也"。《景岳全书·妇人规》指出"凡恶阻多由胃虚气滞，然亦有素本不虚，而忽受胎妊，则冲任上壅，气不下行，故为呕逆等证"。

恶阻的发生，主要是冲气上逆、胃失和降所致。临床常见病因病机为脾胃虚弱、肝胃不和，并可继发气阴两虚的恶阻重症。

二、现代医学认识

少数孕妇早孕反应严重，频繁恶心呕吐，不能进食，以致发生体液失衡及新陈代谢障碍，甚至危及孕妇生命，称为妊娠剧吐，发生率 0.35% ~ 0.47%。

至今病因尚不明确。妊娠剧吐可能与 HCG 水平升高有关，但临床表现程度与血 HCG 水平有时并不一定成正比。

三、治疗关键

恶阻的辨证主要依据呕吐物的性状和患者的口感，结合全身情况、舌脉综合分析，辨其虚实。口淡、呕吐清涎者，多为脾胃虚弱；口中淡腻、呕吐痰涎者，多为脾虚痰湿；口苦，呕吐酸水苦水者，多为肝胃不和；干呕或呕吐血性物者，多为气阴两虚。

恶阻的治疗以调气和中、降逆止呕为主，服药当少量多次呷服。并注意饮食和情志的调节。

四、转归与预后

恶阻经及时治疗，大多可病情好转，继续妊娠。若出现持续黄疸、持续蛋白尿、体温升高持续在38℃以上、心动过速（≥120 次/分）、伴发 Wernicke 综合征等，危及孕妇生命时，需要考虑终止妊娠。

五、名医经验

谢某，30 岁。

一诊：1975 年 4 月 9 日。

症状：曾做人工流产两次，现已怀孕两个月。吐酸水，甚苦，食入即吐，胸胁胀闷，精神疲乏，头眩晕，烦渴，大便燥结，脉弦数，舌红苔黄。诊断：恶阻。辨证：肝火上冲犯胃。治法：清热调肝，和胃止呕。自制方（王渭川验方）：沙参 10g，生白芍 10g，枸杞 12g，女贞子 24g，菊花 10g，刺蒺藜 10g，瓜蒌皮 10g，竹茹 12g，旱莲草

24g，制旋覆花 10g，广藿香 6g，生牛蒡子 24g，麦冬 10g。1 周 6 剂，连服 1 周。疗效：呕吐减轻。

二诊：4 月 18 日。

症状：服上方至 6 剂，能吃藕粉、麦乳精，想吃，仍有呕意，大便已解，不结，眩晕、口渴显著减轻，脉弦缓，舌质淡红，苔黄渐退。自制方：沙参 10g，生白芍 10g，枸杞子 12g，刺蒺藜 10g，女贞子 24g，竹茹 12g，旱莲草 24g，制旋覆花 10g，广藿香 6g，黄连 6g，吴茱萸 3g，麦冬 10g。1 周 6 剂，连服 1 周。

三诊：4 月 26 日。

症状：病情缓解，能吃稀饭面食，不呕吐，小便清长，大便昨日能解。沙参 10g，焦白术 10g，茯苓 10g，桑寄生 10g，女贞子 10g，厚朴 2g，广藿香 6g，砂仁 3g，生麦芽 30g。连服 2 周。疗效：服完痊愈，照常工作。

（选自《王渭川妇科治疗经验》）

第七节　胎漏、胎动不安

【病例资料】

王某，女，28 岁，已婚未育。

主诉　停经 47 天，腰酸腹痛伴阴道少量流血 2 天。

【诊疗思路】

一、中医四诊

局部：

望 1　阴道有无出血？血色、血量

——阴道少量出血，色淡暗。

望 2　有无妊娠组织排出

——无。

闻　阴道出血有无异味

——无。

问 1　平素月经情况及末次月经时间

——月经 14 岁初潮，平素月经 28～30 天一行，5～7 天干净，量中，色暗红，无血块，无痛经；末次月经于 2012 年 2 月 10 日。

问 2　有无腹痛、下腹坠胀、腰酸等情况，阴道出血情况及诊疗经过

——2 天前，无明显诱因突然出现腰酸，小腹正中隐隐坠痛，偶有少量阴道出血，色淡暗。自诉阴道无肉样组织排出。现来我院就诊。

问 3　是否已生育，是否有流产史

——25 岁结婚，人工流产 2 次，未生育。

按　腹部触诊及肾区叩诊

——腹平软，未及压痛、反跳痛；双肾区未及明显叩击痛。

全身：

望1　神、色、形、态

——得神，眼眶暗黑，体形正常，步态自如。

望2　舌质、舌苔

——舌淡暗，苔白。

闻1　有无呃逆、嗳气、太息等

——无。

闻2　气味

——无。

问

——无恶寒发热，无汗；偶有头晕耳鸣；夜尿较多，大便每日一次；纳可，无胸闷气短，小腹正中隐隐坠痛；平素体质一般，否认重大疾病史。

切　脉象

——脉沉滑，尺弱。

二、辅助检查

血 β - HCG：57249mIU/mL，孕酮：17.63ng/mL。

B 超　宫腔内可见妊娠囊，可见胚芽，未见明显心管搏动。

三、诊断及辨证

诊断　中医：胎动不安。

　　　　西医：先兆流产。

辨证　肾虚证。

四、鉴别诊断

异位妊娠　异位妊娠有停经史及阴道出血，妊娠试验阳性。未破裂时少腹隐痛，突发破裂时一侧下腹撕裂样疼痛，甚因腹腔内出血而休克。B 超宫腔内无妊娠囊，附件区有包块或孕囊。

五、病因病机

主症分析　本例主症是停经、腰酸、小腹坠痛，伴阴道流血。患者停经47天，腰酸腹痛伴阴道少量流血2天。胞络系于肾，肾虚则冲任不固，胎失所系，因而腰酸腹坠；冲任不固，蓄以养胎之阴血下泄，故阴道少量出血。肾失温煦，血失阳化，故血色淡暗。

次症分析　本例次症是眼眶暗黑，夜尿较多，偶有头晕耳鸣。眼眶暗黑，为肾色外露；肾虚髓海不足，故有头晕耳鸣；肾与膀胱相表里，肾虚则膀胱失约，而夜尿较多。舌淡暗、脉沉滑尺弱均为肾虚之征。

病机归纳　肾虚冲任不固。

六、治法方药

治法　补肾健脾，益气安胎。

方药　寿胎丸加减。菟丝子15g，桑寄生15g，党参9g，白术12g，杜仲10g，黄芪15g，山药15g，覆盆子15g。7剂。每日1剂，水煎，早晚2次分服。

七、预防与调护

1. 应提倡婚前、孕前检查，在夫妇双方身体最佳状态下怀孕。
2. 孕后忌房事，慎起居，以防跌仆闪挫。
3. 已病防变，及早安胎。

【评述】

妊娠期间阴道有少量出血，时出时止，或淋漓不断，而无腰酸、腹痛、小腹下坠者，称为"胎漏"。妊娠期间出现腰酸、腹痛、小腹下坠，或伴有少量阴道出血者，称为"胎动不安"。胎漏、胎动不安是堕胎、小产的先兆，多发生在妊娠早期，少数在妊娠中期，相当于现代医学的"先兆流产"。若胚胎或胎儿正常，经适当的安胎治疗，症状消失，可继续妊娠。若阴道流血量增多或下腹痛加剧，则发展为难免流产、完全流产、不全流产等。

一、中医学认识

胎漏、胎动不安之名最早见于《脉经》及《诸病源候论》。《诸病源候论》列有"妊娠漏胞候""妊娠胎动候"，对胎漏与胎动不安的病机作了简单的论述，指出"漏胞者……冲任气虚，则胞内泄漏"，"胎动不安者，多因劳役气力或触冒冷热，或饮食不适，或居处失宜"。后世多据此提出治法，如《医学正传》本《脉经》逐月养胎法认为安胎"宜各按月依经，视其气血虚实而调之"。《景岳全书·妇人规》则认为"安胎之方不可执，亦不可泥其月数，但当随证随经，因其病而药之，乃为至善"。《叶天士女科》分"胎寒不安""胎热不安""胎虚不安"辨证论治。《胎产心法》治胎漏，主张"三月以前，宜养脾胃。四月以后，宜壮腰肾补血气，佐以清热"。

导致胎漏、胎动不安的主要病机是冲任损伤、胎元不固。本病有母体和胎元两方面原因。夫妇精气不足，两精虽能结合，但胎元不固，以致发生胎漏胎动不安；若因胎元缺陷，胎多不能成实而易殒堕。若母体素来虚弱，肾气不足，或因房事不节耗损肾精，或由气血虚弱，或因邪热动胎，干扰胎气，亦可致胎漏、胎动不安。

胎漏、胎动不安既有单一的病机，又常有脏腑、气血、经络同病，虚实错杂的复合病机，如肾脾虚弱或肾虚血瘀，临证中必须动态观察病机的兼夹及其变化。

二、现代医学认识

按自然流产发展的不同阶段，分为先兆流产、难免流产、不全流产、完全流产。其中，先兆流产是指妊娠28周前先出现少量阴道出血，无妊娠物排出，随后出现阵发性下腹痛或腰背痛。妇科检查宫颈口未开，胎膜未破，子宫大小与停经周数相符。经休息及治疗后症状消失，可继续妊娠。若阴道流血增多或下腹痛加剧，可发展为难免流产。

三、治疗关键

胎漏、胎动不安的治疗应抓住阴道出血、腰酸、腹痛、小腹下坠等辨证要点，分型论治。特别应注意体质因素，有无外伤史、服药史以及情志因素。治疗以补肾安胎为大法，根据不同证型施以补肾健脾、清热凉血、益气养血或化瘀固冲。若出血量增多，腰酸、腹痛加重，发展至堕胎小产时，又当下胎益母。

四、转归与预后

胎漏、胎动不安，经积极稳妥治疗后，大多可继续妊娠，分娩健康婴儿。若安胎失败，原因复杂。若因父母遗传基因缺陷或子宫畸形，非药物所能奏效。故流产后必须检查夫妇双方的原因，预防再次发生流产。

五、名医经验

黄某，32 岁，演员。初诊（1978 年 10 月 8 日）：停经 2 个多月，阴道少量出血 5 天，色鲜红，小腹隐痛及下坠感，腰微酸。停经 50 多天时，曾做妊娠试验为阳性。1 年前曾自然流产 2 次，均发生于早孕 2 个多月，尚未生育。患者形体稍瘦，常有头晕腰酸，本次孕后有轻度妊娠反应，且感疲倦，近日工作较劳累，没有注意适当休息，即出现阴道流血。舌色稍淡，但尖边较红，脉细滑，略弦。诊断：胎动不安。辨证：肾阴不足，兼有肝经虚热。治法：滋肾健脾，益气安胎，佐以养肝清热止血。

处方：菟丝子 25g，川续断 15g，桑寄生 15g，阿胶 12g（烊服），墨旱莲 15g，女贞子 15g，白芍 10g，生甘草 5g，荆芥炭 6g。4 剂，每日 1 剂。并嘱卧床休息。

服药 3 剂后，阴道流血和腹痛已逐渐停止，但仍有腰酸和大便干结。后按上方去荆芥炭、白芍，改用桑椹 15g，肉苁蓉 15g，再服 4 剂。

药后诸症已基本消失，舌脉亦正常。按二诊方去墨旱莲改用淮山药 15g，续服 6 剂。俟后每周服药 3 剂，以兹巩固，至妊娠 5 个月后停药，足月顺产一男婴。

（选自《罗元恺医案选》）

第八节　产后发热

【病例资料】

张某，女，29 岁，已婚已育。

主诉　产后 4 天，高热 1 天。

【诊疗思路】

一、中医四诊

局部：

望 1　恶露的量、色、质

——恶露量多，色紫暗，呈脓性。

望 2　会阴、阴道、宫颈有无裂伤

——无。

望 3　会阴切口是否有红肿、发硬或裂开

——无。

闻　恶露有无异味

——气味臭秽。

问 1　发热情况及诊疗过程

——产后 3 天无明显诱因突然发热，体温最高达 39.3℃，予物理降温后体温仍在 38.2℃以上。

问 2　分娩方式？产后切口有无疼痛

——经阴道分娩；现会阴部仍有轻微疼痛。

问 3　有无腹痛

——下腹部疼痛明显。

问 4　产后恶露情况

——产后 2 天内恶露量时多时少，颜色正常。昨天开始量增多，呈脓性，并有明显臭味。

按 1　会阴切口有无触痛

——无。

按 2　腹部触诊

——下腹正中压痛明显，子宫复旧不良，宫底压痛尤甚。

按 3　乳房触诊

——排乳通畅，乳房无结块。

全身：

望 1　神、色、形、态

——得神，面色稍红，体形适中，步态正常。

望 2　舌质、舌苔

——舌红，苔黄。

闻　有无呃逆、嗳气、太息等

——无。

问

——高热寒战，有汗；纳差，烦躁口渴，大便燥结，尿少色黄，无尿频、尿急、尿痛；无鼻塞流涕，无咳嗽咳痰，无下肢水肿。

切　脉象

——脉数有力。

二、辅助检查

血常规　白细胞计数：$14.7 \times 10^9/L$；中性粒细胞百分数：89%。

盆腔 B 超　宫腔内未见明显胎盘、胎膜残留；子宫直肠窝可见少量游离液性暗区。

三、诊断及辨证

诊断　中医：产后发热。
　　　西医：产褥感染。
辨证　感染邪毒证。

四、鉴别诊断

乳痈发热　乳痈发热表现为乳房胀硬、红肿、热痛，甚则溃腐化脓。发热并伴有乳房局部症状是其特点，而产后发热不伴有乳房局部症状，可资鉴别。

产后小便淋痛　产后小便淋痛，发热恶寒的同时，必伴有尿频、尿急、淋漓涩痛、尿黄或赤，尿常规检查可见红细胞、白细胞，尿培养可见致病菌。

五、病因病机

主症分析　本例主症是产后高热、恶露异常及腹痛。患者产后 4 天，高热 1 天；恶露量多，色紫暗，呈脓性，气味臭秽；下腹部疼痛明显。分娩产伤，元气受损，邪毒乘虚侵入胞中，正邪交争急剧，故高热寒战。邪毒入胞，与瘀血相结，以致小腹疼痛，恶露量多、色紫暗、气味臭秽。

次症分析　本例次症是烦躁口渴，大便燥结，尿少色黄。热盛于内，灼伤津液，故烦躁口渴，尿少色黄，大便燥结。舌红，苔黄，脉数有力，为邪毒感染内热之征。

病机归纳　产后胞脉空虚，邪毒内燔。

六、治法方药

治法　清热解毒，凉血化瘀。
方药　五味消毒饮合失笑散加减。金银花 15g，野菊花 9g，蒲公英 15g，紫花地丁 6g，紫背天葵 6g，蒲黄粉 9g，丹皮 9g，赤芍 12g，鱼腥草 10g，益母草 15g。7 剂。每日 1 剂，水煎，早晚 2 次分服。

七、预防与调护

1. 加强孕期保健，注意均衡营养，增强体质，孕晚期应禁房事。
2. 正常处理分娩，产程中严格无菌操作，尽量避免产道损伤和产后出血，有损伤者应及时仔细缝合。
3. 产褥期应避风寒，慎起居，保持外阴清洁，严禁房事，以防外邪入侵。
4. 产后取半卧位，有利于恶露排出。
5. 防患于未然，凡有产道污染、产道手术、胎膜早破、产后出血等有感染可能者，可给予抗生素或清热解毒之品，预防病邪入侵。

【评述】

产褥期内，出现发热持续不退，或突然高热寒战，并伴有其他症状者，称"产后发热"。如产后 1～2 日内，轻微发热，而无其他症状，一般可自行消退，属正常生理现象。

其中感染邪毒型发热，相当于现代医学的产褥感染，是产褥期最常见的严重并发症，为危急重症，至今为产妇死亡的重要原因之一。

一、中医学认识

产后发热的记述最早见于《素问·通评虚实论》："帝曰：乳子而病热，脉悬小者何如？岐伯曰：手足温则生，寒则死。"根据脉象、手足寒温判断产后发热的转归预后。《诸病源候论》列有"产后虚热候"及"产后寒热候"，指出除外感发热尚有内伤发热。至宋代《妇人大全良方》首见"产后发热"病名，"凡产后发热，头痛身痛，不可便作感冒治之"。明代《景岳全书·妇人规》将发热分为外感风寒、邪火内盛、水亏阴虚、劳倦虚烦、去血过多等，其分型论治至今仍基本沿用。叶天士指出"产后之法……当如虚怯人病邪而治，总之无犯实实虚虚之禁"，吴又可在《瘟疫论》中指出"新产亡血过多，冲任空虚……皆能受邪，与经水适断同法"，可选用治疗热入血室的代表方小柴胡汤，为产后发热感染邪毒证提供了有实践意义的施治原则和用药准绳。

引起产后发热的原因很多，但致病机理与产后"正气易虚，易感病邪，易生瘀滞"的特殊生理状态密切相关。产后胞脉空虚，邪毒乘虚直犯胞宫，正邪交争，正气亏虚，易感外邪，败血停滞，营卫不通，阴血亏虚，阳气浮散，均可致发热。

二、现代医学认识

产褥感染是指分娩及产褥期生殖道受病原体侵袭，引起局部或全身感染。发热、疼痛、异常恶露为产褥感染三大主要症状。产褥早期发热的最常见原因是脱水，但在2～3日低热后突然出现高热，应考虑感染的可能。由于感染部位、程度、扩散范围不同，其临床表现也不同。依感染发生部位分为会阴、阴道、宫颈、腹部伤口、子宫切口局部感染，急性子宫内膜炎，急性盆腔结缔组织炎，腹膜炎，血栓静脉炎，严重者可发生脓毒血症及败血症等。

三、治疗关键

产后发热，虚实轻重有别，临证应根据发热特点、恶露、腹痛等情况以及全身症状，分析明辨。治疗应以调气血、和营卫为主。产后诚多虚证，不宜过于发表攻里，但又不可不问证情，片面强调补虚，而忽视外感和里实之证，致犯虚虚实实之戒。

四、转归与预后

产后发热的预后因病因不同而异。若属血虚、血瘀、外感发热者，病情较缓，积极有效治疗，很快痊愈。中暑发热，病势较急，若治不及时，可危及生命。感染邪毒发热是产后发热中的危急重症，及时治疗，可痊愈；若失治、误治，可危及生命，预后不良。

五、名医经验

许某，女，33岁。

初诊：1975 年 3 月 22 日。

症状：第一胎产后方 1 月，据家属代诉，于产后第三天发高热约 1 周，热减出院，低热至今未退，每天 37.6℃～37.8℃。近服补药，热度增高达 38℃ 以上，颈部淋巴结肿大，少腹两侧疼痛拒按，恶露未净，脉细带数，舌苔厚腻，唇干燥。

诊断：产后发热。

辨证：产后虚弱，邪侵冲任，踞久化火。

治法：清热化湿。

处方：制川朴 9g，苍术 9g，白术 9g，姜连 9g，生米仁 12g，桑枝 12g，桑寄生 12g，鸡苏散 12g，姜黄芩 4.5g，陈皮 6g，广郁金 9g，建曲 9g，川断 9g。4 剂。

二诊（3 月 26 日）：服药后热退（36.6℃），面浮渐消，思食，牙龈仍肿痛，自汗，夜寐不安，腰酸肢软，恶露不净，左腹侧疼痛较甚，舌苔黄腻，前半已化，脉细，再予疏理。制川朴 3g，苍术 3g，白术 3g，姜川连 3g，陈皮 3g，砂仁 3g，忍冬藤 12g，广郁金 9g，建曲 9g，川断 9g，鸡苏散 9g。4 剂。

三诊（4 月 2 日）：热退后小腹刺痛时作，溲黄便结，口干眩晕，头项疼痛，肢软麻木，胃纳已佳，脉平缓，舌红，苔薄黄腻。湿邪已化，热灼伤阴。生地黄 12g，桑椹子 12g，首乌藤 12g，忍冬藤 12g，桑枝 12g，桑寄生 12g，7 剂。

四诊：以养阴清热，疏理冲任为法，时有自汗，加黄芪 9g，防风 9g，调治 2 剂，诸症痊愈。

（选自《朱南孙妇科临床秘验》）

第九节　不　孕　症

【病例资料】

蒋某，女，30 岁，已婚未育。

主诉　未避孕而未怀孕 3 年。

【诊疗思路】

一、中医四诊

局部：

望　带下的量、色、质

——带下量多，色白、质稀。

闻　带下有无异味

——无。

问 1　结婚年龄，丈夫健康状况，既往是否曾经妊娠、避孕情况

——27 岁结婚，丈夫体健，既往未曾妊娠。婚后有正常性生活，未避孕 3 年而未怀孕。

问 2　月经情况

——月经 14 岁初潮，自初潮即月经推后，现 50～60 天一潮，3 天干净，量偏少，色暗淡，无痛经。末次月经于 2012 年 3 月 2 日，量、色、质同以往月经，现为月经第 5 天，已经净 2 天。

问 3 带下情况

——带下量多，质清稀，无异常气味，无外阴阴道瘙痒。

问 4 不孕的诊治情况

——2 年前曾在当地医院行性激素及盆腔 B 超检查，均未发现明显异常。2011 年上半年曾经两次氯米芬促排卵治疗，未能怀孕。2011 年 9 月子宫输卵管造影提示双侧输卵管通畅。

按 1 妇科检查

——外阴发育正常，已婚未产式；阴道通畅，分泌物量多、质稀；宫颈光滑，子宫大小正常，无压痛；双附件区未及明显异常。

按 2 第二性征发育是否正常

——第二性征发育正常，乳房无溢乳。

全身：

望 1 神、色、形、态

——得神，面色暗，体形适中，步态自如。

望 2 舌质、舌苔

——舌淡暗，苔白。

闻 1 有无呃逆、嗳气、太息等

——无。

闻 2 气味

——无。

问

——无恶寒发热，无头晕头痛；腰膝酸软，夜尿多，大便正常；纳差，小腹时常发冷，无腹痛腹泻。

切 脉象

——脉沉细尺弱。

二、辅助检查

男方精液常规 未见异常。

月经第 5 天性激素 FSH：5.12mIU/mL；LH：7.25mIU/mL；T：0.51ng/mL；PRL：20.28ng/mL；E2：29pg/mL；P：0.31ng/mL。

盆腔 B 超 子宫大小正常，内膜 0.6/2cm；双附件区未见异常。

三、诊断及辨证

诊断 中医：全不产。

西医：原发性不孕。

辨证 肾阳虚证。

四、鉴别诊断

暗产 是指早早孕期，胚胎初结而自然流产者。此时孕妇尚未有明显的妊娠反应，一般不易察觉而误认为不孕。《叶氏女科证治·暗产须知》曰："唯一月堕胎，人皆不知有胎，但谓不孕，不知其已受孕而堕也"。

五、病因病机

主症分析 本例主症是 3 年未避孕而未怀孕，月经后期、量少、色暗淡。患者未避孕而未怀孕 3 年。先天肾气不充，阳虚不能温煦子宫，子宫虚冷，以致不能摄精成孕。肾虚冲任失养，血海不充，故月经后期、量少、色暗淡。

次症分析 本例次症是面色暗，带下量多、色白、质稀，腰膝酸软，夜尿多，纳差，小腹时常发冷。腰为肾之府，肾阳不足，命门火衰，故面色暗、腰膝酸软。肾阳不足，阳虚内寒，带脉失约，任脉不固，故带下量多质稀。肾阳虚衰，不能下暖膀胱，膀胱失约而夜尿多。小腹为胞宫所居，胞络系于肾，肾阳虚衰，不能温煦胞宫，则小腹有冷感。舌淡暗，苔白，脉沉细尺弱为肾虚之征。

病机归纳 肾阳不足，命门火衰，阳虚气弱，肾失温煦。

六、治法方药

治法 温肾暖宫，调补冲任。

方药 温胞饮加减。巴戟天 12g，补骨脂 15g，菟丝子 15g，肉桂 6g，杜仲 9g，白术 12g，山药 15g，芡实 9g，党参 9g。7 剂。每日 1 剂，水煎，早晚 2 次分服。

七、预防与调护

不孕症应重视"未病先防""病中防变"和"病后防复"的"三级预防"措施，对"未病先防"尤为重视。可归纳为：

1. 遵循求嗣之道。在婚配、婚龄、聚精养血、交合有时、交合有节诸方面均要符合求嗣之道。

2. 调治痼疾。尤以种子先必调经和治疗带下病最为紧要。

3. 舒畅情志。夫妻之间的良好心态环境尤为重要。

4. 做好个人卫生预防感染。实行计划生育防流产。

【评述】

有正常性生活，未避孕一年未妊娠者，称为不孕症。未避孕而从未妊娠者称为原发性不孕，古称"全不产"；曾有过妊娠而后未避孕连续一年以上不孕者称为继发性不孕，古称"断绪"。

一、中医学认识

与原发性不孕症含义相近的命名，在《山海经》《神农本草经》《脉经》等书中称"无子"，《备急千金要方》中称"全不产"；继发性不孕在《备急千金要方》中称"断绪"。另外，与不孕有关的命名还有"绝产""绝嗣""绝子"等。

不孕最早见于公元前 11 世纪的《周易》，有"妇三岁不孕"的记载。《素问·骨空论》对不孕的病机作了扼要的阐述"督脉为病，其女子不孕"。自《内经》后，历代医家对本病进行了深入的研究，在很多医著中设立"求嗣""求子""种子"等门类。

东汉后期药物学专著《神农本草经》中有紫石英治"女子风寒在子宫，绝孕十年无子"，当归治"绝子"等记载。隋《诸病源候论·卷三十八》较早地认识到不孕同男女双方有关；并在卷三十九中把不孕分为"月水不利""月水不通""子脏冷""带下""结积"等五种"无子候"，广泛讨论了不孕发生的机理，其观点重视风寒致病、气血失调、血积子脏等。《景岳全书·妇人规》中广泛论述了孕育机理及对不孕的证治，其学术思想突出脾肾的观点；另外还强调情怀不畅，肝气郁结导致不孕。《傅青主女科·种子》列有不孕十条，在分型证治上有所发展，很注重不孕与肾虚之间的关系。

二、现代医学认识

不孕因素可能在女方、男方或男女双方。女方因素约占 40%，男方因素占 30% ~ 40%，男女双方因素占 10% ~ 20%。女性不孕因素以排卵障碍和输卵管因素居多，另有子宫因素和宫颈因素。男性不育因素主要是生精障碍与输精障碍，包括精液异常、性功能异常及免疫因素。男女双方因素包括性生活不正常、免疫因素及不明原因不孕症。

三、治疗关键

本病必须辨证与辨病相结合。辨证的重点，是审脏腑、冲任、胞宫之病位，辨气血、寒热、虚实之变化，还要辨病理因素痰湿与瘀血。辨病的重点是注重与不孕症有紧密联系的疾病。本病的治疗，历代医家均十分重视"调经种子"，因不孕症与月经的关系尤为密切，又因"肾主生殖"，故种子一般先补肾。治疗重点是温养肾气，调理气血，使经调病除，则胎孕可成。

四、转归与预后

不孕症的预后与患者的年龄、发育、不孕原因、病程长短等密切相关。一般而言，年轻、发育正常、功能性不孕、病程短者，预后较好；反之，年龄大、发育欠佳、器质性病变不孕症、病程长者，疗效较差。

五、名医经验

王某，32 岁，已婚，1972 年 7 月 13 日初诊。

婚后 7 年，迄未孕育。素来月经延后，量中色暗，常夹血块，经前两乳作胀，头晕泛恶，末次月经 1972 年 6 月 24 日，少腹胀痛不欲寐，带下色黄、黏浊臭秽，头疼，胁肋苦胀，日晡低热，西医诊断为"原发性不孕""双侧输卵管粘连"。按脉沉弦，舌暗，苔黄略腻。证属气滞血瘀、湿热蕴结，拟理气化瘀、清热解毒为主。

处方：醋柴胡 6g，香附米 9g，香郁金 4.5g，香白芷 4.5g，嫩紫苏 4.5g，紫丹参

15g，三棱 9g，莪术 9g，赤芍 9g，制乳香 2g，制没药 2g，穿山甲 6g，干虎杖 9g，败酱草 15g，山慈菇 12g。5 剂，水煎服。

二诊（7 月 19 日）：药后胁腹胀痛减轻，带下已少，头痛泛恶已除，已获效机，原方更进。前方去紫苏、山慈菇，加当归 9g，瓦楞子 9g，赤芍易白芍，6 剂，水煎服。药后月经准期而至，色量均可，血块减少，经前亦未见乳胀、腹痛等症，拟丸剂缓调，予小金丹、逍遥丸、得生丹各一付，每日早中晚分次白水送下，连服 20 天，并嘱下次月经前一周服二诊方 3 ~ 6 剂，经后仍服上述丸剂。调经 10 个月，又经妇检"双通"后即受孕。

（选自《哈荔田妇科医案医话选集》）

第十节　盆　腔　炎

【病例资料】

杨某，女，29 岁，已婚已育。

主诉　人工流产术后 6 天，下腹痛 2 天，伴发热 1 天。

【诊疗思路】

一、中医四诊

局部：

望 1　带下的量、色、质

——带下量多，色黄、质稠。

望 2　窥阴器检查

——窥阴器检查见阴道通畅，多量脓性分泌物；宫颈充血，脓性分泌物从宫颈口流出。

闻　带下有无异味

——带下气味臭秽。

问 1　腹痛及发热情况、诊疗经过

——6 天前在当地医院行人工流产术，2 天前突然出现下腹部掣痛，呈持续性，活动后加重。昨天上午出现恶寒发热，体温最高达 38.8℃。到当地医院就诊，予消炎痛栓塞肛后，腹痛缓解，体温下降至正常。今日中午又再出现下腹痛，急来我院就诊。

问 2　人工流产术后阴道出血情况

——6 天前人工流产，过程顺利。术后少量阴道出血，3 天干净。

问 3　阴道分泌物情况

——阴道分泌物量多、色黄、质稠、气味臭秽。

按 1　双合诊

——宫颈举痛，宫体压痛、活动受限；左附件区片状增厚，压痛明显；右附件区未及明显异常。

按 2　腹部触诊

——下腹部压痛、反跳痛。

全身：

望 1　神、色、形、态

——急性病容，面部潮红，辗转不安。

望 2　舌质、舌苔

——舌红、有瘀点，苔黄厚。

闻　有无呃逆、嗳气、太息等

——无。

问

——无恶心呕吐，无腹胀腹泻，无头痛；纳差，大便燥结，尿少色黄，无尿频尿急尿痛。

切　脉象

——脉弦滑。

二、辅助检查

血常规　白细胞计数：$15.6 \times 10^9/L$；中性粒细胞百分数：90.1%。

盆腔 B 超　子宫附件未见明显异常，子宫直肠窝可见少量游离液性暗区。

三、诊断及辨证

诊断　中医：盆腔炎。

　　　　西医：盆腔炎性疾病。

辨证　湿热瘀结证。

四、鉴别诊断

异位妊娠　输卵管妊娠流产、破裂者，腹腔内出血，临床表现为腹痛、阴道流血，甚至晕厥，与急性盆腔炎相似。盆腔炎者高热，白细胞明显升高。异位妊娠者 HCG（＋），后穹隆穿刺可抽出不凝固的积血。

五、病因病机

主症分析　本例主症是人流术后腹痛、发热及带下异常。患者人工流产术后 6 天，下腹痛 2 天，伴发热 1 天；带下量多，色黄、质稠，气味臭秽。流产术后，元气受损，湿热乘虚侵入冲任胞宫，湿热瘀结，故发热腹痛。湿热下注，任脉不固，带脉失约，则带下量多、色黄、质稠、气味臭秽。

次症分析　本例次症是纳差，大便燥结，尿少色黄。湿热内阻而纳差；热盛于内，灼伤津液，故尿少色黄，大便燥结。舌红、有瘀点，苔黄厚，脉弦滑，为湿热瘀结之象。

病机归纳　湿热乘虚侵袭，瘀结冲任胞宫。

六、治法方药

治法　清热利湿，化瘀止痛。

方药　仙方活命饮加减。金银花 15g，甘草 6g，当归 9g，赤芍 9g，皂角刺 9g，浙贝母 9g，防风 9g，白芷 6g，陈皮 9g，米仁 30g。7 剂，每日 1 剂，水煎，早晚 2 次分服。

七、预防与调护

1. 及时治疗下生殖道感染；加强公共卫生教育，提高公众对生殖道感染危害性的认识。

2. 严格掌握妇产科手术指证，术前认真消毒，术中无菌操作，术后做好护理，预防感染。

3. 及时治疗盆腔炎性疾病，防止后遗症发生。

4. 卧床休息，半卧位，应加强营养，选择易于消化的食品。

【评述】

盆腔炎是女性上生殖道的一组感染性疾病，主要包括子宫内膜炎、输卵管炎、输卵管卵巢脓肿、盆腔腹膜炎。炎症可局限于一个部位，也可同时累及几个部位，以输卵管炎、输卵管卵巢炎最常见。盆腔炎性疾病若未能得到及时、彻底治疗，可导致不孕、输卵管妊娠、慢性盆腔痛以及炎症反复发作，严重影响妇女的生殖健康。

一、中医学认识

中医古籍无盆腔炎之名，根据其临床特点，散见于"热入血室""带下病""妇人腹痛""癥瘕""不孕"等病证中。《金匮要略·妇人杂病脉证并治》云："妇人中风，七八日续来寒热，发作有时，经水适断，此为热入血室，其血必结，故使如疟状"，又有"妇人腹中诸疾痛，当归芍药散主之"。这两条经文的描述，可理解为有关盆腔炎的最早记载。《景岳全书·妇人规》云："瘀血留滞作癥，唯妇人有之，其证则或由经期，或由产后，凡内伤生冷，或外受风寒，或恚怒伤肝，气逆而血留……总由血动之时，余血未净，而一有所逆，则留滞日积，而渐以成癥矣"，此论述与慢性盆腔炎症的发病与临床特点相似。

二、现代医学认识

盆腔炎性疾病可因炎症轻重及范围大小而有不同的临床表现。轻者无症状或症状轻微。常见症状为下腹痛、发热、阴道分泌物增多。腹痛为持续性，活动或性交后加重。若病情严重可有寒战、高热、头痛、食欲缺乏。月经期发病可出现经量增多、经期延长。若有腹膜炎，则出现消化系统症状如恶心呕吐、腹胀腹泻等。若有脓肿形成，可有下腹包块及局部压迫刺激症状。包块位于子宫前方可出现膀胱刺激症状，如排尿困难、尿频，若引起膀胱肌炎还可有尿痛等；包块位于子宫后方可有直肠刺激症状；若在腹膜外可致腹泻、里急后重感和排便困难。若有输卵管炎的症状及体征并同时有右上腹疼痛者，应怀疑有肝周围炎。

三、治疗关键

该病发病急，病情重，病势凶险。病因以热毒为主，兼有湿、瘀，临证以清热解毒为主，祛湿化瘀为辅。治疗须及时、彻底，积极结合西医治疗方法，不可延误。

四、转归与预后

急性盆腔炎经及时有效的治疗，多可在短期内治愈，若失治误治，病势加重，可发展为腹膜炎、败血症、休克，甚至死亡；治疗不及时，多转为慢性，长期腰腹部疼痛，带下量多，常影响生育。

五、名医经验

杨某，女，26 岁，已婚。

就诊日期：1983 年 3 月 5 日。

主诉：清宫术后阴道流血不净半月，腹痛 3 天。

现病史：患者半年前流产，清宫术后血淋漓不尽，腹部剧痛 3 天就诊。痛处拒按，伴发热寒战，体温 39.6℃，头痛，泛恶不吐，烦躁口渴，带下如脓，其气臭秽，大便干结，尿频色赤。舌红，苔黄腻，脉滑数。

妇科检查：双侧附件增厚与子宫粘连成块，压痛及反跳痛明显。血常规：WBC：18.6×10^9/L。

诊断：急性盆腔炎。

辨证：热毒瘀滞，蕴结下焦。

治法：清热解毒，活血化瘀。

方药：金银花 15g，连翘 15g，红藤 15g，柴胡 10g，生地 15g，赤芍 10g，丹皮 10g，白花蛇舌草 15g，枳实 10g，桃仁 10g，大黄 10g（后下），马鞭草 15g，生甘草 6g。6 剂，水煎服，1 日 2 剂。

二诊：服药后腹泻 3 次，泻后高热渐退，腹痛显著，头痛、恶心亦轻，舌红苔黄腻，脉滑数。瘀热尚未清除，守前方去金银花、连翘、大黄，加败酱草 15g，生薏仁 15g。6 剂，水煎服，日 1 剂。

三诊：身热已退，腹痛微轻，带下亦少，唯感小便频数，尿道有灼热感，少腹坠胀，舌红苔黄，脉滑数。为湿热移于小肠，再拟清利下焦湿热，用八正散加减。处方：生地 15g，木通 10g，瞿麦 10g，鱼腥草 15g，白茅根 15g，车前子 15g，栀子 10g，小蓟 12g，萹蓄 15g，六一散（包）15g，琥珀（吞）1.5g，3 剂，水煎服。

四诊：服药后尿频减少，小便通畅，尿道口已不痛，但仍有腰酸，再拟丸药调治，用知柏地黄丸，日服 2 次，连服 1 个月症状消失。

（选自《贺兴东·当代著名中医典型医案集妇科分册》）

第三章　儿科疾病

【诊疗关键】

1. 通过望闻问切，并结合辅助检查，完善病例资料。
2. 综合分析，明确疾病的中西医诊断。
3. 通过八纲辨证，分析各病的病因病位病性病机，最后确定治法方药，并指导预防调护。

第一节　感　　冒

【病例资料】

患儿，女，4岁。

主诉　发热1天。

【诊疗思路】

一、中医四诊

望1　神、色、行、态

——得神，面色正常，体态自如，精神尚可。

望2　局部

——流涕，量少色清，咽不红，扁桃体不肿大，无化脓灶。

望3　舌质、舌苔

——舌淡红，苔薄白而润。

闻　气味

——无口臭，无大便酸臭。

问

——发热，T：39.0℃，无汗出，发热时手足发凉，无咽痛，无咳嗽，无颌下淋巴结肿大；胃纳可，大便正常。

切　脉象

——脉浮而有力。

二、辅助检查

血常规　白细胞计数：7.8×10^9/L；中性粒细胞百分数：18%；淋巴细胞百分

数：70.1%。

C反应蛋白 <1mg/L。

三、诊断及辨证

诊断 中医：感冒。

西医：急性上呼吸道感染。

辨证 风寒证。

四、鉴别诊断

咳嗽 部分咳嗽患儿，早期也可以有发热，体温可高可低，但其主要症状是咳嗽，且咳嗽比较频繁。双肺呼吸音稍粗，或可及干性啰音。

肺炎喘嗽 部分患儿早期可有发热，其主要症状是咳嗽、喘促，双肺呼吸音粗，可闻及固定性湿啰音。胸片可见片状或大片状阴影。

五、病因病机

主症分析 本病的主症是发热、手足凉、无汗。患儿感于风寒之邪，邪客肌表，阳气内郁，邪正相争可发热；因寒主收引，故无汗；寒伤阳气，故手足凉。

次症分析 本病的次症是清涕。寒客于表，肺卫失于宣发，津液失于敷布，故发为清涕。

病机归纳 寒邪客表。

六、治法方药

治法 辛温解表。

方药 荆防败毒散加减。荆芥6g，防风6g，苏叶9g，辛夷9g，陈皮6g，生甘草3g。2剂。每日1剂，水煎，早晚2次分服。

七、预防与调护

1. 鼓励孩子多饮水，以利于发汗。
2. 饮食清淡，避免强迫进食，以防止发生食积。
3. 注意保暖，以帮助出汗，并防止再次着凉。

【评述】

感冒是感受外邪引起的一种常见的外感疾病，以发热、鼻塞流涕、喷嚏、咳嗽为主要临床特征。感冒又有"伤风"等名称。本病可见于西医学急性上呼吸道感染。任何年龄皆可发病，婴幼儿更为多见。本病一年四季均可发生，以气候骤变及冬春时节发病率较高。

一、中医学认识

关于感冒的认识，中医古文献中记述颇多，"感者触也，冒者罩也"。中医认为感冒的发生，多是外感六淫之邪所致。小儿为稚阴稚阳之体，故易于感染外邪而发病。《幼幼集成·发热证治》："小儿无故发热，多由外感风寒。其证喜人怀抱，畏缩，恶风寒，不欲露出头面，面带惨色，不渴，清便自调，吮乳口不热。或鼻塞流涕，或喷嚏，浑身拘急，此表热也。初起时一汗可解。"对于表证的主要临床表现进行了描述，并对该病的治疗方法进行了概述，治疗的主要大法是汗法。《婴童类粹·伤寒论》："夫小儿伤寒与大人无异，所兼者惊、积而已。"对小儿感冒进行了纵深论述，认为小儿感冒除了与成人相一致的临床分型外，还可能出现夹惊、夹滞等表现。

二、现代医学认识

现代医学认为，本病的发生主要是由于小儿体内免疫水平较低，故易于感染。致病因素主要是病毒，其中少部分也可能有细菌感染。病毒或细菌在上呼吸道黏膜繁殖，引起局部炎症，从而引起发热、流涕等卡他症状。

三、治疗关键

早期治疗，透邪外解，主要方法是汗法。治疗得当，可以一汗而解。如迁延日久，可以出现寒热证型的转变。

四、转归与预后

该病属于表证，是邪气较浅的疾病阶段，如果能早期及时有效治疗，往往可以收到满意的疗效。临床必须以辨证为前提。如果滥用抗生素或中药的清热解毒药，每易伤及阳气，令病不解，甚至促进疾病进一步发展，如发展为咳嗽、肺炎喘嗽等病。

五、名医经验

任某，男，3岁。初诊：2000年3月9日。

主诉：发热1天。

现病史：昨晨起发热，鼻塞不通，无汗，不咳。查体：T38.6℃，咽充血，扁桃体Ⅱ度，无渗出，心肺无殊，苔薄白腻，脉数。

辨证：感冒风邪，客于肺卫，卫表失司，卫阳被遏，咽喉不利。

治法：发散解表，通窍利咽。

方药：麻黄9g，桂枝9g，生甘草6g，白芍9g，生姜3片，细辛3g，辛夷5g，苍耳子9g，淡豆豉10g，荆芥10g，防风10g，射干5g，马勃（包）3g。

服药3剂，热退，鼻通。

[陈黎．朱瑞群儿科验案六则．中医文献杂志，2005，(4)：50]

第二节　咳　　嗽

【病例资料】

患儿，男，5岁。

主诉　咳嗽 8 天。

【诊疗思路】

一、中医四诊

望 1　神、色、形、态
——得神，面色正常，体态自如，精神尚可。
望 2　局部
——咽无红肿，无流涕，痰色白量多。
望 3　舌质、舌苔
——舌质淡，舌体稍胖大，苔白而稍厚。
闻　咳嗽、呼吸音等
——咳嗽较多，音浊，有痰；双肺呼吸音粗，可闻及少许干性啰音，未闻及固定性湿啰音。
问
——无发热，咳嗽稍多，有痰，稍多，易于咳出，色白，汗出不多，无明显乏力；胃纳尚可，大便稍稀，一日 2 次。
切　脉象
——脉缓。

二、辅助检查

血常规　白细胞计数：$6.8 \times 10^9/L$；中性粒细胞百分数：38%；淋巴细胞百分数：60.1%。
C 反应蛋白　<1mg/L。
X 线片　双肺纹理增多。

三、诊断及辨证

诊断　中医：咳嗽。
　　　西医：急性支气管炎。
辨证　痰湿证。

四、鉴别诊断

肺炎喘嗽　肺炎喘嗽的主要症状也是咳嗽，但部分患儿可能出现气促，在听诊方面，双肺可闻及固定性湿啰音，胸片可见点片状或大片状阴影。
哮喘　哮喘早期以咳嗽为主，但肺部可闻及哮鸣音。此类患者的喘息病史大于或等于 3 次。

五、病因病机

主症分析　主症是咳嗽。肺气不降故咳嗽。

次症分析　次症是痰稍多，易于咳出，色白，大便稍稀，脉缓。患儿痰湿内盛，故痰多色白量多，大便稍稀。

病机归纳　痰湿内阻，肺失肃降。

六、治法方药

治法　燥湿化痰。

方药　二陈汤加减。前胡 9g，杏仁 6g，陈皮 9g，生甘草 3g，制半夏 9g，茯苓 15g。3 剂。每日 1 剂，水煎，早晚 2 次分服。

七、预防与调护

1. 饮食清淡，以防过食伤脾，滋生痰湿。
2. 注意空气流通，保持一定的温度和湿度。
3. 注意经常拍背以帮助排痰。

【评述】

咳嗽作为一个独立的症状，可以见于许多外感、内伤疾病及传染性疾病中。我们所说的咳嗽是小儿常见的一种肺系病证，可见于西医学的气管炎、支气管炎。本病一年四季均可发生，天气变化时发病率居高。任何年龄小儿皆可发病，以婴幼儿为多见。本病一般预后良好，若治疗不当，可发展为肺炎喘嗽。

一、中医学认识

《幼幼集成·咳嗽证治》："五脏六腑皆令人咳。然必脏腑各受其邪而与之，要终不离乎肺也。但因痰而嗽者，痰为重，主治在脾。因咳而动痰者，咳为重，主治在肺。"咳嗽之为病，一般分为外感、内伤两大类，主要病位在于肺脾二脏。两类咳嗽的临床表现及治疗有很大的差别，《万氏秘传片玉心书·咳嗽门》："要知治嗽大法，依时认症扶持，春天外感证无疑，夏是炎上火气，秋则肺伤湿热，冬为风冷相随，相时而动作良医，对症依方用剂……大抵实者当下，虚则补药为宜，寒者温散药中推，热证清凉为贵，风则尤当发散，停痰消逐宜施，初间止涩莫投之，总要化痰顺气。"故在治疗上，要根据辨证的不同，予以不同的施治。其总的治疗，还是虚则补之、实则泻之，正如《小儿药证直诀·咳嗽》所说，"治嗽大法，盛则下之，久则补之，更量虚实，以意增损"。

二、现代医学认识

咳嗽可见于西医学的支气管炎。该病是由于细菌或病毒侵袭支气管黏膜所引起的炎症性疾病，早期表现为干性咳嗽，后期表现为湿性咳嗽。该病可继发于上呼吸道感染，如果病情进一步发展，可以引起下行性感染，发展为肺炎。

三、治疗关键

宣肃肺气为本病的治疗原则。外感咳嗽，仍以祛邪为主。内伤咳嗽，以痰多为主，急则治其标，以化痰为主，兼以清肃肺气。后期肺脾气虚者，缓则治其本，当以补益肺脾为主。

四、转归与预后

本病经治疗，可以治愈。如果治疗不当，可以下行性感染到肺泡，引起支气管肺炎。

五、名医经验

周某，男，7岁。

主诉：咳嗽反复发作2月余。

现病史：咳嗽，夜间为甚，咳甚则呕吐痰涎，每因气候骤变或饮食生冷、肥甘厚腻之物而诱发或加剧。多次服用抗生素及止咳水等，效果不佳。现咳嗽阵作，咳声重浊，喉中痰鸣，咳痰不爽，偶咳出黄白黏痰，纳可，二便无殊。舌淡红，苔白厚腻，脉滑有力。胸片示肺纹理增多、增粗。

诊断：咳嗽（西医：急性支气管炎）。

辨证：痰浊蕴肺。

治法：健脾化痰止咳。方药：杏仁10g，苏子10g，茯苓10g，川贝10g，炙枇杷叶10g，橘红10g，姜半夏6g，枳壳6g，桔梗6g，炙甘草4g。

服药5剂，咳减，咳声清爽。继以六君子汤调理。

［张志敏，刘健. 江育仁教授儿科治咳经验. 四川中医，2001；19（3）：9］

第三节 积 滞

【病例资料】

患儿，男，5岁。

主诉 纳差、腹痛8天。

【诊疗思路】

一、中医四诊

望1 神、色、形、态

——得神，面色正常，体态自如，形体适中，精神尚可。

望2 舌质、舌苔

——舌质淡，舌体适中，苔白而稍厚。

闻 气味

——有口臭；大便稍有酸臭味。

问

——饮食不节，胃纳较差，时有恶心呕吐，呕吐物为胃内容物；大便稍稀，一日2

次，便前偶有腹痛，便后痛减。

切　脉象

——脉缓。

二、辅助检查

大便常规　未见异常。

三、诊断及辨证

诊断　中医：积滞。

　　　西医：消化不良。

辨证　食积内停证。

四、鉴别诊断

厌食　厌食只有一个症状，不喜进食或见食不贪，无腹胀腹痛、恶心呕吐、嗳腐吞酸等。

疳证　除了积滞的症状外，形体消瘦，体重明显下降可达到 10% 以上。

五、病因病机

主症分析　主症是纳差，腹痛。食积不化，气滞不行，故纳差，腹痛。

次症分析　次症是口臭，恶心呕吐，大便酸臭。食积不化，故口臭，大便酸臭。胃气上逆，故恶心呕吐。苔白而稍厚，为食积之象。过食史亦为伤食之佐证。

病机归纳　脾胃受损，纳化失和，食积不化，气滞不行。

六、治法方药

治法　消积导滞。

方药　保和丸加减。神曲 9g，山楂 9g，麦芽 9g，陈皮 6g，制半夏 6g，炒莱菔子 9g。3 剂。每日 1 剂，水煎，早晚 2 次分服。

七、预防与调护

1. 指导家长合理喂养，不可过食，也不可强迫进食。
2. 养成良好的进食习惯。
3. 注意饮食结构，尽可能减少或避免糖、饮料、小食品等垃圾食品的摄入。

【评述】

积滞是指小儿内伤乳食，停聚中脘，积而不化，气滞不行所致的一种胃肠疾患。以不思乳食，食而不化，脘腹胀满，嗳气酸腐，大便酸臭为特征。又名"食积""食滞""乳滞"等。各种年龄均可发病，尤以婴幼儿最为多见。禀赋不足，脾胃素虚，人工喂养及病后失调者更易罹患。本病一般预后良好，少数患儿可因迁延失治，最终转化为营养不良。

一、中医学认识

中医对积滞的认识较早,《诸病源候论·小儿杂病诸候》:"小儿食不可过饱,饱则伤脾,脾伤不能磨消于食,令小儿四肢沉重,身体苦热,面黄腹大是也。"该段论述明确提出小儿积滞的主要病因是饮食过量,不管是乳,还是食,只要过量,都有可能伤脾,引起积滞。《医宗金鉴·幼科心法要诀》:"夫乳与食,小儿资以养生者也。胃主纳受,脾主运化,乳贵有时,食贵有节,可免积滞之患。若父母过爱,乳食无度,则宿滞不消而疾成矣。"因为该病是由于食积导致的,故在治疗上,必须以消积为主。《幼幼集成·食积证治》:"夫饮食之积,必用消导。消者,散其积也;导者,行其气也。脾虚不运则气不流行,气不流行则停滞而为积。或作泻利,或作痞,以致饮食减少,五脏无所资禀,血气日愈虚衰,因而危困者多矣,故必消而导之。"

二、现代医学认识

积滞一病,可见于西医学的消化不良。西医学认为,该病的发生可能与胃肠消化酶类的分泌不足有关。积滞一病也包括西医的胃肠功能紊乱、功能性腹痛等疾病。

三、治疗关键

消积导滞是本病的治疗大法。本病的病因是伤食,故在治疗时,一定要指导家长合理喂养,避免再次伤食。

四、转归与预后

食积如果治疗得当,可以短期治愈。如果长期不愈,进一步迁延,耗伤气血,可引起疳证。

五、名医经验

唐某,男,3 岁。初诊:1999 年 9 月 24 日。

主诉:纳少伴腹胀 3 月余。

现病史:患儿近 3 月来纳少,腹胀时有腹痛,间见呕吐食物,气味酸臭,大便尚调。患儿无发热,口微渴,烦躁,夜寐欠安,手足心热。查体:精神欠活泼,面色欠润,咽稍红,腹胀满。舌红,苔稍黄较厚,脉弦滑。

诊断:积滞(西医:消化不良)。

辨证:食积。

治法:消积化食,和中导滞。方药:陈皮 5g,清半夏 5g,神曲 10g,山楂 5g,胡黄连 3g,川厚朴 5g,槟榔 10g,桔梗 5g,苏梗 5g,炒麦芽 5g,萝卜子 10g。

服药 8 剂,纳可,便调,无腹胀及腹痛,精神面色较好,寐亦安。

(选自《汪受传儿科医论医案》)

第四节 腹 泻

【病例资料】

患儿，女，8个月。
主诉 腹泻10余天。

【诊疗思路】

一、中医四诊

望1 神、色、形、态
——精神稍软，面白，体态自如。
望2 排泄物
——大便蛋花汤样，色淡黄，量多，无不消化样物。
望3 舌质、舌苔
——舌质淡，舌体稍胖大，有齿痕，苔薄白而润。
闻 气味
——无口臭，无特殊气味。
问
——大便一日3～5次，量中等，食后即便，便前无哭闹，小便量正常，胃纳稍差。
按 腹部
——无压痛、反跳痛及肌紧张。
切 指纹
——淡红，隐现于风关。

二、辅助检查

大便常规 黄色稀便，余未见异常。
大便轮状病毒 阴性。
大便隐血 阴性。

三、诊断及辨证

诊断 中医：腹泻。
　　　 西医：肠炎。
辨证 脾虚证。

四、鉴别诊断

痢疾 多发生在夏秋之季，有脓血便，发热。大便常规：可见脓血便。大便培养：

可见志贺杆菌生长。

五、病因病机

主症分析　脾气健运失职，故为腹泻。

次症分析　患儿久病伤脾，脾气虚，失其升清之职，故食后即便，大便色淡黄，无特殊臭味。纳差亦为脾虚之征。

病机归纳　脾气不足，失于健运。

六、治法方药

治法　健脾益气，化湿止泻。

方药　异功散加减。党参3g，白术3g，茯苓9g，陈皮3g，山药9g。3剂。每日1剂，水煎，早晚2次分服。

七、预防与调护

1. 节制饮食，合理喂养。
2. 多饮水。

【评述】

腹泻是由多种外感、内伤因素引起，以大便次数增多、粪质稀薄或如水样为特征的一种小儿常见病。2岁以下小儿发病率高。本病一年四季均可发生，以夏秋季节发病率为高。不同季节发生的腹泻，表现有所不同。西医学将腹泻分为感染性腹泻和非感染性腹泻两类。轻者治疗得当，预后良好；重者下泻过度，可能会造成脱水；久泻迁延不愈者，可引起体重下降，重者形成营养不良。

一、中医学认识

小儿腹泻主要病位在于脾胃，这一点古代医家早有所认识，《小儿卫生总微论方·吐泻论》："小儿吐泻者，皆由脾胃虚弱，乳哺不调，风寒暑湿，邪干于正所致也。"病因是多种的，可以是外感，也可因饮食不当引发。针对不同病因，其治疗也有所不同。《幼科全书·泄泻》："凡泄泻皆属湿。其证有五，治法以分利升提为主，不可一例混施。"如果进一步划分，其病因还有多种，《古今医统·幼幼汇集》："泄泻乃脾胃专病，凡饮食、寒、热三者不调，此为内因，必致泄泻，又《内经》所论，春伤风，夏飧泄；夏伤暑，秋伤湿，皆为外因，亦致泄泻。医者当于各类求之，毋徒用一止泻之方，而云概可治，此则误儿，岂浅云耳？若不治本，则泻虽暂止而复泻，耽误既久，脾胃益虚，变生他证，良医莫救。"在治疗上，当分别虚实，随证施治。

二、现代医学认识

腹泻可见于现代医学的肠炎，是儿科常见病。该病分为感染性与非感染性疾病两大类，感染性肠炎分为细菌性和病毒性两大类。除了细菌感染性肠炎外，其他肠炎的治疗，均不需要使用抗生素。

三、治疗关键

止泻是治疗本病的最终目的，根据病因的不同，补虚泻实。其中化湿是本病的基本治疗方法之一。本病有外邪时，不可过早使用涩肠止泻药物，以防邪恋不解。

四、转归与预后

腹泻病，如果治疗得当，效果良好，否则易致迁延，甚至引起脱水，久不愈，可引起营养不良。

五、名医经验

周某，女，6个月。初诊：1986年3月28日。

主诉：腹泻1周。

现病史：患儿1周前无明显诱因出现腹泻，为稀水便，夹有不消化奶瓣，气味不臭，无黏液及脓血，日行3～4次。曾自服"妈咪爱"等无效。现症基本同前，无发热，纳呆，尿量稍少。查体：神清，精神稍软，面黄无华，口唇不红，皮肤弹性可，咽稍红，舌淡红，苔白厚腻，指纹淡。辅检：大便常规示稀水便，有不消化奶瓣，余无殊。

诊断：泄泻（西医：婴幼儿腹泻）。

辨证：脾虚泻。

治法：健脾止泻。方药：七味白术散加减：藿香5g，葛根3g，白术10g，茯苓10g，木香3g，桔梗5g，神曲5g，党参10g，甘草3g。

服药2剂，泻止，纳可，精神反应好。

（选自《汪受传儿科医论医案》）

第五节　便　　秘

【病例资料】

患儿，女，3岁。

主诉　便秘1年余。

【诊疗思路】

一、中医四诊

望1　神、色、形、态

——得神，面色正常，体态自如，精神尚可。

望2　排泄物

——大便头部稍粗大，后部稍干或正常，色黄；唇色稍红。

望3　舌质、舌苔

——舌质稍红，苔薄白而少、欠润。

闻　气味

——无口臭。

问

——大便排便间隔时间为 2～3 天，排出偶有困难，未用过开塞露；排便后，食欲好，2～3 天不排便则食欲下降。饮食结构：肉类多，蔬菜少，粗纤维进食量明显不足。

按　腹部

——无压痛，未触及粪块。

切　脉象

——脉稍欠有力。

二、辅助检查

大便常规　未见异常。

三、诊断及辨证

诊断　中医：便秘。

　　　西医：便秘。

辨证　肠燥证。

四、病因病机

主症分析　主症是大便干燥。肠道津伤，故大便干结。

次症分析　次症是食欲下降。患儿平素纤维类饮食少，多食厚味，滋生内热，故易伤津化燥。唇色稍红，舌质稍红，苔薄白而少、欠润，脉稍欠有力，均为有热盛伤津之象。

病机归纳　肠津不足，传导不利。

五、治法方药

治法　养阴润燥，理气通便。

方药　五仁汤加减。柏子仁 6g，松子仁 6g，郁李仁 6g，杏仁 6g，桃仁 6g，陈皮 6g。3 剂。每日 1 剂，水煎，早晚 2 次分服。

六、预防与调护

1. 多饮水。
2. 调整饮食结构，多进粗纤维饮食。
3. 多做户外运动。

【评述】

便秘是儿科的常见病和多发病，其临床特征是以大便干燥，或排出困难，或排便间隔时间延长为主要症状。便秘包括器质性便秘与功能性便秘两大类。

该病的发生呈上升趋势，可能与儿童食谱和生活习惯的改变有关，如粗纤维类饮食明显减少，日常活动量明显不足等。该病经过合理治疗，一般预后良好，儿童长期顽固性便秘，可能会增加痔疮的发病率。

一、中医学认识

便秘一病，古称便燥、大便干等，《婴童百问·大便不通》曰："小儿大肠热，乃是肺家有热在里，流入大肠，以致秘结不通，乃实热也。当以四顺清凉饮（赤芍、当归、甘草、大黄）加柴胡，热甚者加山栀、黄芩流利之。"便秘与肠热有关，与食积也有一定的关系，《保婴撮要·大便不通》"小儿食膏粱之味，大便不通，饮冷发热，用清凉饮加大黄而通，后饮食停滞，腹痛大便不通，用保和丸而痛止，再煎槟榔汤送保和丸，一服而便通。"在便秘的治疗中，一定要重视病因治疗。

二、现代医学认识

便秘一病，分为器质性和功能性两大类，我们所说的便秘通常是指功能性便秘。便秘的发生与个人体质关系较密切，与小儿喂养有一定的关系，牛奶喂养者，便秘发生率稍高。另外，粗纤维饮食偏少者，活动量偏少者，也容易发生便秘。

三、治疗关键

以通下为主要治法，根据病因不同，辨证施治。治疗本病时，不可过下，以免伤正。

四、转归与预后

轻症便秘，容易治愈，有的通过改变生活方式，也可以得到改善。重症者，治疗周期要长，部分患儿易于反复。如果长期便秘得不到纠正，可能会引起肛裂、出血，严重者可以出现脱肛。

五、名医经验

哈某，男，4岁6月，初诊：2010年1月5日。

主诉：大便干结半月。

现病史：该患儿大便干结半月，面色少华，纳食欠佳，脘腹胀闷不适，偶腹痛，眠可，小便尚可。查体：精神欠佳，咽红，白睛有蓝斑，唇内有颗粒状小疹，指甲有白斑，舌质淡红，苔花剥，根部苔厚稍黄，脉细。

辨证：血虚肠燥，气滞虫扰。

治法：润肠通便，消食化虫。方药：用润肠丸合济川煎加减：生地黄15g，当归10g，赤白芍各10g，火麻仁10g，枳壳6g，升麻6g，桃杏仁各10g，莱菔子6g，乌梅10g，花椒3g，使君子10g，焦三仙各10g，槟榔6g，胡黄连6g，苦楝皮10g，炙甘草3g。共6剂，水煎服。

服药后，患儿症状明显减轻，大便较前质软，排便周期缩短。上方去花椒、槟榔、胡黄连、苦楝皮，加鸡内金10g，肉苁蓉10g，水煎服。继服6剂后痊愈。

[杨绍心. 张士卿治疗便秘经验. 北京中医药，2010，29（10）：754－755]

第六节 腹 痛

【病例资料】

患儿，女，5 岁。
主诉 腹痛 1 天。

【诊疗思路】

一、中医四诊

望 1 神、色、形、态
——得神，面色稍黄，体态自如，精神尚可。
望 2 舌质、舌苔
——舌质淡，苔薄白而润。
闻 气味
——无口臭。
问
——腹痛，以脐周痛为主，偶有疼痛；当天曾吃冰激凌，无暴饮暴食史；无腹泻、呕吐，无发热。
按 腹部
——平软，无明确压痛点。
切 脉象
——脉弦而有力。

二、辅助检查

B 超 肝、胆、胰、双肾、输尿管未见异常。
血常规 白细胞计数：6.7×10^9/L；中性粒细胞百分数：52%；淋巴细胞百分数：47%。
血、尿淀粉酶 均在正常范围。

三、诊断及辨证

诊断 中医：腹痛。
　　　西医：功能性腹痛。
辨证 腹部中寒证。

四、鉴别诊断

阑尾炎 患儿转移性右下腹痛，麦氏点压痛阳性，血常规中白细胞计数升高，腹部 B 超可见右下腹阑尾处炎性病灶。

胰腺炎 腹痛以左上腹为主，暴饮暴食史，过食油腻病史，伴有恶心呕吐，血淀粉酶升高。

五、病因病机

主症分析 本病的主症是脐周痛为主。患儿有进食冰激凌病史，受凉后，寒主收引，故腹痛。因受凉轻微，故腹痛不重。

次症分析 患儿除腹痛外，无其他不适。

病机归纳 饮食生冷，腹部中寒。

六、治法方药

治法 温中散寒，理气止痛。

方药 香附丸加减。木香 6g，丁香 6g，香附 6g，当归 6g，川芎 3g。3 剂。每日 1 剂，水煎，早晚 2 次分服。

七、预防与调护

1. 注意腹部保暖。
2. 避免生冷饮食。

【评述】

腹痛是小儿时期常见的一种临床症状，可由多种疾病引起，以胃脘以下、脐之四旁以及耻骨以上部位发生疼痛为主要症状。疼痛发生于胃脘以下、脐部以上部位者为大腹痛；发生于脐周部位者为脐腹痛；发生于小腹两侧或一侧者为少腹痛；发生于脐下腹部正中者为小腹痛。本病可发生于任何年龄与季节，年长儿多能自诉腹部疼痛，婴幼儿往往不能正确表达，常以无故啼哭为临床表现。

一、中医学认识

《保婴撮要·腹痛》："小儿腹痛，口中气冷，不思饮食，脾土虚寒也，用调中丸主之。口中气温，大便酸臭，积痛也，用下积丸治之。面赤壮热，或手足并热，实热也，用泻黄散泻之。面黄微热，或手足并温，虚热也，用异功散补之。若作渴饮汤，胃气虚热也，用白术散。若痛连两胁，肝木乘脾也，用四君子汤加柴胡、芍药。若腹痛重坠，脾气下陷也，用补中益气汤。若手足指冷，或吃逆泄泻，寒水侮土也，用六君、炮姜、肉桂；不效，急加附子。若服克滞之药，致腹作痛，按之不痛，脾气复伤也，用五味异功散。中脘痛者，属脾。少腹痛者，属肾。按之痛者为积滞；不痛者为里虚。积滞者消之；里虚者补之。"

二、现代医学认识

中医所说的腹痛，主要是指现代医学的功能性腹痛。该病病因不清，西医无特殊治疗方法。

三、治疗关键

理气止痛为本病的主要治法，并注意对因治疗。

四、转归与预后

功能性腹痛大部分可以治愈，久治不愈者，会影响生活质量。

五、名医经验

张某，男，5岁。

主诉：反复阵发性腹痛3年余。

现病史：患儿腹痛反复发作，为阵发性，每遇饮冷或受凉后即发，以脐周为甚，每次发作约10分钟左右，严重时可达1～2小时，发作间歇期一切正常。近1年来有加重趋势，发作时面色苍白，出冷汗，滚翻哭闹，饮食减少，精神欠振。腹痛发作时，经用腹部热敷或用阿托品等解痉剂可暂缓。先后多次试用过驱虫剂均无效。舌质淡，苔薄白，脉弦涩。

诊断：腹痛，中寒型（西医：小儿肠痉挛）。

治法：温中散寒，调气理滞，和血通络。方药：《证治准绳》正气天香散加味。制香附6g，台乌药6g，紫苏梗6g，淡干姜6g，青陈皮各6g，炒白芍12g，炙甘草6g，炒枳实6g，延胡索6g。

服用7剂，患儿腹痛症状消失，随访1年未发。

[蔡寅寿.温中理气法治疗小儿腹痛举隅.江苏中医，1996.17（2）：17-18]

第四章 眼科疾病

【诊疗关键】

1. 在中医眼科望闻问切四诊中，重在望、问与切诊。

2. 望诊的重点是在眼部，其次是望舌、颜面、形体及其他；问诊主要是询问与眼病有关的病史与自觉症状，包括眼部与全身的临床症状，特别应详细了解发病过程、发病特点、伴随症状以及治疗情况；切诊亦需以眼部触诊为主，切脉多于问诊与眼部望、触诊之后。

3. 利用现代科学仪器（尤其是光学仪器）进行眼部检查，是望诊和切诊的发展。检查中务必注重眼部体征。

4. 临证辨治时，应以中医眼科独特的五轮辨证，结合八纲辨证、脏腑辨证及卫气营血辨证等法，分析各病的病因病机，从而整理出治法方药。

第一节 针 眼

【病例资料】

李某，男，18 岁，学生。

主诉 右眼上眼皮红肿痛 2 天。

【诊疗思路】

一、中医四诊

局部：

望1 胞睑有无红肿，红肿范围有多大，有无脓头，有无破溃

——右眼上胞睑中内 1/3 近睑缘处局部红肿，如麦粒大小，边界欠清，无脓头，无破溃。

望2 两眦皮肤有无潮红、糜烂

——两眦皮肤无潮红，无糜烂。

望3 白睛有无红赤、浮肿

——无。

望4 黑睛有无混浊

——无。

望5 瞳神有何变化

——瞳神大小及色泽无变化。

望6 眼部视力检查、电脑验光情况如何

——视力检查：远视力右眼 0.8 + ，左眼 1.0。电脑验光：右眼 – 0.25D，左眼 0.00D。

问1 发病时间、地点及眼别情况如何

——发病前因准备考试多日熬夜，并有轻度感冒，2 天前清晨在家起床时发觉右眼上胞睑不适，微有痒痛。

问2 发病后的诊疗过程怎样

——发病当日因学习紧张未曾就诊，次日右眼上胞睑皮肤局部疼痛逐渐加重，直至今日仍未见好转，故赶来医院求诊。

问3 右眼发病后是否有视物模糊等其他症状？

——无。

按1 胞睑硬结的大小、边界、质地、活动度如何？有无压痛、波动感

——右眼上胞睑近睑缘处的皮肤面可触及一颗硬结，形似麦粒，边界不清，质稍硬，无明显活动度，轻度压痛，无波动感。

按2 眼珠软硬度如何

——眼珠软硬适中。非接触性眼压计检查：右眼 15mmHg，左眼 17mmHg。

全身：

望1 神、色、形、态

——得神，面色可，体形正常，步态自如。

望2 舌质、舌苔

——舌质红，苔薄黄。

闻 气味

——无。

问

——无恶寒发热，T：37.4℃，无汗；无头昏，二便如常；食欲尚可，无胸闷气短，无腹痛腹泻；无耳聋耳鸣，略有咽干；发病前因学习紧张，多日熬夜。

按 耳前淋巴结质地、边界、光滑度、活动度如何

——未触及。

切 脉象

——脉浮数。

二、辅助检查

血常规 白细胞计数：$10.5 \times 10^9/L$；中性粒细胞百分比：78%。

C 反应蛋白 25mg/L。

三、诊断及辨证

诊断 中医：针眼。

西医：右眼睑腺炎（麦粒肿）。

辨证 风热客睑证。

四、鉴别诊断

眼丹 以眼部红、肿、痛，病变累及整个胞睑，色红如丹为主要临床特征，常伴有恶寒发热、头痛、口渴等全身症状，相当于西医学的眼睑蜂窝组织炎。眼丹发病程度较针眼剧烈，病变累及范围广，常伴有全身症状。针眼如脓尚未酿成而过早行切开排脓，或者频繁被挤压可致邪毒扩散而引发眼丹。

五、病因病机

主症分析 本例主症是胞睑局部红、肿、疼痛。患者素有能近怯远症，加之疲劳用眼，感触风热外邪，滞留胞睑脉络，气血不畅则局部红肿，风热初犯时微痒作痛，进展则疼痛加剧。

次症分析 本例次症为咽干。患者因为风热初犯，正气略有不足，故全身症状不明显，仅略有咽干，苔薄黄，脉浮数均为风热外袭引起。

病机归纳 风热外袭，客于胞睑。

六、治法方药

治法 疏风清热。

方药 银翘散加减。连翘30g，金银花30g，苦桔梗18g，薄荷18g，竹叶12g，生甘草6g，荆芥穗12g，淡豆豉15g，牛蒡子18g，桑叶10g，菊花10g。3剂。每日1剂，水煎，早晚2次分服。

七、预防与调护

1. 注意休息，避免熬夜及劳累。
2. 少吃或禁进辛辣炙煿，避免烟酒刺激，以防脾胃积热，化火酿脓。
3. 保持眼部卫生，不用脏手及不洁物品接触眼部。

【评述】

针眼是胞睑边缘生疖，形似麦粒，红肿痒痛，易成脓溃破的眼病，又名"土疳""土疡"，俗称"偷针"。本病较多见于青少年，可单眼或双眼发病，相当于西医学的睑腺炎，又叫麦粒肿。

一、中医学认识

针眼病名首见于明·王肯堂的《证治准绳》："土疳症谓脾上生毒，俗呼偷针眼是也。"历代医家多责之于"触犯邪热"及"有窍未实"等原因。明·傅仁宇的《审视瑶函》云："此症谓胞上生毒也，俗号为偷针。有一目生而传两目者，有止生一目者。有微邪不出脓血而愈者，有犯触辛热燥腻、风沙烟火，为漏、为吊败者，有窍未实，因风乘虚而入，头脑俱肿，目亦赤痛者。所病不一，因其病而治之。"《银海精微》中描述："此症翻转睑皮，劂洗瘀血，点用清凉散，先宜服退赤散，后用通精散、泻脾饮。"综合病因有：风邪外袭，客于胞睑，化热灼津，变生疮疡；或过食辛辣，脾胃积热，上攻胞睑，化热酿脓；或余邪未尽或脾气虚弱，卫外不固，反复发作。对于治疗，风热客睑证，治宜疏风清热，消肿散结，方用银翘散加减；热毒壅盛证，治宜清热解毒，消肿止痛，方用仙方活命饮加减；脾虚夹实证者，治宜健脾益气，扶正祛邪，方用四君子汤加减。素有近视远视者，因患眼容易疲劳，患者经常用手揉眼导致易受外邪侵袭而发病。

二、现代医学认识

本病是由细菌侵入眼睑腺体引起的睑腺急性化脓性炎症。其中累及睫毛毛囊及其所属的 Zeis 腺与变态汗腺的急性化脓性炎症为外睑腺炎，累及睑板腺的急性化脓性炎症或睑板腺囊肿继发感染者为内睑腺炎。致病菌多为葡萄球菌。临床以局部应用抗生素类滴眼液治疗为主，局部成脓者切开排脓。

三、治疗关键

本病属五轮中的肉轮病变，治疗上务必注重内外合治。对于未成脓者应予退赤消肿，促其消散；已成脓者应予切开排脓，促其早愈。对于反复发作者，应予扶正祛邪，尤其重视调理脾胃。

四、转归与预后

本病若早期发现、及时治疗多预后良好。未成脓时切忌挤压排脓，以免引起脓毒扩散，变生他证。若脓成自溃，多遗留瘢痕，影响美观。

五、名医经验

王淑梅以五轮学说为基础，根据眼部经脉分布特点，从脾胃积热入手，以柴葛解肌汤治疗小儿复发性睑腺炎，多在 3 天至 1 周内痊愈，疗效满意。组成：柴胡 10g，葛根 10g，黄芩 10g，羌活 6g，白芷 10g，芍药 10g，桔梗 10g，生石膏 30g。局部红肿并有化脓，加金银花、连翘、蒲公英；脾胃热盛加栀子、黄连、大黄；食欲不振加炒麦芽。

[王淑梅. 柴葛解肌汤治疗多发性睑腺炎. 天津中医学院学报，1984，（2）：46 - 47]

第二节 胞生痰核

【病例资料】

张某，男，23 岁，职员。
主诉 左眼上眼皮生肿物 3 月余。

【诊疗思路】

一、中医四诊

局部：

望1 胞睑有无红肿、青紫与疱疹

——左眼上胞胞睑中央可见一处类圆形凸起，黄豆大小，皮肤无充血，无溃烂，翻转上胞后，见睑内面呈局限性紫红色变色区。

望2 两眦皮肤有无潮红、糜烂

——无。

望3 白睛有无红赤、浮肿

——无。

望4 黑睛有无混浊

——无。

望5 瞳神有何变化

——瞳神大小及色泽无变化。

问1 发病的时间、地点及眼别情况

——3个月前，患者因连日聚会，多吃火锅等辛辣油腻之品，晨起时自觉左眼胞睑不适，未予重视。1周后，发觉左眼上胞睑生肿物，初起如米粒大小，无痒、痛等不适。3个月来，肿物不断增大。

问2 发病后的诊疗过程

——发病时因无明显不适，未曾就医，今因肿物不断增大，前来就诊。

问3 左眼发病后有无红痛痒涩

——无。

问4 发病前视力情况

——发病前双眼视力好，无近视。

按 眼珠软硬度

——眼珠软硬适中。

全身：

望1 神、色、形、态

——得神，面色略潮红，体形偏胖，步态自如。

望2 舌质、舌苔

——舌质红，苔黄偏腻。

闻 气味

——无。

问

——无恶寒、发热，无汗；无头昏，小便黄，大便偏干；食欲可，无胸闷气短，无腹痛腹泻；无耳聋耳鸣，偶有咽干；发病前曾多食辛辣油腻。

按 耳前、颌下淋巴结情况

——未触及。

切　脉象

——脉滑数。

二、诊断及辨证

诊断　中医：胞生痰核。

西医：左眼睑板腺囊肿。

辨证　痰热蕴结证。

三、鉴别诊断

针眼　详见下表。

针眼与胞生痰核鉴别表

鉴别要点	胞生痰核	针眼
发病部位	胞睑深部	睑弦或胞睑深部
主症	睑皮肤色正常，可见硬核凸起，压之不痛，与皮肤不粘连，睑内面呈局限性灰蓝色或紫红色隆起，溃后见肉芽	胞睑红肿焮痛，疖肿有压痛、粘连，可化脓，溃后常自愈
病势	缓	急
病程	长，数周或数月	短，一般3～5日
对白睛影响	一般无影响	病变近外眦部者可致白睛肿

睑板腺癌　多发于老年人，病变初期类似胞生痰核，但硬结质硬，活动度差，多于术后在原病灶区复发并迅速长大。病理切片检查可明确排除。

四、病因病机

主症分析　本例主症是左眼睑内面呈局限性紫红色变色区。患者乃青年男性，多为阳盛之体，素恣炙煿厚味，加之脾虚生痰，痰热互结，因胞睑为肉轮，内应于脾，痰热循经搏结于睑内，阻滞脉络，故胞睑内面紫红色隆起。

次症分析　本例次症为咽干、小便黄、大便干。患者素体偏胖，本易聚湿生痰，加之多食辛辣，痰热互结，脾胃受损，水津不能输布全身，故有咽干；小便黄、大便偏干、舌红、苔黄腻、脉滑数亦为痰热蕴结之象。

病机归纳　脾胃蕴结湿热，循经阻滞胞睑脉络，痰热搏结。

五、治法方药

治法　清热化痰散结。

方药　清胃汤加减。山栀仁（炒黑）6g，枳壳6g，煅石膏8g，炒黄连8g，陈皮8g，连翘8g，当归尾8g，荆芥穗8g，黄芩8g，防风8g，生甘草3g，夏枯草6g，浙贝母3g。7剂。每日1剂，水煎，早晚2次分服。

六、预防与调护

1. 注意饮食调护，食辛辣煎炸不宜太过。
2. 注意眼部卫生，特别是发育期青少年。
3. 若患者系老年人，术后复发且迅速增大，应予病理检查排除肿瘤可能。

【评述】

胞生痰核是指胞睑内生核状硬结，逐渐长大，而又不红不痛的眼病。本病为眼科常见病，临床以上胞多见，也可上、下胞并发；可单发也可新旧数个存在。病程较长，发展缓慢，儿童与成人均可发病，但多见于青少年。相当于西医学的睑板腺囊肿，又称霰粒肿。

一、中医学认识

本病病名首见于明代《眼科易知》。又名"疣病"（明·倪维德《原机启微》）"脾生痰核"（明·王肯堂《证治准绳》）"眼胞痰核"（明·吴谦《医宗金鉴》）等。病理上《原机启微》认为本病系"血气不分混而遂结之病"；《医宗金鉴》认为本病系湿痰气郁而成。治疗上《龙树眼论》认为需用手术治疗，挤出状若厚脓或如桃李胶状物即瘥。病因可有：脾失健运，湿痰内聚，上阻脉络，结于睑内；或恣食炙煿，脾胃蕴热，痰热相结，阻滞经络，混结于睑内。对于治疗，痰湿阻结者，治宜化痰散结，方用化坚二陈汤加减；痰热蕴结者，治宜清热化痰散结，方用清胃汤加减。

二、现代医学认识

本病是由睑板腺排出口阻塞，腺体分泌物潴留在睑板内，对周围组织产生慢性刺激而引起的特发性慢性肉芽肿性炎症。该病病程缓慢，硬结可停止生长或自行缩小，也可逐渐增大、变软后自睑结膜面破溃，其内容物排出后形成息肉样肉芽组织，称为肉芽肿。仅有极少数患者从皮肤面破溃。发育期青少年因其睑板腺分泌旺盛，腺体分泌物容易潴留，故好发本病。临床以手术治疗为主。

三、治疗关键

肿核小且静止者，经治疗可以消散，不能自消者也无碍。若形态较大，影响外观，或有眼睑重坠感，或有溃破趋势者，宜用手术治疗；已破溃生肉芽则应手术切除，同时辅以清热化痰散结类中药内服。

四、转归与预后

本病多数预后较好，部分痰核被外邪侵袭，则局部红痛肿胀，可转为针眼，治疗上按针眼处理。

五、名医经验

祁宝玉针对多发性及反复发作的儿童病例，从脾胃入手，治以消食导滞化痰之法，药用：山楂、神曲、莱菔子、鸡内金、陈皮、连翘、防风、半夏等，随症加减，痰核多可消散，可免手术之苦。

（选自《祁宝玉眼科方药心得》）

第三节　睑弦赤烂

【病例资料】

李某，男，10 岁。

主诉　双眼边红痒痛 6 月余。

【诊疗思路】

一、中医四诊

局部：

望 1　胞睑有无红肿、青紫与疱疹

——双眼上、下睑弦红赤溃烂，部分睫毛根部见脓痂结成，部分睫毛脱落。

望 2　两眦有无潮红、糜烂

——双眼内外眦部皮肤轻度潮红，无糜烂。

望 3　白睛有无红赤、浮肿

——无。

望 4　黑睛有无混浊

——无。

望 5　瞳神有何变化

——无。

问 1　发病的时间及主要症状

——半年前，患者告知父母眼部不适，其父母发现患者双眼眼部发红，眼眵增多。

问 2　发病后的诊疗过程

——发病后，患者父母自行购买抗生素类滴眼液，病情时好时坏，近日愈加严重，遂来就诊。

问 3　发病后有无红痛痒涩

——初发以痒为主，现痒痛并作。

问 4　发病前后视力情况

——发病前后双眼视力无变化。

按　眼珠软硬度

——眼珠软硬适中。

全身：

望 1　神、色、形、态

——得神，面色略偏黄，体形瘦，步态自如。

望2　舌质、舌苔

——舌质红，苔黄腻。

闻　气味

——无。

问

——无恶寒发热，T：36.5℃，无汗。无头昏、头痛，小便偏黄，大便时溏，泻下不爽。食欲欠佳，嗜食煎炸类食品及碳酸饮料等，常以之代替正餐。无胸闷气短，无腹痛。无耳聋耳鸣，时有咽干，但饮水较少。患者住校期间，因生活自理能力较低，个人卫生情况较差。

按　耳前、颌下淋巴结情况

——未触及。

切　脉象

——脉濡数。

二、诊断及辨证

诊断　中医：睑弦赤烂。

　　　　西医：双眼睑缘炎（溃疡性）。

辨证　湿热偏盛证。

三、鉴别诊断

风赤疮痍　是指胞睑皮肤红赤如朱，灼热疼痛，起水疱或脓疱，甚至溃烂的眼病，相当于西医学的病毒性睑皮炎。风赤疮痍与睑弦赤烂两者均在眼睑部发红赤湿烂，但睑弦赤烂的病变局限于眦部睑弦，不波及睑皮肤面，而风赤疮痍是以眼睑皮肤的病变为主，一般不波及睑弦，且可出现黑睛生翳。

四、病因病机

主症分析　本例主症是双眼睑弦红赤溃烂，部分睫毛根部见脓痂结成，部分睫毛脱落。患者尚在幼年，脏腑娇嫩，加之嗜食煎炸之品，入里化热导致脾胃湿热，兼患者平素个人卫生状况欠佳，易受外邪侵袭。胞睑为肉轮，内应脾胃，风、湿、热相搏结，循经上攻睑缘，湿热为患则睑缘红赤溃烂，兼有风邪则患处痒痛并作，睑弦溃烂，睫毛根部受损则脱落。审证求因，说明主症为湿热偏盛所致。

次症分析　本例次症是食欲欠佳，时有咽干，但饮水较少，小便偏黄，大便时溏，泻下不爽。因患者脾胃受损故食欲欠佳、面色偏黄，湿热内聚则虽有咽干但不欲饮水，湿热下注则小便黄，大便溏泄不爽，舌红苔黄腻亦为脾胃湿热引起。

病机归纳　风、湿、热相搏结，循经上攻睑缘。

五、治法方药

治法　祛风清热除湿。

方药　除湿汤加减。连翘 10g，滑石 15g，车前子 12g，黄芩 10g，黄连 8g，木通

10g，枳壳 10g，荆芥 10g，防风 10g，茯苓 15g，赤芍 15g，天花粉 10g，金银花 10g，蒲公英 12g，黄柏 6g。7 剂。每日 1 剂，水煎，早晚 2 次分服。

六、外治

内服药渣煎汤熏洗眼部皮肤，每日 2～3 次；氧氟沙星滴眼液滴眼，每日 3～4 次；红霉素眼膏涂眼，每晚睡前 1 次。

七、预防与调护

1. 保持眼部清洁，避免风沙烟尘刺激。
2. 注意饮食调节，勿过食辛辣煎炸之品。
3. 若素有屈光不正、过用目力、眼睛疲劳，应及时矫正并注意眼的劳逸结合。

【评述】

本病是以睑弦红赤、溃烂、刺痒为特征的眼病。俗称"烂弦风""烂眼边"，病变发生在眦部者，称"眦眦赤烂"。本病常为双眼发病，病程长，病情顽固，缠绵难愈。相当于西医学的睑缘炎，临床上分为鳞屑性、溃疡性与眦部睑缘炎。

一、中医学认识

睑弦赤烂病名最早见于明代的《银海精微》，该书认为本病系湿热相攻所致，"脾土蕴积湿热，脾土衰不能化湿，故湿热之气相攻，传发于胞睑之间……"明·徐春甫《古今医统》称之"烂弦风睑"，明·王肯堂《证治准绳》称之"迎风赤烂"。病因多责之于风、热、湿。盖风胜则痒，热胜则赤，湿胜则烂。清·黄岩《眼科纂要》记载以万金膏外敷，除湿汤内服治疗。病因可有：脾胃蕴热，复受风邪，结于睑弦，耗津化燥；脾胃湿热，外受风邪，风湿热三邪攻于睑弦；心火内盛，风邪犯眦，灼伤睑眦。对于治疗，风热偏重者，治宜祛风止痒，凉血清热，方用银翘散加减；湿热偏重者，治宜祛风清热除湿，方用除湿汤加减；心火上炎者，治宜清心泻火，方用导赤散合黄连解毒汤加减。

二、现代医学认识

睑缘炎是睑缘皮肤、睫毛毛囊及其腺体的亚急性或慢性炎症，为眼科常见病之一。睑缘为皮肤与结膜移行处，此处有大量腺体组织及脂性分泌物，且暴露于外界，易受病菌感染而发病。临床上多分为三类：鳞屑性睑缘炎、溃疡性睑缘炎、眦部睑缘炎。鳞屑性睑缘炎是由于眼睑皮脂腺及睑板腺分泌旺盛，以至皮脂溢出而发生的轻度感染，各种物理、化学刺激或营养不良、睡眠不足、屈光不正以及眼部不卫生，都是其致病因素；溃疡性睑缘炎常为金黄色葡萄球菌感染引起睫毛毛囊、Zeis 和 Moll 腺体的急性或化脓性炎症，其致病因素同鳞屑性睑缘炎；眦角性睑缘炎为摩-阿双杆菌感染，常为双眼病变，限于眦部，以外眦部最为常见，致病因素多为维生素 B_2 缺乏或营养不良。临床以局部清洁及抗生素类滴眼液、眼膏外涂治疗为主。

三、治疗关键

本病治疗关键为内外兼治。外治的熏洗法是治疗本病的关键，配合内服中药及局部熏洗及滴眼液治疗，其中针对年幼患者要兼以调理脾胃。

四、转归与预后

本病若赤烂长期不愈，可引起睑弦肥厚变形而不能与眼球紧密接触，导致睑外翻，或泪小点外翻而长期流泪。

五、名医经验

李世平以湿热蕴积脾胃，或感风邪，循经上袭睑弦为病机，以泻黄散善清脾胃伏火的特点，改散剂为汤剂运用，收效满意。方用：藿香10g，栀子15g，石膏（先下）60g，甘草5g，防风20g。

［李世平. 泻黄散治疗眼疾临证举隅. 安徽中医临床杂志，1999，11（4）：280］

第四节 流 泪 症

【病例资料】

王某，女，33岁，已婚已育。

主诉 双眼迎风流泪反复发作3年。

【诊疗思路】

一、中医四诊

局部：

望1 胞睑有无红肿、青紫与疱疹

——无。

望2 两眦有无潮红、糜烂

——无。

望3 白睛有无红赤、浮肿

——无。

望4 黑睛有无混浊

——无。

望5 瞳神有何变化

——无。

问1 发病的时间、地点及眼别情况

——3年前，患者因工作繁忙，产后2个月即恢复工作，而后经常自觉疲倦乏力，视物不能长久，双目时有溢泪。

问2　发病后的诊疗过程

——发病初，患者认为疲劳所致，未予重视，日久不见好转又认为为眼部炎症，自行滴用氧氟沙星滴眼液约1个月，仍未见明显好转。

问3　双眼发病后有无红痛痒涩

——无。

问4　发病前后视力情况

——无变化。

按　眼珠软硬度

——眼珠软硬适中。

全身：

望1　神、色、形、态

——得神，面色无华，体形偏瘦，步态自如。

望2　舌质、舌苔

——舌淡，苔薄白。

闻　气味

——无。

问

——无恶寒发热，T：36.8℃，无汗。时有头昏，乏力，大便偏稀，小便清长。食欲欠佳，无胸闷气短，偶有心悸，无腹痛。无耳聋耳鸣，无口渴。无明显相关系统性疾病。

按　耳前、颌下淋巴结情况

——未触及。

切　脉象

——脉细弱。

二、辅助检查

泪道冲洗术　冲洗时见双眼下泪点偏小，泪道通畅。

三、诊断及辨证

诊断　中医：流泪症。

　　　西医：双眼泪溢。

辨证　气血不足证。

四、鉴别诊断

漏睛　以内眦部常有黏液或脓液自泪窍沁出为主要临床特征，相当于西医学的慢性泪囊炎。漏睛与流泪症两者均有流泪，但漏睛按压内眦部或冲洗泪道时有黏液或脓液溢出，流泪症则无，可资鉴别。

五、病因病机

主症分析　本例主症为双眼迎风流泪反复发作。患者产后气血俱亏，调养失当，脾气受损，脾胃乃后天根本，脾胃不足则生化乏源，心气失养，两眦属血轮，内应于心，心气不足则收摄失司，故眼泪频下。

次症分析　本例次症为食欲欠佳，时有头昏，乏力，偶有心悸，大便偏稀，小便清长。脾主运化水谷精微，为后天之根本，脾胃虚弱则食欲欠佳，生化不足则头晕、乏力、心悸；舌淡，苔薄白，脉细弱亦为气血不足之征。

病机归纳　脾胃虚弱，气血不足。

六、治法方药

治法　益气养血，收摄止泪。

方药　八珍汤加减。当归（酒拌）10g，川芎5g，白芍药8g，熟地黄（酒拌）15g，人参3g，炒白术10g，茯苓8g，炙甘草5g，加防风6g，白芷10g。7剂。每日1剂，水煎，早晚2次分服。

七、预防与调护

1. 户外工作可戴防护眼镜，减少风沙刺激。
2. 注意劳逸结合及饮食调养。
3. 适当参加健身活动，增强体质，有助于改善流泪症状。

【评述】

流泪症是指清稀泪液经常外溢、泪无热感及目无赤痛的眼病。多见于冬季和春季，可单眼或双眼患病，常见于病后体弱的妇女、老年人。流泪症相当于西医学的某些泪液产生过多所致的流泪症以及泪点位置异常、泪道狭窄或阻塞、泪道功能不全引起的泪溢。

一、中医学认识

本病病名在历代文献中记载较为繁杂，有"目风""泪风""目泪出不止"（隋·巢元方《诸病源候论》）"风冲泣下"（元·朱丹溪《儒门事亲》）"风泪出""迎风洒泪"（明代《银海精微》）等。对于该病的病因病机，明代的《圣济总录》指出内因肝虚，外因风乘；《诸病源候论》认为脏气不足是流泪的主要原因。据此，对流泪症的治疗，《银海精微》主张内外兼治，针药并用；明·傅仁宇《审视瑶函》倾向于补虚为主，兼以祛邪。病因可有：肝血不足，泪窍不密，风邪外袭，迎风泪出；脾胃虚弱，气血不足，收摄失司，无时泪下；或肝肾不足，约束无权，冷泪常流。对于治疗，肝血不足，复感风邪者，治宜补肝养血，祛风散邪，方用止泪补肝散加减；气血不足，收摄失司者，治宜益气养血，收摄止泪，方用八珍汤加减；肝肾两虚，约束无权者，治宜补益肝肾，固摄止泪，方用左归饮加减。

二、现代医学认识

现代医学认为流泪多因泪液单纯分泌过多，而泪道系统排出正常所致。泪溢多因下泪点位置异常，泪小点狭窄、闭塞或缺如，泪小点不能接触泪液，泪液不能进入泪道；或者炎症、肿瘤、外伤、异物、先天性闭锁、药物毒性等因素引起泪道的狭窄或阻塞，泪液不能外排；或者泪囊周围眼轮匝肌松弛，泪液泵的作用降低或丧失，泪液排出障碍而导致。临床以针对泪溢的手术治疗为主。

三、治疗关键

本病的治疗以补虚为主，如有迎风流泪者可酌加祛风药，并可配合针灸，如窍道已阻塞，可手术治疗。

四、转归与预后

流泪症中若泪道未阻塞，药物及针灸治疗效果俱佳，若已完全阻塞，选用适当手术，亦可治愈。

五、名医经验

李传课治疗老年性流泪症多从补脾肺之气、益肝肾之阴入手，多有良效。方用益气养肝止泪汤，组成：黄芪 20g，熟地黄 10g，当归 10g，白芍 10g，白蒺藜 10g，葳蕤肉 10g，枸杞子 15g，甘草 3g。

（选自《中医眼科名家十讲》）

第五节 暴风客热

【病例资料】

李某，男，23 岁，职员。
主诉 双眼先后红痒痛，眼眵增多 3 天。

【诊疗思路】

一、中医四诊

局部：
望 1 胞睑有无红肿、青紫与疱疹
——胞睑轻度红肿，胞睑内面红赤，眵多黏稠胶结，睫毛粘合成束。
望 2 两眦有无潮红、糜烂
——两眦轻度红肿。
望 3 白睛有无红赤、浮肿
——白睛红赤。
望 4 黑睛有无混浊
——无。
望 5 瞳神有何变化
——无。

问1　发病的时间、地点及眼别情况

——4天前，患者与多名同事晚饭后到 KTV 唱歌至深夜，次日起床时自觉双眼不适，睁开困难，自己照镜子检查发现双眼白睛发红明显，兼有轻度头痛、鼻塞。

问2　发病后的诊疗过程

——发病后，患者自行滴用氯霉素滴眼液，每日3次，但未见好转，眼部充血加重，眼眵增多。

问3　双眼发病后有无红痛痒涩

——双眼痒涩刺痛，羞明流泪。

问4　发病前后视力情况

——发病前后双眼视力好，无近视。

按　眼珠软硬度

——眼珠软硬适中。

全身：

望1　神、色、形、态

——得神，面色略潮红，体形偏瘦，步态自如。

望2　舌质、舌苔

——舌质红，苔微黄。

闻　气味

——无。

问

——无寒热，略有恶风，T：37.4℃，无汗。有轻微头痛、鼻塞，二便如常。食欲尚可，无胸闷气短，无腹痛腹泻。无耳聋耳鸣，无口渴。无相关系统性疾病。

按　耳前、颌下淋巴结情况

——未触及。

切　脉象

——脉浮数。

二、辅助检查

眼分泌物涂片发现葡萄球菌。

三、诊断及辨证

诊断　中医：暴风客热。

　　　　西医：双眼急性卡他性结膜炎。

辨证　风热上犯，风重于热证。

四、鉴别诊断

脓漏眼　以发病急剧，胞睑及白睛高度红赤壅肿，眵多如脓，已引起黑睛生翳溃破为主要临床特征，相当于西医学的淋菌性结膜炎。脓漏眼与暴风客热两者均发病急、具传染性，均可见白睛红赤、眵多；但前者有淋病史或相关接触史，可发生黑睛溃烂，分泌物刮片可找到淋球菌。

五、病因病机

主症分析　本例主症为白睛红赤，眵多黏稠，痒痛交作。患者熬夜后易外感风热之邪，白睛为气轮，内应于肺，风热之邪循经上犯则白睛红赤，风热合病则痒痛交作，眵多黏稠。审证求因，说明主症是风热上犯，风重于热所致。

次症分析　本例次症为略有恶风，有轻微头痛、鼻塞。肺为上焦，属阳位，易受风邪侵袭，风热上犯，风重于热则微有恶风，伴头痛、鼻塞；舌红，苔微黄，脉浮数亦为风热上犯，风重于热引起。

病机归纳　风热犯肺，风重于热。

六、治法方药

治法　疏风清热。

方药　银翘散加减。连翘30g，金银花30g，桔梗18g，薄荷18g，竹叶12g，生甘草15g，荆芥穗12g，淡豆豉15g，牛蒡子18g，野菊花10g，蒲公英10g，丹皮6g。7剂。每日1剂，水煎，早晚2次分服。

七、预防与调护

1. 注意个人卫生。

2. 急性期患者生活用品如手帕、毛巾应注意隔离消毒；一眼患病，另一眼应需防护，以防患眼分泌物及滴眼液流入健眼。

3. 禁止包扎患眼。

【评述】

本病为外感风热，猝然发病，以白睛红赤、眵多黏稠、痒痛交作为主要特征的眼病，故名暴风客热。又名"暴风""暴风客热外障"，俗称"爆发火眼"。该病名最早见于《银海精微》。本病类似于西医学的急性卡他性结膜炎，属急性细菌性结膜炎。多发于春、夏、秋季，常以手帕、毛巾、水为传染媒介，易在公共场所蔓延，散发于学校等集体生活场所。本病多为双眼患病，突然发生，一般在发病后3~4天达到高潮，以后逐渐减轻，1~2周痊愈，预后良好。若失于调治，则病情迁延，可演变成慢性。

一、中医学认识

该病名最早见于明代《银海精微》。其病因在《龙树菩萨眼论》中被认为是"暴风客入肺所致"。其治疗，明·王肯堂《证治准绳》强调，风胜者治以羌活胜风汤，热胜者治以局方洗心散、东垣泻热黄连汤，风热俱胜者，治以洗肝汤、泻青丸。这些治法至今仍为临床所用。综合病因为：骤感风热，客留肺经，上犯白睛；若素有肺经风热，则病证更甚。对于治疗，风重于热者，治宜疏风清热，方用银翘散加减；热重于风者，治宜清热疏风，方用泻肺饮加减；风热并重者，治宜祛风清热，表里双解，方用防风通圣饮加减。

二、现代医学认识

急性卡他性结膜炎是由细菌感染引起的一种常见的急性流行性眼病。其主要临床特征为结膜明显充血，脓性或黏液脓性分泌物。常见的致病菌为肺炎双球菌，流行性感冒杆菌、金黄色葡萄球菌和链球菌也可见到，后两种细菌平常可寄生于结膜囊内，不引起结膜炎，但在其他结膜病变及局部或全身抵抗力降低时也可引起急性结膜炎的发作。临床以抗生素类滴眼液治疗为主。

三、治疗关键

注重内治外治相结合，局部和全身相结合。内治以祛风清热为基本治法，外治则应用清热解毒类滴眼液。

四、转归与预后

暴风客热是较常见的外障眼病，绝大部分经及时彻底治疗，预后良好，但若失治可使病程迁延难愈转为慢性或发生黑睛星翳。

五、名医经验

庞万敏以"火毒"入手治疗暴风客热，治法以清热解毒为主，以其家传解毒汤（金银花30g，蒲公英30g，天花粉10g，甘草6g）为主方，随症加减，同时调理脾胃，照顾后天之本，临床疗效显著。

（庞万敏. 眼科火毒证证治. 河南中医，1982，5：29-30）

第六节 聚 星 障

【病例资料】

李某，男，24岁，未婚。

主诉 右眼红、涩、痛、畏光流泪、视物模糊2天。

【诊疗思路】

一、中医四诊

局部：

望1 胞睑有无红肿、青紫与疱疹

——无。

望2 两眦有无潮红、糜烂

——无。

望3 白睛有无红赤、浮肿

——白睛抱轮红赤。

望 4　黑睛有无混浊

——双眼黑睛中央偏上方处浅层见较多点状星翳，连缀成条，形如树枝，混浊而边缘不清，荧光染色阳性。

望 5　瞳神有何变化

——无。

望 6　眼部视力检查、电脑验光情况

——视力检查：远视力右眼 0.8，左眼 0.8；电脑验光：右眼 0D，左眼 +0.250D。

问 1　发病的时间及眼别情况

——2 天前患者感冒好转后，自觉双眼沙涩不适，次日起床发现双眼红、痛，视物欠清。

问 2　发病后的诊疗过程

——发病当天未就诊，次日自滴珍珠明目液后未见好转，今日赶来医院就诊。

问 3　双眼发病后有无红痛痒涩

——双眼沙涩疼痛不适。

问 4　发病前视力情况

——发病前双眼视力好，无近视。

按　眼珠软硬度

——眼珠软硬适中。非接触性眼压检查：右眼 14mmHg，左眼 13mmHg。

全身：

望 1　神、色、形、态

——得神，面色略潮红，体形偏瘦，步态自如。

望 2　舌质、舌苔

——舌质红，苔薄黄。

闻　气味

——无。

问

——有恶寒发热，T：37.4℃，微有汗出。发病时有轻度头昏，鼻塞，大便偏干，小便黄。食欲尚可，无胸闷气短，无腹痛腹泻。无耳聋耳鸣，有口干咽痛。发病前有感冒病史 6 天余，已接近好转。

按　耳前、颌下淋巴结情况

——未触及。

切　脉象

——脉浮数。

二、辅助检查

结膜和角膜刮片做 Giemsa 染色，发现细胞核内嗜伊红包涵体。

三、诊断及辨证

诊断　中医：聚星障。

西医：双眼单纯疱疹病毒性角膜炎。

辨证　风热客目证。

四、鉴别诊断

椒疮　椒疮后期，黑睛上部出现灰白色星点，形状与聚星障相类，但前者多聚集于黑睛上部，且有赤脉相连。

五、病因病机

主症分析　本例主症为患眼红涩疼痛，白睛抱轮红赤，黑睛浅层骤生细小星翳。患者原有外感风热，肝开窍于目，风热之邪易犯上窍，侵犯肝经，黑睛属风轮，内应于肝，邪气循经侵犯黑睛，致黑睛浅层骤生细小星翳，连缀成条，形如树枝，混浊而边缘不清，兼白睛抱轮红赤，经气不利则红涩疼痛。审证求因，说明主症为风热客目所致。

次症分析　本例次症为恶寒发热，头昏鼻塞，口干咽痛，苔薄黄，脉浮数等。风热外袭，卫气被遏则恶寒发热，风热易袭阳位故头痛鼻塞，热邪耗伤阴液故口干咽痛。苔薄黄、脉浮数亦为风热外感表现。次症与主症病机一致。

病机归纳　风热之邪上犯，循经上传于目。

六、治法方药

治法　疏风清热。

方药　银翘散加减。连翘 30g，金银花 30g，苦桔梗 18g，芦根 10g，薄荷 18g，竹叶 12g，生甘草 15g，荆芥穗 12g，淡豆豉 15g，牛蒡子 18g，柴胡 6g，防风 8g，桑叶 10g。7 剂。每日 1 剂，水煎，早晚 2 次分服。

七、预防与调护

1. 避免感冒及过度疲劳是预防本病的重要措施之一，感冒发烧时如有眼部不适，应及时就诊。

2. 黑睛有点状、树枝状、地图状等病变时，禁用糖皮质激素。

3. 饮食清淡，忌食辛辣鱼腥发物。

【评述】

聚星障是黑睛上骤生多个细小星翳，其形或连缀，或团聚，伴碜涩疼痛、羞明流泪的眼病。常在感冒后发病，多单眼为患，也可双眼同时或先后发生。本病病程较长，易反复发作，治疗不当或复感毒邪可变生凝脂翳、黄液上冲等重症。本病相当于西医学之单纯疱疹病毒性角膜炎。

一、中医学认识

明·倪维德《原机启微》中对聚星障已有描述，认为"因热而召，是为外来；久热不散，感而自生，是为内发"；该病病名首见于明·王肯堂《证治准绳》，治疗用羚羊角散；明·傅仁宇《审视瑶函》继承前者观点，治疗上采用祛风、清热、养阴的海藏地黄散。此后医家多据此临证治疗。综合病因可有：外感风热，伤及黑睛，致生翳障；或素有内火，复受风邪，风火相搏，肝胆火炽，上攻黑睛；或过食炙煿，脾胃湿热，熏蒸黑睛；或肝肾阴虚，或久病津亏，复感风邪。对于治疗，风热上犯者，治宜疏风清热，方用银翘散加减；肝胆火炽者，治宜清肝泻火，方用龙胆泻肝汤加减；湿热犯目者，治宜清热除湿，方用三仁汤加减；阴虚夹风者，治宜滋阴祛风，方用加减地黄丸加减。

二、现代医学认识

单孢病毒性角膜炎是因单孢病毒感染角膜而引起的炎症。角膜浅层有丰富的三叉神经末梢，故该病常有明显的刺激症状，有畏光、流泪、酸痛等，是临床上较为常见的致盲眼病之一。依据其病变形态不同，又分别命名为树枝状角膜炎、地图状角膜炎、盘状角膜炎。该病的诱发因素是身体抵抗力下降，如感冒或高热等。严重者常引起虹膜睫状体炎，甚至伴有前房积脓，极少数病例还可引起角膜穿孔，或角膜葡萄肿、继发性青光眼等，最终导致失明。

临床以抗病毒治疗为主。

三、治疗关键

本病治疗重在辨病之新久，因病在风轮，内应于肝，治疗中不可攻伐太过，应注重早期疏风，中期清热，后期养阴；同时结合清热解毒、退翳明目的药物外治，可增强疗效。

四、转归与预后

本病早发现、早治疗，预后尚好；病变较深或反复发作者疗效较差，且反复复发愈后常留明显瘢痕，影响视力，甚至失明；失治误治者若复感毒邪，可变生凝脂翳，或波及黄仁，预后不良。

五、名医经验

张怀安采用"从风论治"，以祛风为主，随症加减，取得较好疗效，临床以祛风清热法多见，自拟经验方：银翘荆防汤。组成：金银花20g，板蓝根20g，蒲公英20g，连翘10g，防风10g，黄芩10g，柴胡10g，薄荷6g，桔梗10g，甘草6g。

（选自《中医眼科名家十讲》）

第七节　络损暴盲

【病例资料】

高某，男，62岁，驾驶员。

主诉　右眼突然视物不清3天。

【诊疗思路】

一、中医四诊

局部：

望1　胞睑有无红肿、青紫与疱疹

——无。

望2　两眦有无潮红、糜烂

——无。

望3　白睛有无红赤、浮肿

——无。

望4　黑睛有无混浊

——无。

望5　瞳神有何变化

——晶珠神膏透明，视衣可见：右眼视乳头充血、水肿，视网膜动脉细，静脉高度迂曲怒张，部分呈腊肠状、节段状，视网膜呈以视乳头为中心的广泛火焰状出血，色尚鲜红，黄斑区被出血遮盖。左眼视网膜动脉细，中轴反光强，静脉扩张，动脉与静脉的管径比例为1：2，有交叉压迹，余无殊。

望6　眼部视力检查、电脑验光及眼底荧光血管造影检查（FFA）的情况

——视力检查：远视力右眼手动/10cm，左眼1.0。电脑验光：右眼测不出，左眼+0.25D。FFA：造影早期可见视网膜静脉荧光素回流缓慢，充盈时间延长，出血区荧光遮蔽，阻塞区毛细血管扩张；造影后期可见毛细血管的荧光素渗漏、静脉管壁染色。

问1　发病的时间、地点、眼别及当时情况

——3天前的晚上，在与朋友聚餐发生口角后回家的路上，右眼突然视物不清。到家后在灯光下辨识，发现右眼看远近物体均模糊，连站在面前的家人的脸部轮廓也看不清，因感有些疲倦，即上床休息。

问2　发病后的病情变化及诊疗情况

——发病当晚未去医院就诊。次日起床后，右眼视物不清依旧。现右眼视物不清仍未见好转。

问3　右眼发病后有无红痛痒涩

——无。

问4　发病前视力情况

——发病前双眼视力好，无近视。

按　眼珠软硬度

——眼珠软硬适中。非接触性眼压计检查：右眼14mmHg，左眼13mmHg。

全身：

望1　神、色、形、态

——得神，面色略潮红，体形偏瘦，步态自如。

望2　舌质、舌苔情况

——舌质红，苔少。

闻　气味

——无。

问

——无恶寒发热，T：36.8℃，BP：140/95mmHg，有盗汗。发病当晚稍感头昏头胀，经睡觉休息后次日起头昏头胀消失，二便如常。食欲尚可，无胸闷气短，无腹痛腹泻，但感腰膝酸软。无耳聋耳鸣，但时有咽干。患高血压病已十余年，服药控制，有时感觉头昏。从事驾驶工作已20年，早出晚归。平素喜欢抽烟，约每天2包，但很少喝酒。

按　耳前、颌下淋巴结情况

——未触及。

切　脉象

——脉弦数。

二、辅助检查

血常规　白细胞计数：5.1×10^9/L；红细胞计数：5.2×10^{12}/L；血红蛋白：135g/L；血小板计数：178×10^9/L。

生化类　葡萄糖（GLU）：4.69mmol/L；总胆固醇（CHOL）：5.86mmol/L；甘油三酯（TG）：2.51mmol/L。

三、诊断及辨证

诊断　中医：络损暴盲。

　　　西医：右眼视网膜中央静脉阻塞。

辨证　阴虚阳亢证。

四、鉴别诊断

络阻暴盲　是以眼外观端好，猝然一眼或双眼视力急剧下降，视衣可见典型的缺血性改变为特征的致盲性眼病，相当于西医学的视网膜中央动脉阻塞。其虽然也是多单眼发病，多见于中老年人，多伴有高血压、动脉硬化等心脑血管病史，但它起病更急，及时抢救可望恢复部分视力，否则将造成永久性视力损害，甚至失明。临床主要表现为视网膜呈灰白色混浊水肿，血管细，黄斑区见樱桃红，而无视网膜出血。

目系暴盲　是指目系因六淫外感、情志内伤或外伤等致患眼突然盲而不能视物的急性眼病，相当于西医学的急性视神经炎、前部缺血性视神经病变。其发病虽也急骤，但可单眼或双眼发病；急性视神经炎（包括视乳头炎、急性球后视神经炎）者多见于儿童及青壮年，前部缺血性视神经病变则多见于中老年人；且病变部位在视乳头，无视网膜出血表现。

五、病因病机

主症分析　本例主症是眼底广泛出血水肿、视物不清。患者年逾六旬，年老体弱，肝肾亏虚，又素有高血压病，肝阴不足，肝阳偏亢，加之饮酒吵架，情志内伤，阴不制阳，肝阳上亢于目，目中脉络受损，血溢络外，故视乳头充血水肿、静脉迂曲扩张、视网膜广泛出血，累及黄斑。病程尚短，故出血鲜红。眼底出血影响神光的发越，故突然视物不清。审证求因，说明主症是阴虚阳亢所致。

次症分析　本例次症是头昏头胀、面色潮红、咽干盗汗、腰膝酸软。因肝主筋，肾生脑髓、主骨，腰为肾之府，而患者肝肾两亏，脑海空虚，筋骨失养，故头昏、腰膝酸软。肝肾阴虚，阴不制阳，阳亢于上，故头胀、面色潮红。咽干盗汗、血压升高、舌红少苔、脉弦数，亦为阴虚阳亢引起。

病机归纳　年老肝肾亏虚，肝阴不足，肝阳上亢。

六、治法方药

治法　滋阴潜阳，佐以止血活血。

方药　天麻钩藤饮加减。天麻 10g，双钩藤（后下）12g，石决明（先煎）15g，生山栀 12g，川牛膝 10g，益母草 15g，生、熟地各 15g，麦冬 10g，知母 10g，炒黄柏 10g，制鳖甲（先煎）20g，赤白芍各 12g，旱莲草 15g，紫丹参 15g，参三七 3g，炙甘草 4.5g。3 剂，每日 1 剂，水煎，早晚 2 次分服。

七、预防与调护

1. 保持精神乐观，以免五志化火，损伤脉络，而加重眼内出血。
2. 少吃辛辣炙煿，禁烟酒刺激，以防助火伤阴。
3. 尽量减少活动，多加休息，以降低再出血的可能性。
4. 树立信心，积极、耐心地配合治疗。

【评述】

络损暴盲是因眼底脉络受损出血而致视力突然急剧下降的眼病，可见于西医学的视网膜中央或分支静脉阻塞、视网膜静脉周围炎等引起的视网膜出血、玻璃体积血所致的视力骤降的眼病。可单眼或双眼先后发病，多见于老年人，多伴有高血压、高脂血症及动脉硬化病史。若见于年轻患者，则常与静脉炎有关。本病起病急，预后较差，如不及时治疗，可致失明。

一、中医学认识

络损暴盲是现代中医眼科工作者制定的疾病名称，古代则以"暴盲"为名见于明·王肯堂的《证治准绳·七窍门》："平日素无他病，外不伤轮廓，内不损瞳神，倏然盲而不见也。"可见，暴盲是指眼外观端好，猝然一眼或双眼视力急剧下降，甚至失明的严重的内障眼病。今在"暴盲"之前冠以"络损"两字，主要在于强调本病为眼底脉络受损出血所导致的视力剧降。其病因病机复杂，明·傅仁宇的《审视瑶函》云"其故有三：曰阴孤，曰阳寡，曰神离，及闭塞关格之病"；清·顾锡的《银海指南》谓"属相火上浮，水不能制"。综合病因可有：情志不舒，肝气郁结，气滞血瘀，络损出血；或肝肾阴亏，水不涵木，肝阳上亢，血逆外溢；或饮食失节，聚湿生痰，痰凝气滞，血瘀出血；或劳瞻竭视，心脾两虚，血失统摄，血溢脉外。对于治疗，气滞血瘀证者，治宜理气解郁，化瘀止血，方用血府逐瘀汤加减；阴虚阳亢证者，治宜滋阴补肾，平肝潜阳，方用天麻钩藤饮加减；痰瘀互结证者，治宜化痰散结，祛瘀通络，方用温胆汤合桃红四物汤加减；心脾两虚证者，治宜养心健脾，益气摄血，方用归脾汤加减。

二、现代医学认识

视网膜中央或分支静脉阻塞、视网膜静脉周围炎等引起的视网膜出血、玻璃体积血所致的视力骤降的眼病归属于中医学"络损暴盲"的范畴。其病因较多，如动脉硬化者，静脉受压或静脉壁本身亦硬化而内皮增生，静脉管腔逐渐不规则狭窄，血栓形成可发生阻塞；静脉炎症者，血管内壁粗糙，易继发血栓形成而阻塞管腔；血循环动力障碍或血液黏稠度增高者，可致视网膜静脉血流缓慢，易于形成血栓阻塞。其临床表现有：视力急剧下降，甚至眼前仅见手动或光感，或眼前有黑影飘动。视网膜中央静脉阻塞者，可见视网膜静脉高度迂曲怒张，呈腊肠状、节段状，动脉细，中轴放光强；视网膜水肿、渗出及广泛出血，出血多以视乳头为中心呈放射状、火焰状，量多者则进入玻璃体而致玻璃体积血；视乳头充血水肿，边界模糊，表面常被出血遮盖；黄斑区水肿、星芒状渗出，后期则色素沉着。视网膜分支静脉阻塞者，视网膜出血则为象限性、大片状。视网膜静脉周围炎者，可见视网膜静脉较充盈，周边部小静脉扩张迂曲，血管旁有白鞘，视网膜浅层出血，出血多者也可导致玻璃体积血，病程久或反复出血者则可引起视网膜机化膜、新生血管及牵引性视网膜脱离等。视野检查可依视网膜出血受累部位不同而有不同程度的视野缺损。眼底荧光血管造影检查早期可见视网膜静脉荧光素灌注迟缓，出血区荧光遮蔽，阻塞区毛细血管扩张或有微动脉瘤；后期可见毛细血管的荧光素渗漏、静脉管壁染色，或有毛细血管无灌注区、新生血管等荧光表现。在治疗方面，视网膜静脉阻塞与视网膜静脉周围炎均以对症治疗为主。前者可予纤溶制剂或抗血小板聚集剂等，后者可予糖皮质激素，两者还可酌情行视网膜激光光凝术或玻璃体切割术。

三、治疗关键

本病属五轮中的水轮病变，即瞳神疾病，为眼科急重症之一，务必及时治疗。因病变症结是静脉阻塞而致出血，阻塞属瘀，离经之血亦是瘀，总为血瘀证，故化瘀通络应贯穿治疗始终。又水肿、渗出与痰饮水湿有关，故治疗还要利水祛痰消肿，当然尚须兼以理气。临证时需审因论治，同时结合病程施治，即早期重视止血，但止血不留瘀，中期活血为主，但祛瘀防再出血，晚期注意扶正散结。必要时可行手术治疗。

四、转归与预后

本病病程长，病情变化复杂，一般说来，中央静脉阻塞比分支静脉阻塞预后差。但若治疗及时而得法，视网膜出血逐渐被吸收至完全消退，则视力恢复正常，病告痊愈。若治疗不够及时或不得法，出血部分被吸收，或残留玻璃体积血，则视力部分恢复。若视网膜出血量多、玻璃体积血严重，治疗失时或误治，则可产生新生血管性青光眼、视网膜脱离、视神经萎缩等并发症而失明。

五、名医经验

郝某，男，48岁，工人。1987年6月23日初诊。

主诉：左眼视物不见20天，伴有心悸、怔忡、眩晕、虚烦。

检查：左眼视力0.03，左眼视盘边界不清，以视盘为中心，中央静脉呈放射状出血，血管大部分被出血覆盖，黄斑区被出血淹没，中心窝反射不见。舌质淡，苔薄，脉细尺弱。

诊断：左眼暴盲（左眼视网膜中央静脉阻塞）。方用：生地15g，党参、麦门冬、当归、枸杞子、丹参、茯神、远志、炒枣仁、白芍各10g，赤芍、苏子各5g，五味子、甘草各3g。水煎服，每日1剂。7剂后左眼视力为0.07，眼底视网膜静脉出血有吸收。继服15剂，左眼视力0.2，左眼底可见视网膜中央静脉呈节段状，视网膜及黄斑区出血有吸收。加蝉蜕、木贼、防风、荆芥各12g。1个月后检查：左眼视力0.7，视网膜中央静脉迂曲，部分通畅，出血有吸收。10天后，左眼视力1.0，左眼视网膜中央静脉迂曲，出血吸收，黄斑区发暗，中心凹反射隐约可见。

按：本案为阴亏血少，心火独盛，玄府郁闭，脉络不畅，血溢于外所致。故以补心丹加减。方中以生地、麦门冬、枸杞子滋阴清热；当归、丹参、白芍补血养心；茯神、远志、炒枣仁、五味子养心神，敛心气；赤芍凉血通脉，苏子畅通玄府；甘草调和诸药。后加四味散郁结，启玄府。治疗本病阴虚血少（或心肾两虚）者，用药以养血补心为主，酌加开玄府，解郁散结通络之品。

［刘怀栋，张彬等．庞赞襄辨证治疗视网膜静脉阻塞经验．河北中医药学报，1998，13（1）：36－37］

第八节 视瞻有色

【病例资料】

陈某，男，40岁，教师。

主诉 右眼前中央有灰色阴影遮挡、视物模糊且变形5天。

【诊疗思路】

一、中医四诊

局部：

望1 胞睑有无红肿、青紫与疱疹

——无。

望2 两眦有无潮红、糜烂

——无。

望3 白睛有无红赤、浮肿

——无。

望4 黑睛有无混浊

——无。

望5 瞳神有何变化

——晶珠神膏透明，视衣可见：视乳头无殊，视网膜黄斑区水肿，周围呈圆形反光晕，中央部夹有少量黄白色细点状渗出物，中心凹反光消失。

望6 眼部视力检查、电脑验光、OCT 检查及眼底荧光血管造影检查（FFA）的情况

——视力检查：远视力右眼 0.3，左眼 1.0。电脑验光：右眼 ＋0.75D，左眼 ＋0.25D。OCT 检查：黄斑区视网膜神经上皮与色素上皮间呈无反射的暗区，显示神经上皮脱离。眼底荧光血管造影检查（FFA）：黄斑水肿区内可见一强荧光点逐渐扩大而呈墨渍样荧光素渗漏。

问1 发病的时间、地点、眼别及当时情况

——5 天前的上午在教室讲课看黑板时，发现右眼前中央有一圆形的灰色阴影遮挡，正视模糊，旁视稍清，视物略有变形，未予重视。

问2 发病后的病情变化及诊疗情况

——发病当天未去医院就诊。次日起至今，因视物模糊、变形有所加重，故特赶来求诊。

问3 右眼发病后有无红痛痒涩

——无。

问4 发病前有无明显诱因，原视力情况

——发病前 10 余天来，因筹备教学观摩，工作很忙。近 5 天连续熬夜思虑，身体非常疲劳。发病前双眼视力好。

按 眼珠软硬度

——眼珠软硬适中。非接触性眼压计检查：右眼 16mmHg，左眼 15mmHg。

全身：

望1 神、色、形、态

——得神，面色如常，体形中等，步态自如。

望2 舌质、舌苔情况

——舌质淡胖，边有齿痕，苔薄白腻。

闻 病体气味

——无。

问

——无恶寒发热，T：37.0℃，BP：126/85mmHg，无盗汗。发病以来，大便偏溏，纳呆呕恶，胸闷脘胀，少气懒言。无耳聋耳鸣，无口干。原来身体尚好。平素嗜饮啤酒，每日 1 餐，3~4 瓶。

切 脉象

——脉濡。

二、辅助检查

血常规、生化类 未见异常。

三、诊断及辨证

诊断 中医：视瞻有色。
　　　西医：右眼中心性浆液性视网膜脉络膜病变。
辨证 水湿上泛证。

四、鉴别诊断

视衣脱离 相当于西医学的视网膜脱离，是视网膜神经上皮层与色素上皮层之间的分离而引起视功能障碍的眼病。按脱离的部位、范围、程度及伴随症状之不同，中医将本病分别归入神光自现、云雾移睛、视瞻昏渺及暴盲中。其发病可见于各种年龄，有原发性与继发性两大类。若下方视网膜脱离波及后极部者，尤其在小瞳孔检查眼底时易被误诊为中心性浆液性视网膜脉络膜病变。但扩瞳检查即不难鉴别，且后者视力一般不会低于0.2，而视网膜脱离者大多视力损害较重。

五、病因病机

主症分析 本例主症是黄斑区水肿渗出、视物暗影、视物模糊、视物变形。患者素嗜醇酒，脾胃既损，现复加熬夜劳作，思虑伤脾，脾虚气弱，运化失健，水湿内生，上泛于目，故黄斑区水肿渗出、周围有反光晕、中心凹反光消失。病变影响神光的发越，故视物时眼前中央有灰色阴影遮挡、视物模糊、视物变形。审证求因，说明主症是脾虚气弱，水湿上泛所致。

次症分析 本例次症是胸闷脘胀、纳呆呕恶、少气懒言、大便偏溏。患者脾虚气弱，运化失健，水湿内聚胸腹，故胸闷脘胀、纳呆；水湿上泛，故呕恶；水湿下注大肠，故大便偏溏；脾虚及肺，母病及子，故少气懒言。舌质淡胖、边有齿痕、苔薄白腻、脉濡，亦为脾虚湿蕴之象。

病机归纳 脾虚气弱，水湿上泛。

六、治法方药

治法 健脾益气，利水渗湿。
方药 四君子汤合四苓散加减。炒党参12g，炒白术12g，茯苓30g，猪苓15g，泽泻15g，车前子（包煎）30g，泽兰15g，姜半夏10g，炒米仁30g，生米仁30g，芡实10g，陈皮10g，川朴10g，焦山楂15g，神曲12g，炙甘草6g。7剂。每日1剂，水煎，早晚2次分服。

七、预防与调护

1. 避免情绪激动与精神紧张，以防肝郁犯脾。
2. 不要熬夜冥思与劳累过度，以免脾胃受伤。

3. 少食辛辣炙煿，禁烟酒刺激之物，以防脾胃失健。

【评述】

视瞻有色是指外眼无异常，唯视物昏朦，中心有灰暗或棕黄色阴影遮挡，或视物变形的内障眼病，相当于西医学的中心性浆液性脉络膜视网膜病变（CSC）。其多单眼发病，也有双眼先后发病，患者多为 20 ~ 45 岁青壮年男性，易复发。

一、中医学认识

视瞻有色之病名首见于明·王肯堂的《证治准绳·七窍门》："视瞻有色证，非若萤星、云雾二证之细点长条也，乃目凡视物有大片甚则通行（有色阴影）……"又名"视直如曲"（《证治准绳·七窍门》）"视大为小"（《审视瑶函》）"视正为斜"（清·黄庭镜《目经大成》）。对于本病的病因病机，《证治准绳·七窍门》认为"当因其色而别其证以治之。若见青、绿、蓝、碧之色，乃肝肾不足之病，由阴虚血少，精液衰耗，胆汁不足，气弱而散……若见黄赤者，乃火土络有伤也……"验之临床以概括，不外乎与肝脾肾等脏腑的功能失调有关。饮食不节，或思虑太过，内伤脾胃，脾失健运，水湿上泛于目，或湿聚成痰，痰遏化热，痰热上扰清窍；禀赋不足，或色欲过度，肝肾两亏，精血不足，目窍失于濡养，或肾失气化，水液内停，目窍亦遭侵扰，均可导致本病的发生。治疗时以内治为主，标本兼顾，予滋肾补肝健脾固其本，利水渗湿消瘀治其标。水湿上泛证者，治宜健脾益气，利水渗湿，方用四君子汤合四苓散加减；痰湿化热证者，治宜健脾化湿，清热除痰，方用温胆汤加减；肝肾不足证者，治宜滋肝补肾，活血明目，方用四物五子丸加减。

二、现代医学认识

中心性浆液性脉络膜视网膜病变习惯上简称为"中浆"，其确切病因尚不清楚，但精神紧张、睡眠不足、劳累过度等常为诱发因素。发病机制可能为：由于视网膜色素上皮的功能损害，脉络膜毛细血管的渗出液透过异常的色素上皮，积聚于视网膜的神经上皮层与色素上皮层之间，从而形成黄斑部视网膜神经上皮层的局限性浆液性浅脱离。其临床表现为：视力不同程度下降，但常不低于 0.2，眼前中央有灰色或黄色阴影遮挡，变形或变小；眼底黄斑部可见一圆形或类圆形、约 1 ~ 3PD 大小、颜色稍灰、微微隆起的水肿区，周围有反光轮，中心凹反光消失，可夹有黄白色点状渗出物，恢复期逐渐出现少量色素沉着；眼部 OCT 检查可见视网膜神经上皮脱离，眼底荧光血管造影检查于静脉期在黄斑水肿区内可见一强荧光点随造影时间的延长而逐渐扩大成墨渍样或炊烟状荧光素渗漏。过去采用激素治疗已被证明无效且会加重病情或引起复发，目前仍无特殊药物，故西医倾向于不予治疗或对部分合适病例给予渗漏点激光光凝，以减轻黄斑区视网膜的水肿渗出。

三、治疗关键

本病的病变关键是黄斑区水肿渗出，实为水液代谢障碍。按照五轮学说，水轮属肾，因肝肾同源，故临证治疗多从肝肾入手。而黄斑色黄，属土，为脾所主，脾胃互为表里，故治疗又须重视脾胃。肝肾脾胃为病，虚证多见，但湿聚成痰，痰遏化热，痰瘀互结，表现有虚有实，本虚标实。故除了从虚论治外，还要考虑从湿、从痰及从瘀论治。必要时可行激光光凝治疗。

四、转归与预后

本病初次发作，有自愈趋势，但常易复发。其复发间隔时间长短不一，大多为数月，倘若复发次数频繁，则视力可受明显影响。当然治疗及时、得法，可明显缩短病程，预后良好。注意避免诱因，可防止或减少复发。

五、名医经验

中心性浆液性脉络膜视网膜病变属于中医眼科视瞻有色、视大反小、视正反斜的范畴。通过检眼镜，见到视网膜黄斑水肿，中心凹反光消失，用 Amsler 方格表检查可有弯曲变形或暗区。先生认为眼底中心黄斑处以水肿为主，乃脾虚水湿上泛所致，选方以五苓散加味，以资健脾逐湿升阳，常用药味为炒白术、制苍术、带皮茯苓、猪苓、建泽泻、川桂枝、楮实子、杭菊花等。先生按照上述自觉症状，并结合检眼镜所见的具体改变来识病辨证，这样能使立法处方用药更贴切病情。

[唐由之. 怀念我师陆南山教授. 中国中医眼科杂志，2001，5 (11)：63 - 64]

第九节 消 渴 目 病

【病例资料】

邵某，女，52 岁。
主诉　左眼视物模糊 2 天余。

【诊疗思路】

一、中医四诊

局部：
望1　胞睑有无红肿、青紫与疱疹
——无。
望2　两眦有无潮红、糜烂
——无。
望3　白睛有无红赤、浮肿
——无。
望4　黑睛有无混浊
——无。
望5　瞳神有何变化
——晶珠神膏透明，视衣可见：双眼视乳头边界清晰，色泽正常，视网膜动脉较细，中轴反光增强，静脉轻度扩张迂曲，右眼后极部视网膜散在 8 ~ 9 颗微血管瘤，黄斑区中心凹反光明亮，左眼视网膜散在近 20 颗微血管瘤，黄斑区偏上方处有一约1/2 PD 大小的片状出血，色较鲜红，黄斑区颞侧缘有一簇状灰白色渗出，黄斑区中心凹反光暗。

望 6　眼部视力检查、电脑验光、眼底荧光血管造影及视觉电生理检查的情况

——视力检查：远视力右眼 0.8，左眼 0.4。电脑验光：右眼 - 0.50D，左眼 -0.75D。眼底荧光血管造影检查（FFA）：视网膜散在较多点状高荧光，局部毛细血管有扩张渗漏，左眼黄斑区颞侧见一处荧光素渗漏斑，上方有一处遮蔽荧光。视网膜电图（ERG）振荡电位（OPs）波幅明显下降。

问 1　发病的时间、地点、眼别及当时情况

——2 天前的下午 3 点钟左右在家看电视时，突然发现左眼视物模糊，自以为休息一下会好转，未予重视。

问 2　发病后的病情变化及诊疗情况

——发病当天未去医院就诊。昨日起至今，经卧床休息后视物模糊仍未见好转，故来求诊。

问 3　发病后眼部有无红痛痒涩

——无。

问 4　发病前有无明显诱因，原来的视力情况

——发病前 3 小时参加亲戚的生日午餐时喝过 1 杯葡萄酒。原双眼视力尚好，但从未做过眼科检查。

按　眼珠软硬度

——眼珠软硬适中。非接触性眼压计检查：右眼 16mmHg，左眼 17mmHg。

全身：

望 1　神、色、形、态

——得神，面色如常，体形偏瘦，步态自如。

望 2　舌质、舌苔情况

——舌质红，苔较少。

闻　气味

——无。

问

——无恶寒发热，T：37.2℃，BP：136/86mmHg，有时盗汗。发病以来，无头痛，但腰酸膝软，心烦失眠，尿频偏黄，大便偏干，善饥多食，口干多饮，咽燥不适，无耳聋。原有糖尿病病史已 7 年，断续服用二甲双胍等，血糖控制不好，空腹血糖在 9.0mmol/L 左右。平时不嗜烟酒。

切　脉象

——脉细小数。

二、辅助检查

血常规　未见异常。

生化类 葡萄糖：8.6mmol/L；甘油三酯：2.1mmol/L；糖化血红蛋白：7.2%；餐后 2 小时血糖：12.2mmol/L。

三、诊断及辨证

诊断 中医：消渴目病。
　　　　西医：双眼糖尿病性视网膜病变。
辨证 阴虚燥热证。

四、鉴别诊断

络损暴盲 消渴病者常合并有高血压、高血脂及动脉硬化，易致络损暴盲，故消渴目病需与络损暴盲相鉴别，具体见下表。

消渴目病与络损暴盲鉴别表

鉴别要点	消渴目病	络损暴盲
病史	消渴（糖尿病）	血管硬化、高血压、结核等
眼别	双眼	多为单眼
视力	多缓慢下降，部分突然下降	多突然下降
视网膜	斑点状或大片状出血、水肿、渗出，可有增殖膜	放射状、火焰状出血、水肿
视网膜血管	微血管瘤、毛细血管闭塞，后期新生血管	静脉高度扩张迂曲，亦可出现新生血管

五、病因病机

主症分析 本例主症是视网膜出血、渗出，有微血管瘤、视物模糊。复加饮酒，内火被引，火性炎上，阴虚火炎，灼伤目中血络，血溢络外，故视网膜出血。火炼津液，血行不畅，故视网膜渗出、有微血管瘤。病变影响神光的发越，故视物模糊。审证求因，说明主症是阴虚燥热所致。

次症分析 本例次症是体形偏瘦、时有盗汗、口渴多饮、善饥多食、腰酸膝软、心烦失眠、尿频偏黄、大便偏干。患者久患消渴，阴虚燥热，故体形偏瘦、时有盗汗、口渴多饮、善饥多食。阴虚津少，筋脉失养，故大便偏干、腰酸膝软。阴虚则燥热，心神被扰，故心烦失眠。燥热不重，故体温正常。尿频偏黄、舌红少苔、脉细小数亦为阴虚燥热之象。

病机归纳 原有消渴，阴虚燥热，复加饮酒，内火被引，虚火上炎目络，血溢络外。

六、治法方药

治法 滋阴润燥，凉血化瘀。
方药 玉泉丸合白虎加人参汤加减。炒生地 20g，麦冬 15g，葛根 15g，天花粉 15g，五味子 6g，知母 12g，生石膏 15g，参须 10g，淮山药 15g，白茅根 15g，牡丹皮 12g，赤芍 12g，三七粉（包煎）3g，炙甘草 6g。7 剂。每日 1 剂，水煎，早晚 2 次分服。

七、预防与调护

1. 密切内分泌科随访，严格控制血糖、血压和血脂。
2. 慎起居、调情志、戒烟酒，合理饮食，适当运动。
3. 定期眼科检查，耐心配合治疗。

【评述】

消渴目病是指消渴病中晚期所出现的眼底出血性病变，相当于西医学的糖尿病性视网膜病变，以视网膜血管闭塞性循环障碍为主要病理特征，为糖尿病的严重并发症之一。其多双眼先后或同时发病，是 50 岁以上人群常见的致盲性眼病。我国糖尿病患者中本病的发生率占44%～51.3%。病程越长、血糖越高，本病的发生率也就越高。

一、中医学认识

消渴目病是现代中医眼科工作者制定的疾病名称。古代医家对糖尿病性视网膜病变无具体记述，但认识到消渴病最终可致盲，如金·刘完素的《三消论》曰："夫消渴者，多变聋盲。"明·戴元礼的《秘传证治要诀》进一步指出："三消久之，精血既亏，或目无见，或手足偏废如风疾……"根据临证不同表现，糖尿病性视网膜病变类似于中医眼科学的"视瞻昏渺""云雾移睛""暴盲"及"血灌瞳神"（《证治准绳》）等内障眼病。其病因病机复杂：久病伤阴，或素体阴亏，虚火上炎，灼伤目中血络，血溢络外；或阴血亏虚，气无所化，阴虚日久，气亦不足，气阴两亏，目失所养，气不帅血，可致血瘀，目中血络不畅，血不循常道，溢于络外；或饮食不节，脾胃受损，或情志伤肝，肝郁犯脾，脾失健运，目窍失养，或痰湿内生，上蒙清窍，或脾不统血，血溢目内，目病乃成；或禀赋不足，脏腑柔弱，或阴虚日久，阴损及阳，阴阳两虚，脾肾两亏，目失濡养。治疗应审因辨证，分别论治。阴虚燥热证者，治宜滋阴润燥，凉血化瘀，方用玉泉丸合白虎加人参汤加减；气阴两虚证者，治宜益气养阴，利水化瘀，方用六味地黄汤合生脉散加减；脾肾两虚证者，治宜温阳益气，利水消肿，方用加味肾气丸加减；瘀血内阻证者，治宜化瘀通络，方用血府逐瘀汤加减；痰瘀阻滞证者，治宜健脾燥湿，化痰祛瘀，方用温胆汤加减。

二、现代医学认识

糖尿病性视网膜病变主要是由长期糖代谢紊乱引起视网膜微循环损害所致。其早期的病理改变为视网膜毛细血管的周细胞受损，内皮细胞增生，基底膜变厚，血小板凝集，微小血栓形成而缺血，周细胞进一步减少，毛细血管局部扩张，管壁变薄膨出，从而产生微动脉瘤，继之毛细血管官腔变窄甚或闭塞，视网膜缺血缺氧，最后导致新生血管形成等增殖性变化。起初眼部无自觉症状，随着病变加重可有视力减退、眼前黑影飘动及视物变形等。

按眼底病变程度有非增生期和增生期之分。非增生期的眼底表现为视网膜静脉扩张、微血管瘤、视网膜深层和浅层出血、硬性渗出、棉绒斑、视网膜及黄斑区水肿。

增生期者除上述表现外，还可见视网膜新生血管、大片视网膜前出血、视网膜前增生膜、玻璃体积血与机化条索及牵引性视网膜脱离等。眼底荧光血管造影检查见多种异常荧光形态，如视网膜较多点状高荧光、毛细血管扩张、局部荧光渗漏、出血处的遮蔽荧光、毛细血管的无灌注区及视网膜新生血管等。视觉电生理检查显示视网膜电图振荡电位波幅明显下降等。目前治疗主要是根据眼底病变情况选用局部或全视网膜激光光凝术，若玻璃体积血久不吸收或出现牵引性视网膜脱离者，则行玻璃体切割术。药物辅助可予改善微循环药物。

三、治疗关键

本病的治疗，首先是由内分泌科配合控制消渴病，眼科主要是考虑肝脾肾功能失调、阴虚燥热、气阴两虚、阴阳两虚引起脉络瘀阻、痰浊凝滞的本虚标实的基本病机，针对出血、渗出、水肿等表现，从虚、从热、从痰、从瘀论治，标本兼顾，以内治为主。

四、转归与预后

本病若治疗及时，血糖、血压、血脂控制良好，眼底病变稳定在非增生期，预后可望维持有用视力；若治不及时，或治不得法，眼底病变进展到增生期，则预后不良，最终可致失明而无可挽回。

五、名医经验

姚芳蔚对本症的治疗，始终采取辨证结合辨病论治。他说本症属于糖尿病后期并发症，不论早期或后期，都应视作久病。久病必虚、久病必瘀与血热妄行三方面可作为本症的病理特点。在辨证上，需重点抓住是虚、是瘀、还是热，以及三者的相互关系。在辨病上，主要看出血是新鲜还是陈旧，新鲜出血多属血热，陈旧出血属于血瘀，至于出血反复发作频繁，以及新旧交织，可按血热辨证，而微血管瘤、新生血管及增殖性与渗出性病变皆系气滞血瘀的结果。在用药上，姚老非常重视《血证论》的"止血、消瘀、宁血、补虚"四大治法，对止血、消瘀两个治法，用之丝丝入扣，针对性强，不太过或不及，认为太过或不及，皆会促使病变加剧。至于宁血与补虚，则用于本症全过程，认为这两个治法，都是针对病因，只有通过病因治疗，才有可能使病情稳定，并进一步改善视功能，通过临床验证，证实了这一点。

［刘红娣. 姚芳蔚老师治疗糖尿病性视网膜病变的经验. 中西医结合眼科杂志，1998，16（4）：233－234］

第十节　视瞻昏渺

【病例资料】

姚某，女，70岁，退休工人。

主诉　双眼视物模糊逐渐加重4年余，伴视物变形1年。

【诊疗思路】

一、中医四诊

局部：

望1　胞睑有无红肿、青紫与疱疹

——无。

望2　两眦有无潮红、糜烂

——无。

望3　白睛有无红赤、浮肿

——无。

望4　黑睛有无混浊

——无。

望5　瞳神有何变化

——双眼人工晶状体透明，玻璃体清晰。眼底可见：视乳头无殊，视网膜动脉较细，中轴反光强，静脉轻度扩张迂曲，黄斑区及近旁视网膜色素紊乱，黄斑区视网膜呈浅灰色地图样萎缩斑，中有较多黄白色类圆形的玻璃膜疣，部分融合，如椒盐状反光，中心凹反光消失。

望6　眼部视力检查、电脑验光、OCT检查及FFA的情况

——视力检查：远视力右眼0.2，左眼0.25，均无法矫正。电脑验光：右眼－1.25D，左眼－1.00D。OCT检查：黄斑区视网膜神经上皮层变薄，各层光反射强度轻微增强或减弱，呈红色反光带的视网膜色素上皮与脉络膜毛细血管层出现较多个大小不等的半弧形隆起，与眼底像中的玻璃膜疣相对应。FFA：黄斑区呈地图状透见荧光。其间的玻璃膜疣及色素脱失处在造影早期即显示窗样缺损的高荧光，随背景荧光而增强、减弱及消退，无荧光渗漏。

问1　发病的时间、地点、眼别及当时情况

——4年前偶然发现双眼视物模糊，眼前如有轻纱薄雾遮挡，因无其他不适，未予重视。

问2　发病后的病情变化及诊疗情况

——发病后虽感视物模糊似有逐渐加重，但由于日常生活未受明显影响，故一直没有就诊。2年前曾因视物模糊越来越重，特去当地县级医院求诊。经检查后诊断：双眼老年性白内障、黄斑变性。在2个月内先后做了白内障囊外摘除和人工晶状体植入手术，术后视物模糊略有减轻，但3个月后仍然视物模糊逐渐加重，1年前开始伴有视物稍微变形、视直线略有弯曲。到原医院复诊，配滴过眼药水，具体诊断和用药不详，病情未见好转，即停用药物。现因视物不清，前来求诊。

问3　发病后眼部有无红痛痒涩

——无。

问4　发病前有无明显诱因，原视力情况

——发病前无明显诱因，原双眼视力尚好。

按　眼珠软硬度

——眼珠软硬适中。非接触性眼压计检查：右眼 12mmHg，左眼 14mmHg。

全身：

望1　神、色、形、态

——得神，面色如常，体形较瘦，步态自如。

望2　舌质、舌苔

——舌质红，苔薄少。

闻　气味

——无。

问

——无恶寒发热，T：36.6℃，BP：136/80mmHg，无盗汗。发病以来，有时头晕，二便无殊。食欲尚可，无胸腹胀闷，但常有失眠多梦、腰膝酸软、心烦咽干，有时耳鸣。原来从事电焊工作约 20 年，经常值班熬夜。平素不嗜烟酒。

切　脉象

——脉细。

二、辅助检查

血常规、生化类　未见异常。

三、诊断及辨证

诊断　中医：视瞻昏渺。
　　　　西医：年龄相关性黄斑变性。

辨证　肝肾阴虚证。

四、鉴别诊断

视瞻有色　相当于西医学的中心性浆液性脉络膜视网膜病变。发病年龄为青壮年，多单眼发病，无玻璃膜疣，不会引起出血，一般视力预后较好。

五、病因病机

主症分析　本例主症是黄斑区地图样萎缩、玻璃膜疣较多、色素紊乱、中心凹反光消失、眼前如有轻纱薄雾遮挡、视物模糊、视物变形。患者年老体衰，肝肾不足，加之长期工作用眼过度，伤精耗阴，肝肾阴精亏虚，不能上承于目，目失所养，故黄斑区地图样萎缩、玻璃膜疣聚集、色素紊乱、中心凹反光消失。病变影响神光的发越，故眼前如有轻纱薄雾遮挡、视物模糊且变形。审证求因，说明主症是肝肾阴虚。

次症分析　本例次症是头晕耳鸣、心烦咽干、失眠多梦、腰膝酸软。患者年老，复加失眠日久，肝肾不足，阴精亏耗，脑海空虚，心神不宁，故头晕耳鸣、心烦；津液不能上润咽喉，故咽干；筋脉失养，故腰膝酸软。舌红少苔、脉细亦为肝肾阴虚之象。

病机归纳　年老体衰，肝肾阴精亏虚，目窍失养。

六、治法方药

治法 滋养肝肾。

方药 杞菊地黄丸加减。枸杞子15g，杭菊花10g，炒生地黄15g，熟地黄12g，山萸肉10g，山药15g，泽泻12g，丹皮12g，茯苓15g，炒白芍15g，泽兰15g，丹参15g，楮实子15g，菟丝子15g，炙甘草6g。7剂。每日1剂，水煎，早晚2次分服。

七、预防与调护

1. 保持心情愉快，避免不良情绪刺激。

2. 外出要注意用眼保健，尽量避免在高温强光环境下工作及在雪地或水面过久停留，最好用遮阳伞或滤光眼镜，以减少紫外线或红外线对眼的损伤。

3. 强调合理多样化营养饮食，多吃富含维生素C和维生素E的食物，戒烟酒等辛燥刺激助火之品。

【评述】

视瞻昏渺是指眼外观无异常，视物昏朦，随年龄增长而视力减退逐渐加重，终至失明的内障眼病。西医学中的多种眼底病变均可归属于视瞻昏渺的范畴，但它主要相当于年龄相关性黄斑变性（AMD）。其多见于50岁以上中老年人，双眼同时或先后发病；白种人患病率高，现已成为我国老年人致盲的一种重要眼病。

一、中医学认识

视瞻昏渺之名首见于明·王肯堂的《证治准绳·七窍门》："若人年五十以外而昏者，虽治不复光明，其时犹月之过望，天真日衰，自然目光渐谢。"有描述为"目内外别无证候，但自视昏渺朦昧不清也"。可见本病主要症状是视物不清，且与年老有关。其病因病机，在《审视瑶函》论述："有神劳，有血少，有元气弱，有元精亏而昏渺者……各有原故，须当分别。"现据临证概之，主要有：饮食伤脾，痰湿内生，浊气上泛，或脾气虚弱，气虚血瘀，上阻清窍；肝肾亏虚，精血不足，目失濡养，或阴虚火旺，灼烁津液，神光受累；素体虚弱，气血不足，劳思竭视，耗气伤血，气血亏虚，目失所养。至于治疗，中医学强调的是辨证论治。痰湿蕴结证者，治宜燥湿化痰，软坚散结，方用二陈汤加减；瘀血阻络证者，治宜活血化瘀，行气消滞，方用血府逐瘀汤加减；肝肾阴虚证者，治宜滋养肝肾，方用杞菊地黄丸加减；气血亏虚证者，治宜益气补血，方用人参养荣汤加减。

二、现代医学认识

年龄相关性黄斑变性又称"老年性黄斑变性"。其确切病因尚不清楚，发病可能与遗传、环境、长期光损伤、中毒、免疫异常、高血压性动脉硬化等有关，多认为是由多种复合因素导致视网膜色素上皮的代谢功能衰退。其临床表现为：视力下降逐渐加重，或眼前有固定暗影、视物变形，或一眼视力骤降严重，眼前黑影遮挡。干性（又称萎缩性、非新生血管性）AMD者，早期可见后极部视网膜散在玻璃膜疣，黄斑区色素紊乱如椒盐状，中心凹反光暗或消失。晚期则视网膜色素紊乱更重，或呈地图状视网膜色素上皮萎缩灶。湿性（又称渗出性、新生血管性）AMD 者，早期可见后极部视网膜大量玻璃膜疣融合微隆，视网膜下新生血管，黄斑区中心凹反光暗。中期可见黄斑区暗红色或灰黄色盘状隆起病灶，视网膜深层或浅层或前出血，甚至玻璃体积血。晚期则见黄斑区及后极部视网膜黄白色瘢痕，散在色素团块沉着，中心凹反光消失。FFA：干性老年性黄斑变性者造影早期可见后极部视网膜黄斑区呈地图状高透见荧光，后期因脉络膜毛细血管萎缩、闭塞而呈低荧光；湿性老年性黄斑变性者于造影的动脉期可见脉络膜新生血管呈花边状、辐射状或绒球状，后期荧光素渗漏，出血区则显示遮蔽荧光，病变晚期视网膜下新生血管形成一片机化瘢痕。目前尚无特效疗法，一般选用七叶洋地黄双苷滴眼液滴眼，对于湿性 AMD 者可行激光——光动力学疗法（PDT），以封闭黄斑区脉络膜新生血管膜，延缓病变的发展。

三、治疗关键

本病主要是由于肝脾肾功能失调引起目窍脉络瘀阻、痰浊凝滞，从而造成黄斑区萎缩、玻璃膜疣、色素紊乱，甚或渗出、出血、水肿等表现，属本虚标实之证，治疗总以健脾益气、滋肝补肾、理湿化痰、活血祛瘀为原则，标本兼顾，以内治为主，必要时结合外治。

四、转归与预后

本病若及早重视，适当防治，可望延缓病情发展，保存有用视力；反之，待黄斑新生血管形成，则可致黄斑大量出血而失明。

五、名医经验

杨某，女，56 岁，珠海市人，于 2005 年 3 月 23 日 11 时就诊于广东省中医院东区六楼眼科门诊。

患者自诉左眼前暗影遮挡半年，曾于当地多间医院治疗，效不佳。症见耳鸣、夜尿频多，大便正常。舌尖红，苔薄黄，脉细。检查：双眼视力右 1.0，左 0.1，左黄斑部渗出、出血，中心光不清，眼底荧光造影提示：左眼老年性黄斑病变（湿性）。

西医诊断：左黄斑病变（湿性）。

中医诊断：左眼视瞻昏渺（气血失和，肝肾不足，痰瘀互阻）。

治法：益气补肾，化痰活血。

方药：桑椹子 15g，太子参 30g，葛根 30g，炒山楂 15g，何首乌 20g，北芪（黄芪）15g，白术 15g，茯苓（云苓）15g，昆布 15g，川芎 5g，田七胶囊 3g，大、小蓟各 15g，枸杞子 15g。处方 14 剂，水煎服。

二诊：于 2005 年 4 月 6 日 10 时。自诉左眼前暗影稍变淡，口干，大便干。舌尖红，苔黄，脉细。检查：双眼视力右 1.0，左 0.2，左黄斑部渗出、出血好转，中心光不清。治疗：患者有化热之象，上方加连翘 12g，水牛角 12g。处方 7 剂，水煎服。

三诊：于 2005 年 4 月 20 日 10 时。患者自诉左眼前暗影稍好转，视力模糊好转，大便正常，小便仍多。舌尖红，苔薄黄，脉细。检查：双眼视力右 1.0，左 0.4，左黄斑部渗出、出血好转，中心光不清。治疗：热象已减，肾虚明显，上方去连翘，加杜仲 10g，牛膝 10g。处方 14 剂，水煎服。

四诊：于 2005 年 5 月 10 日 11 时。自诉左眼前暗影好转，视力模糊好转，大便正常，小便仍多。检查：双眼视力右 1.0，左 0.5，左黄斑部出血吸收，少许硬性渗出，中心光隐约可见。舌尖红，苔薄黄，脉细。治疗：患者症状好转，效不更方，以巩固疗效。守上方，处方 14 剂，水煎服。

［周至安，欧扬等. 唐由之教授治疗老年性黄斑病变经验. 广州中医药大学学报，2006，5（23）：232－233］

第十一节　肝　　劳

【病例资料】

金某，女，21 岁，学生。

主诉　久视后双眼酸胀、视物模糊、头晕头痛 4 天。

【诊疗思路】

一、中医四诊

局部：

望 1　胞睑有无红肿、青紫与疱疹

——无。

望 2　两眦有无潮红、糜烂

——两眦部白睛稍潮红，无糜烂。

望 3　白睛有无红赤、浮肿

——眦部白睛微红，无浮肿。

望 4　黑睛有无混浊

——无。

望 5　瞳神有何变化

——双眼晶珠透明，神膏清晰，眼底呈豹纹状，视乳头颞侧弧形斑，余无殊。

望 6　眼部视力检查与电脑验光的情况

——视力检查：裸眼远视力右眼 0.1，左眼 0.1。电脑验光：右眼 -4.25D，左眼 -4.50D。试镜：双眼 -4.00D，矫正视力均为 1.0。

问 1　发病的时间、地点、眼别及当时情况

——4 天前的凌晨 3 点钟走出网吧时，觉得双眼酸胀、沉重感、视物模糊，原地休息半小时后症状略有减轻。

问 2　发病后的病情变化及诊疗情况

——发病后回家睡觉休息 4 小时后，双眼酸胀、沉重、视物模糊明显好转，但白天听课时仍然无精打采，晚上电脑上网，上述症状又迅速加重。因临近学期末学业较

紧张，故拖至今日才赶来医院就诊。

问3　发病前有无明显诱因，原视力情况

——发病前1个月内，经常在晚上到网吧上网，有时是通宵上网，但白天坚持听课。原双眼近视，戴镜 -4.00D。

按　眼珠软硬度

——眼珠软硬适中。非接触性眼压计检查：右眼 15mmHg，左眼 16mmHg。

全身：

望1　神、色、形、态

——精神疲惫，面色㿠白，体形偏瘦，步态自如。

望2　舌质、舌苔

——舌质淡，苔白。

闻　气味

——无。

问

——无恶寒发热，T：36.5℃，BP：106/70mmHg，无盗汗。发病以来，头晕头痛、心悸健忘、肢倦乏力、大便偏干。纳食欠馨，无胸腹胀痛。无耳鸣，口不干。平素月经量多，不嗜烟酒。

切　脉象

——脉沉细。

二、辅助检查

血常规、生化类　未见异常。

三、诊断及辨证

诊断　中医：肝劳。

西医：双眼视疲劳、近视性屈光不正。

辨证　气血亏虚证。

四、鉴别诊断

绿风内障　相当于西医学的急性闭角型青光眼。虽头眼胀痛，但往往起病急骤，胀痛剧烈，视力锐减且无法矫正，白睛混赤，黑睛混浊，前房变浅，瞳神散大，眼压升高。

五、病因病机

主症分析　本例主症是眼酸胀沉重、视物模糊、头晕头痛、神疲乏力、心悸健忘、面色㿠白。患者原有近视、月经量多，气血素亏，又逢熬夜上网，劳瞻竭视，苦钻学业，费心伤神，耗气损血，久之更加气血不足，不能养目，目中经络涩滞，故双眼酸胀沉重、视物模糊。休息静养后气血消耗减少，亏虚稍有恢复，故症状减轻。血虚不能上荣头面，故头晕头痛、面色㿠白。气血不能颐养心神，故神疲，心悸健忘。审证求因，说明主症是气血亏虚所致。

次症分析　本例次症是肢倦乏力、纳差便干、月经量多。患者原就月经量多，失血日久，气血亏虚，加之劳瞻竭视，气血更耗，肢体失养，故肢倦乏力；脾气虚弱，运化失健，故纳差；气不摄血，故经量更多，恶性循环；阴血不足，大肠失润，故便干；舌淡苔白、脉沉细亦是气血亏虚之象。

病机归纳　气血素亏，又逢熬夜劳瞻竭视，费心伤神，气血更虚。

六、治法方药

治法　补气益血，佐以养心安神。

方药　天王补心丹加减。炒生地黄 15g，五味子 6g，炒当归 15g，炒党参 12g，天冬 15g，麦冬 15g，柏子仁 12g，酸枣仁 15g，茯苓 12g，远志 12g，枸杞子 15g，熟地黄 12g，山药 15g，炒白芍 15g，丹参 15g，菟丝子 15g，炙甘草 6g。7 剂。每日 1 剂，水煎，早晚 2 次分服。

七、外治法

可选用珍珠明目滴眼液滴眼，每日 3～4 次，每次 1 滴。

八、其他疗法

针灸疗法　可选用攒竹、肝俞、肾俞、心俞、膏肓俞、照海、神门、风池、阳白、行间、太阳、丝竹空、瞳子髎等穴，每次 4～6 穴，10 天为 1 个疗程，连续 2～3 个疗程。

九、预防与调护

1. 精确医学验光，配戴合适眼镜，以矫正屈光不正。
2. 注意劳逸结合，少用目力，坚持做眼保健操，以减轻视力疲劳。
3. 强调营养饮食，多吃富含维生素 A、E 食物。

【评述】

肝劳，是指久视之后，出现眼胀、头痛、头晕、眼眶胀痛等症状的眼病。因肝开窍于目，故名肝劳，相当于西医学的视疲劳。其临床特点是久视后症状出现，休息后症状缓解或消失。可发生于各种年龄，屈光不正、用眼过度者发生率高。

一、中医学认识

肝劳之名见于明·李梴的《医学入门·杂病分类·眼》："读书针刺过度而（目）痛者，名曰肝劳，但须闭目调护。"关于其发病，《审视瑶函·内外二障论》指出："心藏乎神，运光于目……凡此皆以目不转睛而视，又必留心内营。心主火，内营不息，则心火动，心火一动，则眼珠隐隐作痛。"验之临证，其中医病因病机有二：一为久视劳心伤神，耗气损血，目失所养，目中经络涩滞；二为肝肾亏虚，精血不足，筋脉失养，目中调节失司。其临床表现为：长时间用眼后出现视物模糊、复视、字行重叠，看远后转看近或看近后转看远需注视片刻后才逐渐看清。甚者眼睑疲倦沉重难以睁开，眼珠或目眶周围酸胀疼痛，干涩或流泪，或伴有神疲乏力、头痛眩晕、肩颈酸痛、哈欠思睡、心烦易怒、多汗纳呆等。眼部检查可有屈光不正或老视，或无明显异常。眼压不高，视野正常。在治疗上，可予辨证论治，如气血亏虚证者，治宜补气益血，养心安神，方用天王补心丹合柴葛解肌汤加减；肝肾不足证者，治宜滋肝补肾，益精明目，方用杞菊地黄丸合柴葛解肌汤加减。也可辅助局部外治及针灸推拿疗法。

二、现代医学认识

视疲劳是指久视后出现眼胀、头痛、头晕、眼眶胀痛等自觉症状及眼或全身器质性因素与精神因素相互交织的综合征。随着视频终端的不断普及和社会竞争的日渐激烈，本病的发病率越来越高。目前治疗除了对屈光不正或老视者予以配戴合适的矫正眼镜外，主要是对症处理。

三、治疗关键

鉴于本病熬夜苦作、劳瞻竭视致气血亏虚或肝肾不足的病因病机，治疗应予补气益血或滋肝补肾之中药内服，同时结合眼部滴药、针灸推拿及配镜矫正等方法，多管齐下，并务必注意休息，以治其本。

四、转归与预后

本病只要治疗及时、耐心、得法，可收良效。

五、名医经验

谢某，男，21岁，1988年4月18日初诊。患者系高三毕业班学生，功课紧张，苦读多思而致视疲劳，阅读半小时就感头晕眼花、眼球酸痛，而被迫暂停学习，需休息一段时间才能继续学习，已1个月。检查：视力、眼位、眼压、运动均正常；交替遮盖：不动；辐转近点距离 < 8cm；屈光学检查：右 +0.50DS = 1.5，左 +0.75DS = 1.5。舌偏红，苔薄黄，脉平。此为清阳失升，眼肌虚弱，调节无能。治以补中强肌，升阳清热。

二诊：阅读时间延长，但伴有口干，心烦，失眠。此因阳升阴损，心神失守。续上方，配服补阴安神补心丹。并嘱配镜，近阅读时戴镜。服药11剂。

三诊：诉近阅读2~3小时均无视疲劳症状出现。

[金威尔. 从脾论治视疲劳. 福建中医学院学报，1993，3（1）：1]

第五章　耳鼻喉科疾病

【诊疗关键】

1. 在进行专科检查时，由于耳、鼻、咽、喉具有孔小洞深的特点，必须借助专科器械才能观察，因而在中医耳鼻咽喉科疾病的诊疗中，既具有中医学的一般共同特点，又具有自己的专科特点。

2. 分析病史、专科检查和辅助检查，以进一步全面了解疾病发展和转归。

3. 运用中医望闻问切的方法，采集病史，完善专科检查，四诊合参。

4. 运用中医八纲辨证，分析病因病机，整理各病治法方药。

第一节　脓　　耳

【病例资料】

张某，男性，18 岁，学生。

主诉　右耳疼痛流脓 3 天。

【诊疗思路】

一、中医四诊

局部：

望 1　外耳道有无脓液，流滋的量、色、质如何

——外耳道可见有脓液积蓄，量多黄稠，并夹血丝。

望 2　鼓膜的色泽形态，有无穿孔以及穿孔的部位

——鼓膜红赤外凸，弥漫性充血，表面标志消失，紧张部中央性穿孔。

望 3　耳后乳突部（耳后完骨）有无异常

——有红肿。

闻　流脓有无臭秽

——流脓略带腥臭味。

问 1　有可能的发病诱因

——5 天前曾去游泳，次日感耳内不适，有微痛、阻塞感。

问 2　耳部疼痛发作情况如何

——次日夜间自觉身热，耳内疼痛加重，如雀啄状难以忍受，痛连腮脑。

问 3　耳内流脓时间及伴随症状有哪些

——第 3 天天亮时感耳内有液体流出，耳痛减轻。

问 4　右耳听力如何

——自诉右耳听力下降。

按 1　提拉右耳郭是否有疼痛感

——有轻度疼痛感。

按 2　耳后乳突部有无压痛

——有压痛。

全身：

望 1　神、色、形、态

——得神，面色红赤，体形正常，步态自如。

望 2　舌质、舌苔

——舌质红，苔黄。

闻 1　呃逆、嗳气、太息

——无。

闻 2　气味

——无。

问

——高热无汗，头痛不适，T：39.1℃；口苦咽干喜饮，小便黄，大便二日未解；无胸闷气短，无腹痛腹泻；右耳听力下降；素体体健。

切　脉象

——脉弦数。

二、辅助检查

音叉检查　WT：→右侧；RT：右耳阴性，左耳阳性。

血常规　白细胞计数：11.6×10^9/L；中性粒细胞百分数：90%。

三、诊断及辨证

诊断　中医：脓耳。

　　　　西医：急性化脓性中耳炎。

辨证　肝胆火热证。

四、鉴别诊断

耳疖、耳疖　外耳道可有脓液，但无鼓膜穿孔，外耳道皮肤红肿、潮红、压痛，发病前多有挖耳史。

耳胀耳闭　发病时仅有轻微耳痛，以耳内胀闷为主，鼓膜充血较轻，以内陷与积液为主，听力为传导性聋。

耳部神经痛　耳痛呈一过性、阵发性，反复发作，鼓膜及听力检查正常。

五、病因病机

主症分析　本例主症是耳部疼痛流脓。患者游泳后出现耳内不适，有微痛、阻塞感。该患者污水入耳，邪毒内陷，内外邪热困结耳窍，故耳内疼痛伴耳聋；热毒炽盛，伤腐血肉，化腐成脓，热盛则脓稠黄，热伤血分，则脓中夹有血丝。足厥阴肝、足少阳胆经皆络于耳，肝为刚脏，其性炎上，审证求因，充分说明该症是肝胆火热所致。

次症分析　口苦咽干喜饮，小便黄，大便干结。此为肝胆热盛，津液受损所致。高热无汗，头痛，舌红，苔黄，脉弦数，均是肝胆内热之象，苔脉与症相符。

病机归纳　外感邪毒，肝胆内热。

六、治法方药

治法　清肝泻火，解毒排脓。

方药　龙胆泻肝汤加减。龙胆草 10g，黄芩 9g，柴胡 9g，当归 12g，生地黄 10g，木通 10g，泽泻 12g，车前子 9g，野菊花 15g，白芍 10g，金银花 10g，蒲公英 15g。3剂。每日 1 剂，水煎，早晚 2 次分服。

七、外治法

1. 清洁耳窍：双氧水滴入耳中进行清洁。

2. 滴耳法：可选用水溶性滴耳剂滴耳，如黄连滴耳液、抗生素滴耳剂（氧氟沙星滴耳剂）等。

八、预防与调护

1. 积极防治上呼吸道疾病。
2. 注意擤鼻涕方法。
3. 防止污水入耳。
4. 保持脓液的引流通畅。
5. 吹耳药物要慎用。

【评述】

脓耳以鼓膜穿孔、耳内流脓为其主要临床表现。病位深，病情较重，有别于外耳道耳疖、耳疔之溃脓。相当于现代医学之化脓性中耳炎等疾病。本病可发生于任何年龄，小儿多见，且任何季节均可发病，夏季为多，常因游泳污水入耳诱发。脓耳可损伤患者听力，影响学习、工作，甚至可出现变症，危及生命。

一、中医学认识

脓耳病名早见于《仁斋直指·卷之二十一》："热气乘虚，随脉入耳，聚热不散，脓汁出焉，谓之脓耳。"古代医家对脓耳的论述较多，有"聤耳""耳疳""耳底子""耳湿"等名称，还有按脓色不同而命名的，其含义不尽相同，但共同的特征是耳内流脓。

二、现代医学认识

化脓性中耳炎是由细菌感染引起的中耳炎症，有急慢性之分。急性化脓性中耳炎症状主要是耳痛、流脓，小儿全身症状比成人明显，可见发热、呕吐等。慢性化脓性中耳炎是指中耳黏膜、骨膜或深达骨质的慢性化脓性炎症。本病在临床上较为常见，常以耳内间断或持续性流脓、鼓膜穿孔、听力下降为主要临床表现，严重时可引起颅内、颅外的并发症。

三、治疗关键

脓耳的治疗，应内治配合外治，属久病者，外治尤其重要。脓耳并发胆脂瘤、肉芽、骨质破坏者，可进行手术治疗，清除病灶；病情稳定静止，但鼓膜穿孔久不愈合者，可行鼓膜修补术或听力重建手术。发生脓耳变证者，宜行手术治疗。

四、转归与预后

脓耳若能及时合理治疗，预后良好。病情严重可并发脓耳变证或迁延难愈。

五、名医经验

慢性化脓性中耳炎，在中医耳鼻喉科学中称为慢性脓耳。《医海酌蠡》有"经年累月，耳部流脓，时流时止，此属脾肾虚弱，气血不足之证。"《藏象》谓"肾开窍于耳"，又谓"肾气通于耳"，故治慢性脓耳，要从脾肾二经考虑。其辨证施治记为：症见持续耳道流脓，久而不愈，或时流时止，脓液黄黏或稀薄，无腐臭味。上呼吸道感染后脓液增多。检查鼓膜为中央性穿孔，听力属传导性耳聋。且患者自觉耳内虚鸣。全身症状有消瘦疲倦，食欲不振。X 线摄片见乳突气房消失，病变多在黏膜层。脉细，舌质淡。此属脾虚气弱湿变耳窍，治宜健脾益气，清湿排脓。与《医宗金鉴》的托里消毒饮加味：党参 15g，黄芪 15g，川芎 10g，当归 10g，白芍 15g，白术 10g，银花 10g，茯苓 10g，白芷 6g，皂角刺 10g，甘草 6g，桔梗 10g，薏苡仁 10g，覆盆草 15g，清水煎服。

（选自《现代名中医五官科诊治绝技》）

第二节　暴　聋

【病例资料】

李某，女，58 岁，退休。
主诉　左耳突发听力下降伴耳鸣 2 天。

【诊疗思路】

一、中医四诊

局部：
望 1　外耳道有无脓液
——外耳道清洁，无脓液。
望 2　鼓膜的色泽形态

——鼓膜完整，标志清晰，无充血或穿孔。

望3　耳后乳突部有无异常

——无。

闻　耳部有无臭秽或血腥味

——无。

问1　引起本病的诱因可能是什么

——近几天来因在家带孙子，倍感疲劳。

问2　耳部症状发作情况及诊疗过程

——昨日凌晨在睡眠时突感左耳鸣，听力下降。当时未引起重视，亦未马上去医院诊治。

问3　听力情况

——自诉左耳听力下降明显。

按1　提拉耳郭是否有疼痛感

——无。

按2　耳后乳突部有无压痛

——无。

全身：

望1　神、色、形、态

——少神，面色淡红，体形正常，步态欠稳。

望2　舌质、舌苔

——舌质暗红，舌上见瘀点，苔薄白。

闻1　呃逆、嗳气、太息

——无。

闻2　气味

——无。

问

——无恶寒发热，有头晕不适感；二便尚可；饮食正常，无胸闷气短，无腹痛腹泻；左耳听力下降；素体体健。

切　脉象

——脉涩。

二、辅助检查

纯音测听　左耳重度感音神经性聋，AC＝75dB，骨导部分消失；右耳 AC＝19dB（250～4000HZ）。

声导抗　双耳呈 A 型鼓室曲线。

三、诊断及辨证

诊断　中医：暴聋。

　　　西医：左耳突发性耳聋。

辨证 气滞血瘀证。

四、鉴别诊断

耳疮、耳疖 外耳道可有脓液，但无鼓膜穿孔，外耳道皮肤红肿、潮红、压痛，发病前多有挖耳史。

耳胀耳闭 发病时仅有轻微耳痛，以耳内胀闷为主，鼓膜充血较轻，以内陷与积液为主，听力为传导性耳聋。

耳部神经痛 耳痛呈一过性、阵发性，反复发作，鼓膜及听力检查正常。

五、病因病机

主症分析 本例主症是左耳突发听力下降伴耳鸣。患者近几天来因家务繁多而疲劳。劳则正气受损，气血受损，耳为清空之窍，有赖气血煦濡，一旦气滞不行，则血脉瘀滞，耳窍经脉痞塞，失其清空之态而不能纳音，乃为耳聋；瘀血停滞，气与之相击，乃作耳鸣。审证求因，说明该证是气滞血瘀所致的疾病。

次症分析 正气已虚，外邪侵袭，肺经受病，宣降失常，外邪循经上犯，蒙蔽清窍，则头晕不适；血瘀之象在舌、脉，乃见舌质暗红，舌上瘀点，脉细涩，说明该病为气血停滞之证，苔脉与症相符。

病机归纳 气滞不行，血脉瘀滞，耳窍经脉痞塞，失其清空之态。

六、治法方药

治法 行气活血，化瘀通窍。

方药 通窍活血汤加减。黄芪 15g，葛根 20g，丹参 20g，当归 10g，生地黄 10g，川芎 10g，半夏 10g，路路通 12g，灵磁石（先煎）30g，赤芍 9g，石菖蒲 6g，蝉衣 10g。7 剂。每日 1 剂，水煎，早晚 2 次分服。

七、预防与调护

1. 注意休息，清淡饮食。
2. 避免噪声环境。
3. 病耳不宜接听电话及手机。

【评述】

暴聋是指突然发生的原因不明的感音神经性听力损失。患者听力通常在数分钟、数小时或数日之内（一般在 72 小时内）下降至最低点，至少在相连的频率听力下降大于 20dB，以单侧耳发病为最多见。相当于现代医学的突发性耳聋。

一、中医学认识

暴聋是因脏腑失调，气血瘀滞，或邪毒壅盛，上犯耳窍所致。以单耳或双耳听力骤然减退，或伴眩晕、耳鸣等为主要表现的耳病。

暴聋之名出自《内经》，《素问·厥论》说："少阳之厥，则暴聋，颊肿而热。"如

《素问·通评虚实论》云:"暴厥而聋,偏塞闭不通,内气暴薄也。"又云:"少阳之厥,暴聋是也。"认为暴聋皆是厥逆之气。亦有"正斜相搏"之说,如《卫生宝鉴》曰:"夫卒耳聋者,由肾气虚为风邪所乘,搏于经络,随其血脉上入耳,正气与邪气相搏,故令卒聋也。"

二、现代医学认识

突发性耳聋是一种瞬息间突然发生的重度感音性聋。患者多能准确提供发病时间、地点与情形。目前认为本病的发生与内耳供血障碍或病毒感染有关。

三、治疗关键

暴聋的治疗,应内治为主,配合一定的外治。内治如静脉输液治疗、口服中药汤剂,外治如针灸治疗、耳穴贴敷治疗以及高压氧舱治疗。

四、转归与预后

本病预后与病程、年龄、治疗是否及时等因素有关。病程短、年轻患者经过及时恰当的治疗,有可能全部或部分恢复听力,预后较好;若病程较长、年龄较大或听力损害较重者,往往难以恢复听力。

五、名医经验

李某,女,26岁,职员,初诊日期2004年9月8日。3天前无明显原因觉左耳听力突然下降,伴耳鸣如蝉,为持续性,头晕,觉头重脚轻,无旋转感,于是到我院就诊。电测听示左耳感音神经性聋,250～4kHz平均听力为56dB,诊断为"左耳突聋"。查舌质暗,苔薄白,脉弦,辨证为气滞血瘀,耳窍失养,治宜行气活血,通络开窍。方药:柴胡10g,川芎10g,赤芍10g,当归10g,制香附10g,菖蒲12g,郁金10g,鸡血藤30g,炒枣仁15g,远志6g。同时静点丹参注射液,每日1次。1周后觉左耳听力有提高,耳鸣减轻,头晕已消失,在原方基础上加地龙10g,制山甲10g,以加重活血通络之力,10天后听力检查正常范围,耳鸣消失。

(选自《世界中医药学会联合会耳鼻喉口腔科专业委员会成立大会暨第一届学术研讨会中医耳鼻喉科学研究论文汇编》中《活血化瘀法治疗突发性耳聋的临床研究》)

第三节 耳 眩 晕

【病例资料】

王某,女性,42岁,教师。

主诉 头晕伴恶心呕吐3天。

【诊疗思路】

一、中医四诊

局部：

望1 外耳道有无脓液

——外耳道清洁，无脓液。

望2 鼓膜的色泽形态

——鼓膜完整，标志清晰，无充血或穿孔。

望3 耳后乳突部有无红肿

——无。

望4 有否眼震，具体如何

——有眼震，呈自发性水平型，快相向右。

闻 耳部有无明显异常气味

——无。

问1 发病诱因可能是什么

——带毕业班，工作上较为劳累。

问2 局部症状

——3天前晚上在家中备课时突感头晕，自感房屋有旋转感。

问3 耳部伴随症状

——伴耳鸣及恶心呕吐感，呕吐数次。

问4 听力

——自诉双耳听力略有下降。

按1 提拉耳郭是否有疼痛感

——无。

按2 耳后乳突部有无压痛

——无。

全身：

望1 神、色、形、态

——少神，面色倦怠，体形正常，步态不稳，搀扶入院。

望2 舌质、舌苔

——舌质淡，苔白腻。

闻1 呃逆、嗳气、太息

——无。

闻2 气味

——无。

问

——旋转性头晕，无恶寒发热，出冷汗；二便尚可；纳呆，胸闷不舒，无腹痛腹泻；双耳听力略有下降；既往有类似症状发作。

切　脉象

——脉濡滑。

二、辅助检查

纯音测听　双耳低频性感音神经性聋。
声导抗　双耳呈 A 型鼓室曲线。
甘油试验　阳性。

三、诊断及辨证

诊断　中医：耳眩晕。
　　　西医：梅尼埃病。
辨证　痰浊中阻证。

四、鉴别诊断

中枢性眩晕　如听神经瘤、椎 – 基底动脉供血不足而致眩晕，可通过 X 摄片、CT、MRI 等检查以鉴别。脑动脉粥样硬化、高血压病、低血压病、贫血等所致的眩晕，均伴有各自的特征、临床表现，需认真鉴别。

五、病因病机

主症分析　本例主症是头晕、恶心呕吐。耳之为窍，贵在清空，外无渗液，内无积水，容纳清阳之气，而脾运化水湿，疏通三焦，使清阳得升，浊阴得降，闻音自如。该患属劳倦、思虑过度，损伤脾胃，致脾失健运，不能运化水湿，内生痰饮，痰浊中阻，清阳不升，浊阴不降，清窍为之蒙蔽，故眩晕、头重、耳鸣、耳聋。审证求因，充分说明该证是痰湿内阻所致。

次症分析　纳呆，胸闷不舒，此为痰阻中焦，气机升降不利所致，与主症一致。舌淡红，苔白腻，脉濡滑，均是痰湿之象，说明该病为痰浊中阻之证。

病机归纳　劳倦、思虑过度，损伤脾胃，致脾失健运，不能运化水湿，内生痰饮。痰浊阻遏中焦，则气机升降不利，清阳不升，浊阴不降，清窍为之蒙蔽，发为眩晕。

六、治法方药

治法　健脾燥湿，涤痰止眩。
方药　半夏白术天麻汤加减。半夏 12g，白术 10g，陈皮 10g，茯苓 10g，天麻 10g，泽泻 10g，竹茹 10g，石菖蒲 6g，蝉衣 10g，甘草 6g。5 剂。每日 1 剂，水煎，早晚 2 次分服。

七、预防与调护

1. 低盐饮食。
2. 发作期静卧于暗室，空气流通。
3. 鼓励患者于发作间歇期加强锻炼，增强体质和耐力，劳逸适度。

【评述】

因耳窍有病，耳主平衡功能失调而引起的眩晕，属耳眩晕的范畴。其特点是眩晕突然发作，自觉天旋地转，身体向一侧倾倒感觉，站立不稳，并有耳鸣耳聋，恶心呕吐等症状。可见于现代医学的梅尼埃病、位置性眩晕、前庭神经元炎、迷路炎等。

一、中医学认识

眩晕是眩和晕两种症状的合称。眩即目眩，眼前昏花缭乱；晕为头晕，谓头部运转不定的感觉。两者可以单独出现，也可以同时兼见，乃称眩晕。古代文献中没有耳眩晕之名，其有关论述见于头眩、眩晕之病中。《证治汇补》卷四说："眩者，言视物皆黑；晕者，言视物皆转，二者兼有，方曰眩晕。"中医文献中早在《内经》就有记载，如《灵枢·海论》所述："髓海不足，则脑转耳鸣，胫酸眩冒，目无所见，懈怠安卧。"《丹溪心法》云："眩者言其黑运转旋，其状目闭眼暗，身转耳聋，如立舟车之上，起则欲倒。"对本病作了十分形象的描述。在其他古代文献中尚有眩运、眩冒、旋晕、头旋、掉旋、脑转、风眩、昏晕等等。

二、现代医学认识

眩晕是一种临床症状。引起眩晕的疾病很多，除耳鼻咽喉科疾病外，还涉及内科、神经内科及骨科的疾病。眩晕是一种运动性和位置性的幻觉。包括患者感到周围物体旋转或其本身在旋转，如起伏波动感、不稳感、摇摆感、头重脚轻感等。这些感觉中，凡是有旋转感觉的，为前庭系统受累，统称为真性眩晕。而无旋转感觉的，即波浪起伏感、不稳感、摇摆感、头重脚轻感等，除前庭系统可能受累外，常因视觉系统或本体感觉系统受累而引起，这些感觉称为眩晕。对于眩晕的定义也各有不同解释。但总的说来，由于前庭末梢感受器是在内耳迷路，故眩晕在耳鼻咽喉科范围内，以真性眩晕为主要研究对象。

三、治疗关键

耳眩晕的治疗，应内治为主。

四、转归与预后

耳眩晕属难治性疾病之一，相当一部分患者经过治疗，眩晕可得到缓解，但容易复发，多次发作后，部分患者可能遗留顽固性的耳鸣及不可逆性耳聋，但一般不会危及生命。也有部分患者治疗后很少再发作。

五、名医经验

梅尼埃病在中医学典籍中将其纳入眩晕证范围。各家学说见解颇不一致。但其机制多认为"诸风掉眩，皆属于肝"。肝气失于疏泄，肝阴不足，肝阳上亢，耳窍被蒙致成本病；或认为"无痰不作眩"，脾湿不运，凝积成痰，痰郁化火，上扰清窍，发为眩晕。肝脾肾三经密切关联，肾阴虚则每兼肝阳上亢。肝脾肾三经失于协调，正如《医学正传》所说的"忽然眼黑生花，若坐舟车而旋运"。症见眩晕突然发作，目眩、耳鸣、耳聋，地转天旋，眼球震颤，恶心呕逆。体位变动时眩晕加重，心悸自汗。舌淡红，脉弦。此为髓海不足，肝阳上扰，痰浊中阻。治宜平肝滋髓，豁痰息风。自拟新加法夏天麻白术汤：法半夏、白术、天麻、钩藤、炒牛膝、山萸肉、菊花、白蒺藜、炙甘草各10g，杜仲、珍珠母、桑寄生各15g，清水煎服。以21贴为一疗程。若失眠心悸，可加炒枣仁、柏子仁各12g；口若干胶可加龙胆草、黄芩各10g，面色苍白，自汗，四肢不温，可加附子、黄芪各15g，同煎服。

（选自《现代名中医五官科诊治绝技》）

第四节　耳　　胀

【病例资料】

李某，女性，38岁，干部。

主诉　双耳内胀闷伴听力下降2天。

【诊疗思路】

一、中医四诊

局部：

望1　外耳道有无变化

——外耳道清洁，无明显变化。

望2　鼓膜的色泽形态

——双耳鼓膜完整，微红内陷，隐约可见液平面。

望3　耳后乳突部有否红肿

——无。

闻　耳内有无异常气味

——无。

问1　发病诱因

——2天前曾有感冒受凉，次日感耳内作胀不适，听力减退。

问2　耳部胀闷发作有何具体症状

——耳内胀闷感，自听增强，常以手指轻按耳门，以求减轻耳部不适。

问3　双耳听力情况

——自诉双耳听力下降

按1　提拉耳郭是否有疼痛感

——无。

按2　耳后乳突部有无压痛

——无。

全身:

望1 神、色、形、态

——失神,面色一般,体形正常,步态自如。

望2 舌质、舌苔

——舌质淡红,苔白。

闻1 呃逆、嗳气、太息

——无。

闻2 气味

——无。

问

——发热恶寒,有汗,T:37.7℃,头痛不适;小便略黄,大便调;口不渴,无胸闷气短,无腹痛腹泻;双耳听力下降;素体体质较弱,易感冒。

切 脉象

——脉浮数。

二、辅助检查

纯音测听显示 双耳呈传导性耳聋。

声导抗显示 双耳呈"C"型鼓室曲线(平坦型)。

三、诊断及辨证

诊断 中医:耳胀。

　　　西医:双侧急性卡他性中耳炎(分泌性中耳炎)。

辨证 风邪外袭,痞塞耳窍证。

四、鉴别诊断

耵聍或异物阻塞 查看外耳道有无耵聍或异物阻塞。

脓耳实证(未穿孔时) 疼痛剧烈,鼓膜红肿明显。

鼓室积液 鼻咽部肿瘤阻塞咽鼓管口所引起,故需查看鼻咽部排除新生物。

突发性耳聋 原因不明的单耳突发听力下降,听力损害较重,鼓膜完整,标志清晰,呈感音神经性聋。

五、病因病机

主症分析 本例主症是耳内胀闷伴听力下降。患者2天前曾有感冒受凉。手太阴肺之络脉会于耳中,肺气通于鼻,捏鼻鼓气,其气鼓耳,故肺气亦与耳相通。该患外感风寒,风邪侵袭,循经上犯,致耳窍经气闭塞,清阳之气不能上输于耳,而司听失聪;风寒外袭,肺失宣降,津液不布,聚而为痰湿,积于耳窍而自感耳内胀闷感。审证求因,充分说明该症是风邪侵袭所致。

次症分析 有汗,头痛不适,小便略黄,为风邪在表,肺卫不和;与发热恶寒,舌淡红,苔白,脉浮数,均是表热之象。

病机归纳　风寒外袭，肺失宣降，津液不布，聚而为痰湿，积于耳窍而为病。

六、治法方药

治法　疏风散邪，宣肺通窍。

方药　荆防败毒散加减。荆芥 10g，防风 10g，川芎 9g，前胡 9g，桔梗 9g，甘草 6g，枳壳 9g，茯苓 10g，羌活 10g，独活 10g，石菖蒲 6g，生姜 4g。3 剂。每日 1 剂，水煎，早晚 2 次分服。

七、外治法

鼓膜穿刺术　5 号针头后下象限，抽吸积液，注射地塞米松等以减少渗出复发。

八、预防与调护

1. 积极防治感冒及鼻病。
2. 注意擤鼻涕方法。
3. 及早治疗耳胀以免引起耳闭。

【评述】

耳胀大多继发于伤风鼻塞之后，起病快，胀闷堵塞感，以胀为主或兼胀痛或伴耳鸣，听力损害为传导性聋，其临床表现相当于现代医学的分泌性中耳炎。

一、中医学认识

查阅古代文献有关资料，提及耳胀及耳胀痛者多指症状而言。如《仁斋直指方》载："耳胀痛，用江鱼齿（又名脑内骨）火煅为末，水调滴入耳内。"清·余景和《外证医案汇编》卷一中录有"鲍宝山肝气夹湿，右耳胀痛，以疏风胜湿治之"。及至近代陆清洁《大众万病顾问》始立耳胀病名，指出："何为耳胀？耳中作胀之病，是谓耳胀。"并列举其病源、症状及治法。

类似的病名和别名，例如卒聋，见于《太平圣惠方·卷三十六》："夫卒耳聋者，由肾气虚为风邪所乘，搏于经脉，随其血脉上入于耳，正气与邪气相击，故令耳卒聋。"又如风聋：一是风邪侵袭，耳部经脉闭塞不通所致；二因风善行而速变。其他还有"火闭""气闭"等。

二、现代医学认识

分泌性中耳炎是以鼓室积液及传导性聋为主要特征的一种中耳非化脓性炎性疾病，可分为急性和慢性两种。目前认为咽鼓管功能障碍为本病的基本病因，此外，可能与感染、免疫反应有关。当咽鼓管功能不良时，外界空气不能进入中耳，中耳内原有的气体逐渐被黏膜吸收，腔内形成负压，引起中耳黏膜静脉扩张、淤血，血管壁通透性增强，导致中耳积液。清除中耳积液，改善中耳通气引流及病因治疗为本病的治疗原则。

三、治疗关键

耳胀的治疗，应内治配合外治。关键是保持耳窍气道通畅。

四、转归与预后

耳胀若能及时合理治疗，可不影响听力，预后良好。病程迁延，亦可转成耳闭或脓耳。如中耳有积液，反复发作者，可致鼓膜与鼓室内壁粘连，听力明显下降。

五、名医经验

凡某，男，20岁。1992年8月7日初诊。

自5月感冒之后开始耳中憋气，听力下降，穿刺有积液抽出，抽液七八次之多。所苦者，抽后不久又积。现在每当抽出之后听力可暂时提高一时，近来听力又下降，耳内有憋气感，自声增强。

检查：右鼓膜充血，伴以8个针刺小红点。舌薄苔，脉平。

党参10g，白术6g，茯苓10g，白芥子6g，陈皮6g，半夏6g，石菖蒲3g，天竺黄6g，苦丁茶10g，甘草3g。7剂煎服。

二诊：1992年8月18日诊。

药进7剂，自感十分舒服，唯听力又下降一些。憋气消失，自声改善。

检查：右鼓膜充血已无，下陷而有菲薄感。舌薄苔，脉平。

党参10g，白术6g，茯苓10g，焦米仁10g，陈皮6g，山药10g，石菖蒲3g，白芥子6g，路路通10g，甘草3g。7剂煎服。

按　干祖望教授认为，中耳积液，类似于中医之痰饮，为时已久者，六君子汤主之。《续医述·医学集要》："夫人之气道，贵乎清顺，顺利则津液流通，何痰之有。若气与津液一时稍滞，则隧道不通，凝而为痰为饮。"

（选自《中医临床家干祖望》）

第五节　鼻　鼽

【病例资料】

李某，男性，14岁，学生。

主诉　反复发作鼻痒、喷嚏、流清涕4年，加重1年。

【诊疗思路】

一、中医四诊

局部：

望1　鼻甲黏膜的色泽、状态及能观察到的鼻甲情况

——鼻甲黏膜苍白肿胀，下鼻甲肿胀。中鼻甲水肿状，黏膜湿润。

望2 鼻道（包括总、下及中鼻道）内鼻涕的数量、性质

——鼻道有大量清水样涕。

闻 有无喷嚏

——时有喷嚏，多则连续 7 ~ 8 个喷嚏。

问1 发病诱因

——每遇季节变化即发作。

问2 鼻部发作症状

——鼻痒，鼻塞，打喷嚏，但过后如常。

问3 鼻涕情况

——大量清水涕。

问4 是否接触花粉、粉尘等过敏原

——自诉遇到风冷和扬尘后就会出现鼻部症状。

全身：

望1 神、色、形、态

——失神，面色少华，体形正常，步态自如。

望2 舌质、舌苔

——舌质淡，苔白。

闻1 呃逆、嗳气、太息

——无。

闻2 气味

——无。

问

——畏寒怕冷，偶有头痛，无发热；小便尚可，大便溏；口淡纳呆，无胸闷气短，无腹痛腹泻；无听力下降；幼年时曾有哮喘，近年来易患咳嗽。

切 脉象

——脉细弱。

二、辅助检查

过敏原检测 IgE（＋），粉尘螨（＋＋）。

三、诊断及辨证

诊断 中医：鼻鼽。

西医：过敏性鼻炎。

辨证 脾气虚弱证。

四、鉴别诊断

伤风鼻塞（急性鼻炎） 有传染接触史，全身症状重，恶寒发热、头痛等症状明显，鼻黏膜充血肿胀，鼻涕可有变化：清稀→黏→脓（黄色）。

五、病因病机

主症分析　本例主症是反复发作鼻痒、打喷嚏及流清涕。患者遇到风冷和扬尘后就会出现鼻部症状。鼻尖属脾，鼻部为气血多聚之器，脾统血，乃气血生化之源。患者平素体质较弱，脾气虚弱，健运失职，水谷精微无力上承滋养鼻窍，加之肺卫不固，则鼻流清涕不止；清阳不升，鼻窍不利，则喷嚏连连。审证求因，充分说明该症是肺脾虚弱所致。

次症分析　口淡纳呆、畏寒怕冷、大便溏，此为肺脾失和，脾气不足，不能滋养鼻窍所致；舌淡红，苔薄白，脉细弱，均是正气虚弱之象，说明该病为肺脾不足之证。

病机归纳　脾气虚弱，化生不足，清阳不升，鼻失滋养，御邪不力，外邪或异气从口鼻侵犯人体发为鼻鼽。

六、治法方药

治法　健脾益气，补肺敛气。

方药　补中益气汤加减。黄芪 15g，党参 10g，甘草 6g，当归 10g，白术 10g，陈皮 6g，升麻 10g，柴胡 9g，辛夷花（包煎）6g，细辛 3g，白芷 6g，苍耳子 6g。7 剂。每日 1 剂，水煎，早晚 2 次分服。

七、外治法

使用呋麻加强龙或可的松滴鼻剂或色甘酸钠滴鼻剂以滴鼻通窍，或冷冻双下鼻甲以减低神经末梢敏感性。

八、预防与调护

1. 加强锻炼，增强体质。
2. 避免过食生冷、鱼虾等异类蛋白质。
3. 避免尘埃、花粉及其他过敏原刺激。

【评述】

鼻鼽是以突然和反复发作性鼻塞、鼻痒、喷嚏、流清涕为特征的一种疾病。相当于现代医学的过敏性鼻炎，属于变态反应性疾病。本病为鼻科常见病、多发病之一。男女老少均可发病，可为常年性发病，也可为季节性发作，或在气候突变和异气、异物刺激时发作。

一、中医学认识

《证治准绳》："鼽，谓鼻出清涕也。"鼽嚏：既流清涕，又打喷嚏。《素问玄机原病式》："鼽者，鼻出清涕也。""嚏，鼻中因痒而气喷作声也。"《内经》也多次提及此病名，如《素问·气交变大论》："岁金不及……民病肩背瞀重，鼽嚏……"

二、现代医学认识

现代医学认为此病为人体对某些过敏原（变应原）过敏而呈现出以鼻黏膜病变为

主的一种疾病，故又称变态反应性鼻炎。治疗以晚脱敏疗法，避免接触过敏原（变应原）及使用抗组织胺药物为主。

三、治疗关键

鼻鼽的治疗，应内治配合外治，内治为主。关键在于如何根除病因达到治本的目的。

四、转归与预后

本病经积极防治，可控制症状，但容易反复。部分患者可并发鼻窦炎、鼻息肉、哮喘等疾病。

五、名医经验

吴某，男，54 岁，干部。初诊 1995 年 4 月 4 日。患过敏性鼻炎已 10 年。每年 4 月起发作。刻下又应时而作，鼻痒、狂嚏，多清涕。检查：鼻腔黏膜色淡，舌薄苔。辨证论治：夙疾按时而作，桂枝汤裁制。处方：桂枝 3g，白芍 6g，乌梅 10g，地龙 10g，蝉衣 3g，石榴皮 10g，诃子肉 10g，细辛 3g。

二诊 1995 年 4 月 11 日：上次药后，诸症稍安。但又因受凉感冒，刻下诸症发作益甚。鼻痒狂嚏，清涕潮涌而溢。检查：鼻黏膜充血。舌薄苔，中央有染黑苔，脉弦。辨证论治：感冒新邪，惹激夙恙。先清浮邪，兼攻夙疾。处方：荆芥炭 6g，茜草 10g，紫草 10g，墨旱莲 10g，蝉衣 3g，地龙 10g，诃子肉 10g，桑白皮 10g。

三诊 1995 年 4 月 25 日：药进 14 剂，刻下诸恙告退。鼻之痒、嚏、涕已基本缓解。检查：鼻腔（－）。舌薄苔，脉平。辨证论治：顽疾制服，力求巩固。处方：黄芪 10g，白术 6g，防风 6g，太子参 10g，茯苓 10g，地龙 10g，蝉衣 3g，石榴皮 10g，诃子肉 10g，甘草 3g。

按 过敏性鼻炎症状十分顽固，用药必须"稳准狠"。"准"则须抓要领，"狠"则要有力度，"稳"则不可过度。根据过敏性鼻炎鼻涕清稀、遇寒而作的特点，此病多属虚寒证。对于新病者，干老常用桂枝汤、小青龙汤；久病者用玉屏风散、补中益气汤。在辨证选方的同时，适当加入一两味具有抗过敏药理作用的中药，成为干老治疗过敏性鼻炎的特色方剂。本案中选用的乌梅、地龙、石榴皮等即是。

［严道南．干祖望治疗变应性鼻炎的临证思辨方法．江苏中医药，2008，40（10）：1－3］

第六节 鼻 衄

【病例资料】

王某，男，62 岁，退休。

主诉 左鼻出血 1 天。

【诊疗思路】

一、中医四诊

局部：

望1 鼻腔有无出血，出血的量、色、质情况

——左鼻腔有大量鲜血涌出。

望2 鼻出血的部位

——出血量多，不易窥见，似乎在左鼻中道附近。

望3 口咽部有无出血

——时有鲜血从口中吐出或咽下。

闻 出血有无臭秽

——无。

问1 发病诱因

——今晨因家庭琐事与老伴发生争吵。

问2 当时鼻出血发作情况

——早上左鼻突然大量出血，血涌如泉，鼻口俱出。

问3 伴随症状

——伴有头痛头晕、耳鸣。

按 颈部及耳后有无淋巴结肿大

——无。

全身：

望1 神、色、形、态

——急躁，面色红赤，体形正常，搀扶入院。

望2 舌质、舌苔

——舌质红，苔黄。

闻1 有无呃逆、嗳气、太息

——无。

闻2 气味

——无。

问

——发热出汗，头痛头晕，T：37.8℃；小便黄，大便未解；口苦咽干喜饮，胸胁苦满，无腹痛腹泻；无听力下降；既往有高血压病史。

切 脉象

——脉弦数。

二、辅助检查

前鼻镜 左鼻腔有大量鲜血呈搏动性涌出，出血部位不易窥见，似乎在左鼻中道附近。

三、诊断及辨证

诊断 中医：鼻衄。
   西医：左鼻出血。
辨证 肝火上逆证。

四、鉴别诊断

呼吸道和消化道的严重出血可与鼻出血相混淆。

咯血 是肺络受伤所引起的病证，其血必经气道咳嗽而出，痰血相兼，或痰中带血丝，或血色鲜红间夹泡沫。

吐血（呕血） 其血由胃而来，从口而出，甚至倾盆而下，若血随呕吐而出，血色紫暗，夹有食物残渣。

五、病因病机

主症分析 本例主症是左鼻出血。该患者因家庭琐事与老伴发生争吵，情志不舒，肝气郁结，郁久化火，循经上炎，灼伤鼻窍脉络，血溢脉外而为衄。

次症分析 本例次症是头痛头晕，小便黄，大便未解。肝火上炎，循经上犯，火热蒸灼，耗伤津液，则小便黄，大便干；发热出汗，口苦咽干喜饮，胸胁苦满，舌红，苔黄，脉弦均为肝火上扰之象，说明该病为肝经火热之证。

病机归纳 情志不舒，肝气郁结，郁久化火，循经上炎，或暴怒伤肝，肝火上逆，血随火动，灼伤鼻窍脉络，血溢脉外而为衄。

六、治法方药

治法 清肝泻火，凉血止血。
方药 龙胆泻肝汤加减。龙胆草 10g，黄芩 9g，柴胡 9g，当归 12g，生地炭 10g，木通 10g，泽泻 12g，茜草根 10g，侧柏叶 10g，竹茹 10g，白茅根 12g，仙鹤草 10g。3剂。每日 1 剂，水煎，早晚 2 次分服。

七、外治法

鼻腔填塞术（前鼻腔） 使用凡士林纱条填塞前鼻腔。

八、预防与调护

1. 鼻衄时，患者多较烦躁、紧张，因此，先要安定患者情绪，使之镇静，必要时可给予镇静剂。

2. 对鼻衄的患者，一般采用坐位或半卧位，有休克者，应取平卧低头位。嘱患者尽量勿将血液咽下，以免刺激胃部引起呕吐。

3. 检查操作时，动作要轻巧，忌粗暴，以免加重损伤，造成新的出血点。

4. 患者宜少活动，多休息，忌食辛燥刺激之物，以免资助火热，加重病情。另多食蔬菜水果，保持大便通畅。

5. 平时注意锻炼身体，预防感邪；注意情志调养，保持心情舒畅，忌忧郁暴怒。

6. 戒除挖鼻等不良习惯。

【评述】

鼻衄即鼻出血，既是鼻腔、鼻窦疾病常见的症状之一，也是某些全身疾病或鼻腔、鼻窦邻近结构病变的症状之一，但以前者为多见。

一、中医学认识

"衄"指出血，多指鼻出血。《医方考·卷之三·血证门》曰："口吐血曰吐，鼻出血曰衄。"亦泛指五官及肌肤等出血的症状。最早出现于《素问·金匮真言论》："故春善病鼽衄。"《灵枢·百病始生》："阳络伤则血外溢，血外溢则衄血。"《素问·气厥论》曰："脾移热于肝，则为惊衄。"《灵枢·寒热病》亦曰："暴瘅内逆，肝肺相搏，血溢鼻口，取天府。"指出了肝火致衄的病机及其针灸治法。古代医家多根据病因及症状不同而命名。如《诸病源候论》（首先明确了鼻衄的概念）中记载伤寒鼻衄、时气鼻衄、温病鼻衄、虚劳鼻衄、热病鼻衄等。《三因极一病证方论》有五脏衄、酒食衄、折伤衄等。伤寒太阳病的"红汗"、妇科病"经行衄血"也都属于鼻衄的范畴。鼻衄严重者，又称"鼻洪"或"鼻大衄""脑衄"。

二、现代医学认识

由于可引起鼻出血的病因很多，故临床表现亦有较多变化。多为单侧出血，亦可双侧。可表现为间歇性反复出血，亦可呈持续性出血。出血量多少不一，轻者仅涕中带血，重者可大量出血而休克，反复出血则可导致贫血。现代医学将鼻出血原因分为局部和全身原因两种。局部原因包括外伤、肿瘤和炎症；全身因素包括循环、血液、传染病、肝肾疾病、维生素缺乏以及某些遗传性疾病等。

三、治疗关键

鼻衄的治疗，应内治配合外治，属急病者，急者治其标，外治尤其重要。

四、转归与预后

本病如能及时止血，而后针对病因进行全身调理，预后良好。反复出血或出血量多者可致贫血，甚者可危及生命。

五、名医经验

陈某。初诊：肝肾不足，下虚寒而上假热，鼻衄气促，胸闷，舌苔滑，脉虚缓。当柔肝摄肾为主。处方：生龙齿30g，菟丝子18g，炮姜炭4.5g，灵磁石30g，破故纸18g，橘红4.5g，半夏15g，炙苏子6g，黑锡丹18g。

按：鼻衄证治，历来医籍多责之于肺、胃、肝，火热偏盛迫血妄行所为。本案鼻衄一症，伴见气促、胸闷、脉虚缓，祝氏认为病位虽在上，却缘于肝肾不足，实乃下虚寒而上不足也。遂以菟丝子、破故纸补肾填精；灵磁石、生龙齿柔肝潜藏；半夏、橘红、苏子开宣降逆，诸药送服黑锡丹。祝氏在此时投黑锡丹，究其原由，盖黑锡丹专为下元虚寒，真阳不足而设，其"镇坠之力胜于灵丹"，故为医家必备之药。祝氏用黑锡丹"温以壮其怯，潜以平其逆，引火归元，导龙入海"，实为切要之举。

二诊：鼻衄止，气促微瘥，肾气不足，摄纳无权，脉沉虚，仍当温热。处方：茯神18g，炮姜炭4.5g，灵磁石30g，破故纸18g，橘红4.5g，半夏15g，炙苏子6g，黑锡丹15g，炒白术12g，覆盆子12g，炒杜仲12g。

按：见血证而未用血药，鼻衄若失，足示温潜得法，切实中肯。脉来沉虚者，乃肾中之阳决非一朝一夕所能复也，仍需"匡扶体力，亦可令正胜邪却，收化逆为顺之功也"。故以覆盆子、杜仲补气摄精；再加炒白术、半夏、炮姜补中补阳，宣发中阳，先后天之气源源相续，康复指日可待也。

［郑雪君. 祝味菊医案三则评析. 中医文献杂志. 2005，（4）：48］

第七节 鼻 渊

【病例资料】

高某，男，32岁，农民。

主诉 鼻塞流脓涕3天，伴头痛1天。

【诊疗思路】

一、中医四诊

局部：

望1 鼻甲黏膜的色泽、状态及能观察到的鼻甲情况

——鼻甲黏膜肿胀充血，中鼻甲肿胀尤甚。

望2 鼻道（包括总、下及中鼻道）内鼻涕的量、性质

——中鼻道及嗅裂可见大量黄脓性积涕。

闻 鼻涕有无臭味

——略有腥臭味。

问1 发病诱因

——3天前因在野外劳作受凉后出现鼻塞、流涕。

问2 鼻部发作症状

——鼻塞，流脓涕，嗅觉减退。

问3 鼻涕性质

——大量黄脓鼻涕，伴有鼻涕后流。

问4 伴随症状

——有头胀痛，以前额、眉棱骨为主。

按 头面部是否有压痛或叩击痛

——额头、眉弓及颧部有叩击痛。

全身：

望1　神、色、形、态

——失神，面色偏赤，体形正常，步态自如。

望2　舌质、舌苔

——舌质红，苔黄腻。

闻1　呃逆、嗳气、太息

——无。

闻2　气味

——鼻涕略有腥臭味。

问

——烦热，头胀痛，T：37.9℃，无汗；小便黄赤，大便湿臭；口淡纳呆食少，胸脘痞闷，无腹痛腹泻；无听力下降；平素体健。

按　头面部有无压痛

——额部、眉弓及颧部有按压痛。

切　脉象

——脉滑数。

二、辅助检查

鼻窦CT　额窦、筛窦和上颌窦可见低密度阴影。

三、诊断及辨证

诊断　中医：鼻渊。

　　　　西医：化脓性鼻窦炎。

辨证　脾胃湿热证。

四、鉴别诊断

伤风鼻塞（急性鼻炎）　有传染病接触史，全身症状重，恶寒发热、头痛等症状明显，鼻黏膜充血肿胀，鼻涕可有变化：清稀→黏→脓（黄色）。

鼻鼽　有过敏史，以鼻痒、鼻塞、打喷嚏、流清涕为主症，发作快，消失快，历时数小时，过后如常。全身无恶寒发热，鼻甲肌膜（黏膜）淡白、苍白或暗灰色，鼻道内可见大量清水涕。

五、病因病机

主症分析　本例主症是鼻塞流脓涕。患者鼻塞流脓涕3天伴头痛1天。《医学心悟》曰"鼻准属脾土"，脾统血，生血，鼻为血脉多聚之处，故脾气健旺，则鼻的生理功能正常。该患在野外劳作，湿热之邪侵袭，内犯脾胃，脾胃为湿热之邪所困，湿热邪毒循经上蒸，停聚窦内，蒸灼鼻窦肌膜，化腐成脓，则鼻流浊涕不止。审证求因，充分说明是脾胃湿热证。

次症分析　口淡纳呆食少，小便黄赤，大便湿臭，此为脾胃失和，湿热内阻，通降失常所致；烦热，头胀痛，舌红，苔黄腻，脉滑数，均是里热之象，说明该病为脾胃湿热胶着之证。

病机归纳　脾胃为湿热之邪所困，湿热邪毒循经上蒸，停聚窦内，蒸灼鼻窦肌膜，化腐成脓。

六、治法方药

治法　清热利湿，化浊通窍。

方药　甘露消毒丹加减。豆蔻仁10g，茵陈10g，连翘10g，滑石6g，藿香10g，黄芩6g，木通6g，浙贝母9g，石菖蒲6g，细辛3g，白芷6g，苍耳子6g。3剂。每日1剂，水煎，早晚2次分服。

七、外治法

1. 滴鼻法：1%呋麻滴鼻剂；羟甲唑啉滴鼻剂。

2. 熏鼻法：用芳香通窍，行气活血的药物煎水，令患者用鼻吸入蒸汽，反复多次。

八、预防与调护

1. 禁辛辣刺激物及烟酒。
2. 注意擤鼻方法，鼻塞甚者，不可强行擤鼻，避免邪毒逆入耳窍。
3. 预防感冒，治疗邻近器官病变。
4. 注意劳动保护，防止粉尘吸入。
5. 积极防治牙病，预防牙病导致鼻渊。

【评述】

鼻渊是以鼻流浊涕不止为主要特征的一种鼻病。临床上有虚实缓急之分。实证鼻渊（急鼻渊）起病急，病程短，往往伴有头痛及额面疼痛等症状，相当于现代医学的急性鼻窦炎。虚证鼻渊（慢鼻渊）病程长，缠绵难愈，往往伴有头昏头胀，记忆力减退等症状，相当于现代医学的慢性鼻窦炎。

一、中医学认识

"鼻渊"之名，形容鼻涕量之多，流涕时间之久。说明鼻渊之特点是鼻涕长流不止。鼻渊一证，最早载于《素问·气厥论》："胆移热于脑，则辛頞鼻渊。鼻渊者，浊涕下不止也。"在《素问·至真要大论》中亦有关于鼻渊的论述。后世医家对鼻渊之认识多在《内经》基础上，进一步加以论述和发展。

二、现代医学认识

鼻窦炎为鼻科常见病、多发病之一。一年四季均可发病，无年龄、性别差异，尤以青少年为多见。症状久不愈影响工作、学习，甚至可引起严重并发症，故临床上仍应给以高度重视。病因上分为全身和局部因素。全身因素：过度疲劳、受寒受湿、营养不良、维生素缺乏引起全身抵抗力下降以及生活与工作环境不卫生等是诱发本病的多见原因。此外，特应性体质、全身性疾病如贫血、糖尿病以及甲状腺、脑垂体或性腺功能不足，上呼吸道感染和急性传染病（流感、麻疹、猩红热和白喉）等均可诱发本病。局部因素有鼻腔疾病、邻近器官的感染病灶，如扁桃体炎、腺样体炎等；直接感染，如鼻窦外伤骨折、异物穿入鼻窦、游泳跳水不当或游泳后用力擤鼻致污水挤入鼻窦等，将致病菌直接带入鼻窦；鼻腔填塞物留置时间过久引起局部刺激、继发感染和妨碍窦口引流和通气；鼻窦气压骤变，如高空飞行迅速下降致窦腔负压，使鼻腔炎性物或污物被吸入鼻窦，引起非阻塞性航空性鼻窦炎。

急性致病菌多见化脓性球菌，如肺炎双球菌、溶血性链球菌、葡萄球菌和卡他球菌；其次为杆菌，如流感杆菌、变形杆菌和大肠杆菌等；此外，厌氧菌感染亦不少见。

三、治疗关键

鼻渊的治疗，应内治配合外治，内治为主，外治亦十分重要。

四、转归与预后

急性起病者，经及时、恰当的治疗，可获痊愈。病程较长者，易致迁延难愈。脓涕长期倒流至咽部，可诱发喉痹或乳蛾。若擤鼻方法不当，可诱发耳胀耳闭或脓耳。

五、名医经验

游某，男，45岁。主诉 头常晕痛，鼻塞，涕多脓稠有异味，嗅觉不敏，已有年余之久，眠食二便均正常。诊查：舌苔薄白，脉浮数。辨证：鼻为肺之窍，肺气流通，鼻始为用。肺胃积热，郁蒸上腾于鼻，以致浊涕如渊，窒塞不通，嗅觉不灵。治法：宜辛通清热为主。处方：辛夷花（包煎）6g，白芷5g，薄荷5g，菊花10g，川芎5g，藁本5g，生地10g，细辛3g，连翘10g，石菖蒲5g，黄芩10g，炒防风5g。

二诊：服药5剂，浊涕渐减，异味亦轻，鼻腔基本通畅，嗅觉稍好。效不更方，嘱将原方多服至愈为度。

按语：鼻渊之症，类似西医学之鼻窦炎，初起多由内有蕴热、外受风寒，若治疗不当或治不及时，则日久不愈，鼻涕长流，源源不断，嗅觉失灵。施师常用辛夷散加减，取川芎、防风、辛夷、细辛、藁本、白芷、菖蒲以辛通，黄芩、菊花、连翘、生地以清热；肺胃清和，鼻窍通利，则浊涕自止，而香臭能辨矣。

（选自《中国现代名中医医案精华·施今墨医案》）

第八节 喉 痹

【病例资料】

马某，男性，28岁，职员。
主诉 咽痛2天。

【诊疗思路】

一、中医四诊

局部：

望 1　咽部黏膜的色泽、状态

——咽部黏膜充血肿胀。

望 2　扁桃体的色泽、状态

——扁桃体未见明显肿大及充血。

闻 1　有无咳嗽

——偶有咳嗽。

闻 2　有无声音嘶哑

——无。

问 1　发病诱因

——2 天前在家附近水库游泳受凉。

问 2　咽部是否有不适感

——咽痛较剧，吞咽困难，有梗塞感。

问 3　有无颌下淋巴结肿痛

——有肿痛感。

按　下颌下淋巴结有无肿痛

——有肿痛感。

全身：

望 1　神、色、形、态

——失神，面色少华，表情痛苦，体形正常，步态缓慢。

望 2　舌质、舌苔

——舌质红，苔黄。

闻 1　有无呃逆、嗳气、太息

——无。

闻 2　气味

——无。

问

——畏寒怕冷，发热头痛，T：38.3℃，无汗；小便黄，大便秘结；口渴喜饮，无胸闷气短，无腹痛腹泻；无听力下降；平素体健。

切　脉象

——脉洪数。

二、辅助检查

血常规　白细胞计数：$12.9 \times 10^9/L$；中性粒细胞百分数：85%。

C 反应蛋白　26mg/dL。

三、诊断及辨证

诊断　中医：急喉痹。

　　　　西医：急性咽炎。

辨证　邪毒传里，上攻咽喉证。

四、鉴别诊断

急乳蛾　急喉痹病变部位主要在咽部，故喉核肿胀充血不明显，而急乳蛾病变部位主要在喉核，故喉核红肿充血，黄白脓点；急乳蛾往往兼有急喉痹之表现，而急喉痹都不一定兼有急乳蛾。

五、病因病机

主症分析　本例主症是咽痛不适。患者2天前在家附近水库游泳受凉。"一阴一阳结谓之喉痹"。咽为水谷之道路，经食道与胃相通，故属胃系。该患受凉后肺卫不固，邪毒从口鼻入侵肺系，咽喉首当其冲，邪热上壅咽喉，则咽痛不适；外邪不解，壅盛传里，热伤血分，咽喉肿痛加剧。审证求因，充分说明该证是邪毒传里所致。

次症分析　小便黄，大便秘结，口渴喜饮，为热伤津液所致；发热，头痛，舌红，苔黄，脉洪数，均是里热之象，说明为肺胃热盛传里。

病机归纳　外邪未解失治或误治，余邪未清，热盛传里，肺胃热盛，邪热搏结，上攻咽喉发为喉痹。

六、治法方药

治法　清泻肺胃，利咽消肿。

方药　清咽利膈汤加减。荆芥10g，防风10g，甘草6g，金银花10g，连翘10g，玄参6g，栀子10g，黄芩9g，桔梗9g，薄荷3g，黄连6g，牛蒡子6g。3剂。每日1剂，水煎，早晚2次分服。

七、外治法

含服润喉丸、诃子、青果、四季润喉片等含片类药物。

八、预防与调护

1. 注意卧床休息，多饮水，进食清淡，保持大便通畅。
2. 增强体质，防止感冒，忌刺激性食物。

【评述】

喉痹是指因外邪侵袭，壅遏肺系，邪滞于咽，或脏腑虚损，咽喉失养，或虚火上灼所致的以咽部红肿疼痛，或干燥、异物感、咽痒不适等为主要临床表现的咽部疾病。或可伴有发热、头痛、咳嗽等症状。其症状可见于现代医学的急、慢性咽炎。

一、中医学认识

喉痹一词首见于《五十二病方》。病名最早见于《素问·阴阳别论》："一阴一阳结谓之喉痹。"痹者，闭塞不通也。正如《杂病源流犀烛·卷二十四》所说："喉痹，痹者，闭也，必肿甚，咽喉闭塞。"喉痹分广义和狭义两种。广义喉痹指肿痛之咽喉病总称。古代医家根据咽喉疾病的形成，都具有不同程度的气滞血瘀、经脉痹阻的病理变化，又多出现咽喉红肿疼痛、不适、阻塞等现象，故称这类咽喉病为喉痹，其中包括了喉痈、乳蛾、白喉以及部分口齿类疾病在内。其范围很广，界线不清。如《医学纲目》云："盖病喉痹者，必兼咽嗌痛。"狭义喉痹专指咽部红肿痛，或微红咽痒不适等为主症，无危急凶险之象的咽部急性实证或慢性虚证的咽病，即急慢性咽炎。因后世医家随着历史的发展，对疾病分类渐趋详细。故将喉痹之范围缩小，作为一种独立疾病，将其与喉痈、喉风、乳蛾等分开。

二、现代医学认识

现代医学认为本病是咽部黏膜与黏膜下组织的急性炎症。因咽部黏膜上下移动，故咽炎向上扩展可并发中耳炎、扁桃体炎、鼻炎及鼻窦炎，向下扩展可并发急性喉炎、肺炎。反之急性鼻-鼻窦炎、扁桃体炎也易引起本病。此病多为病毒感染，也可为链球菌感染。

三、治疗关键

喉痹的治疗，应内治配合外治，内治为主。

四、转归与预后

起病急者，若得到及时恰当的治疗，多可痊愈。病久而反复发作者，往往症状顽固，较难治愈。

五、名医经验

杨某，女，43岁，铁路局职工。初诊日期1991年9月11日。

患者咽喉患病已七八年之久。时下主症为咽喉奇干，甚至有撕裂感，口水下咽不利，水亦难润，呈进行性发展。皮肤也有干燥感及痒感。检查：咽后壁淋巴滤泡散在性增生，少津。舌质淡，苔薄白，脉细。辨证：脾虚津液难化，不能上承于咽喉。治法：补益脾气兼滋养阴液。方药：四君子汤加减。太子参10g，黄精10g，白扁豆10g，茯苓10g，山药10g，麦冬10g，当归10g，玉竹10g，绿豆衣10g，沙参10g。7剂煎服。

二诊1992年4月8日：去年进药35剂，诸症俱除。此刻咽又有干感，饮水可润，偶有痒感，一痒即咳，咳而无痰。检查：咽后壁淋巴滤泡散在性增生，舌苔薄白有齿印，脉细。

处方：茯苓10g，沙参10g，玉竹10g，麦冬10g，甘草3g，党参10g，白术10g，知母10g，玄参10g，黄柏3g。7剂煎服。

三诊1992年4月24日：咽部干燥喜饮，作痒不显，痒咳也不多，咽部异物感仍存。检查：咽壁稍润。舌苔薄白，脉平。处方：太子参 10g，百合 10g，白扁豆 10g，茯苓 10g，山药 10g，麦冬 10g，玄参 10g，芦根 30g，天花粉 10g，沙参 10g。7 剂煎服。

半月后复诊，症状基本消失。

（选自《干祖望耳鼻喉科医案选粹》）

第九节　乳　蛾

【病例资料】

李某，女性，18 岁，学生。

主诉　咽痛伴发热 1 天。

【诊疗思路】

一、中医四诊

局部：

望 1　咽部黏膜的色泽、状态

——咽部黏膜充血肿胀。

望 2　扁桃体的色泽、状态

——扁桃体充血肿大Ⅱ度，表面可见黄白色脓点附着。

闻 1　有无咳嗽

——偶有咳嗽。

闻 2　有无声音嘶哑

——无。

问 1　发病诱因

——前一天中午吃了较多的香辣小龙虾后出现咽痛不适。

问 2　咽部有无不适感

——自感咽痛较剧，吞咽困难，有梗塞感。

问 3　有无颌下淋巴结肿痛

——有肿痛感。

按　颌下淋巴结

——肿大。

全身：

望 1　神、色、形、态

——失神，面色少华，表情痛苦，体形正常，步态缓慢。

望 2　舌质、舌苔

——舌质红，苔黄。

闻 1　呃逆、嗳气、太息

——无。

闻 2　气味

——无。

问

——畏寒怕冷，发热，T：38℃，无汗；小便黄，大便秘结；口渴喜饮，无胸闷气短，无腹痛腹泻；无听力下降；平素体健。

切　脉象

——脉洪数。

二、辅助检查

血常规　白细胞计数：$11.6 \times 10^9/L$；中性粒细胞百分数：87%。

C 反应蛋白　30mg/dL。

三、诊断及辨证

诊断　中医：急乳蛾。

　　　西医：急性扁桃体炎。

辨证　邪热传里，毒聚喉核证。

四、鉴别诊断

急乳痹　"凡红肿无形为痹，有形是蛾"（《增删喉科心法·证治目录·单蛾双蛾》）。急喉痹病变部位主要在咽部，故喉核肿胀充血不明显，而急乳蛾病变部位主要在喉核，故喉核红肿充血，黄白脓点；急乳蛾往往兼有急喉痹之表现，而急喉痹都不一定兼有急乳蛾。

五、病因病机

主症分析　本例主症是剧烈咽痛。该患平素脾胃蕴热，复因进食辛热动火之品引动，以致肺胃热盛，热毒上攻，搏击于喉核，灼腐肌膜，而成本病。审证求因，充分说明该证是邪热传里所致。

次症分析　口渴喜饮，小便黄，大便秘结，为火热上攻，热灼津液，痰火郁结所致；发热，舌红，苔黄，脉洪数，均是里热之象，说明该病为肺胃热盛。

病机归纳　素体蕴热积于肺胃，加之过食辛辣，致肺胃热毒炽盛，上攻喉核发为本病。

六、治法方药

治法　泻热解毒，利咽消肿。

方药　清咽利膈汤加减。荆芥 10g，防风 10g，甘草 6g，金银花 10g，连翘 10g，玄参 6g，栀子 10g，黄芩 9g，桔梗 9g，薄荷 3g，黄连 6g，牛蒡子 6g。3 剂。每日 1 剂，水煎，早晚 2 次分服。

七、外治法

含服四季润喉丸、铁笛丸、清音丸、青果丸以清咽润肺。

八、预防与调护

1. 注意卧床休息，多饮水，进食清淡，保持大便通畅。
2. 增强体质，防止感冒，忌食刺激物。

【评述】

乳蛾是因外邪侵袭，邪毒积聚喉核，或脏腑虚损，咽喉失养，虚火上炎所致的以咽部疼痛，咽干不适、异物感，喉核红赤肿起，表面有黄白色脓点为主要临床表现的咽部疾病。乳蛾即扁桃体，确切地讲是肿胀之扁桃体，因其形状似乳头或蚕蛾，故称为乳蛾或蚕蛾，又称为喉核。此病相当于现代医学的扁桃体炎。

一、中医学认识

乳蛾病名见于《医林绳墨·卷七》，称为"乳蛾""飞蛾"，近于下方的则称"喉痹""喉闭"；而位于咽嗌的称为"喉风"。《儒门事亲》曰："热气上行，结搏于喉之两旁，近外肿作，以其形似，是谓乳蛾。"急乳蛾：为起病迅速、新感而发之义。即为新病喉核肿大，形若蚕蛾之义。慢乳蛾因肺肾阴虚，虚火上炎所致。一由急乳蛾或急喉痹反复发作或治疗不彻底，损伤肺肾之阴；一由于温热病后，肺肾阴虚，有余邪未清，而引动虚火上炎。

二、现代医学认识

口咽部易遭受病菌的侵袭而发炎，这些细菌可能是外界侵入的，亦可能隐藏于扁桃体隐窝内。正常情况下，由于扁桃体表面上皮完整和黏液腺不断分泌，可将细菌随同脱落的上皮细胞从隐窝口排出，因此保持着机体的健康。当机体因寒冷、潮湿、过度劳累、烟酒过度等原因造成抵抗力下降，扁桃体上皮防御机能减弱，腺体分泌机能降低时，扁桃体就会遭受细菌感染而发炎。临床上分为急性和慢性两种，扁桃体炎的致病原以溶血性链球菌为主，其他如葡萄球菌、肺炎球菌、流感杆菌以及病毒等也可引起。

三、治疗关键

乳蛾的治疗，应内治配合外治，内治为主。扁桃体已成为病灶者可考虑手术摘除。

四、转归与预后

乳蛾反复发作，缠绵难愈，可成为病灶，引起局部及全身多种并发症。局部并发症有耳胀、喉痹、喉痛等，全身并发症有低热、痹症、心悸、怔忡、水肿等。

五、名医经验

祝某，男，35岁，工人。

咽痛 4 天，吞咽时更甚，伴发热，体温 38.4℃。痰多而黏腻，咳吐不爽，小便短赤，曾用青霉素及退热药物治疗，效不佳。检查：患者精神萎靡，咽部黏膜急性充血，双侧扁桃体Ⅱ度肿大，充血，表面有黄白色点状分泌物，舌尖红，苔腻，脉滑数。证属心火上升，胃火炽盛，痰热内蕴之乳蛾症。治以清热化痰为法。处方：炙僵蚕 9g，牛蒡子 9g，象贝母 9g，元参 3g，马勃 3g，挂金灯 9g，射干 4.5g，山豆根 9g，桔梗 4.5g，栀子 9g，连翘 9g，淡竹叶 9g，知母 9g。外用珠黄吹口散吹咽，每日 3 ~ 4 次，银硼漱口液漱口，每日 4 ~ 5 次。2 剂热退，咽痛显减，乳蛾红肿亦明显消退，继服 3 剂痊愈。

此例为急发乳蛾。证属心胃火盛内蕴，治以清泻内壅之热。方用挂金灯、射干、山豆根、桔梗、栀子、连翘、淡竹叶、象贝母、知母清火祛热；炙僵蚕、牛蒡子、元参、马勃清咽消肿，佐以外治二法，内外攻伐，快速收兵。

（选自《喉科启承——张赞臣经验精粹》）

第十节 喉 瘤

【病例资料】

王某，女性，48 岁，个体。
主诉　反复声音嘶哑 2 年余。

【诊疗思路】

一、中医四诊

局部：
望 1　喉部黏膜的色泽、状态
——喉部黏膜略有肿胀。
望 2　声带的色泽、状态
——左声带前中 1/3 处边缘可见一暗红色息肉样物突起。
闻 1　有无咳嗽
——无。
闻 2　有无声音嘶哑
——声音嘶哑明显。
问 1　发病诱因
——因经营服装店，平时讲话较多。
问 2　咽喉部症状
——发声嘶哑，有异物感。
按　颌下淋巴结肿大
——无。

全身：

望 1　神、色、形、态

——得神，面色如常，体形正常，步态缓慢。

望 2　舌质、舌苔

——舌质暗红，苔薄白。

闻 1　有无呃逆、嗳气、太息

——无。

闻 2　气味

——无。

问

——无恶寒发热，无汗出；无头痛胸痛，小便正常，大便通畅；纳可，口略干不喜饮，胸闷不舒，咳吐不爽；无腹痛腹泻；无听力下降；平素体健，但讲话较多。

切　脉象

——脉涩。

二、辅助检查

喉内窥镜示　左声带前中 1/3 处边缘可见一暗红色息肉样物突起，声带闭合有裂隙。

三、诊断及辨证

诊断　中医：慢喉瘖。

　　　　西医：左声带息肉。

辨证　血瘀痰凝证。

四、鉴别诊断

喉结核（阴虚喉癣）　表现为剧烈喉痛，检查见喉部有多发性浅表溃疡为主或有水肿，色苍白呈贫血状。在喉后部，即声带后端，杓状软骨间切迹或杓状软骨表面的黏膜发生结核性浸润，以一侧为显著，伴肺结核全身虚痨症状及 X 线表现（喉结核原发性极少见）。

喉癌（喉菌）　尤其是早期喉癌。表现为早期局限一侧，病变发展快，声嘶发展迅速，仔细观察可见新生物呈菜花样，活检确诊。颈前触及臖核已不属早期。尤其是50 岁以上男性有几十年吸烟史者。

五、病因病机

主症分析　本例主症是声音嘶哑。患者反复声音嘶哑 2 年余。喉为气体出入之门户，经气道与肺相通，故属肺系。该患者用嗓太过，耗气伤阴，喉部脉络受损，经气郁滞不畅，气滞则血瘀痰凝，致声带肿胀形成息肉，妨碍声门开阖，则久瘖难愈。审证求因，充分说明该证是气滞血瘀所致。

次症分析　口略干不喜饮，胸闷不舒，咳吐不爽，此为余邪未清，结聚于喉，阻滞脉络所致，与主症一致；舌质暗红，苔白，脉涩，均是气血瘀滞之象。

病机归纳 声嘶日久，余邪难去，滞留喉窍，阻滞脉络；或用嗓过度，气耗阴伤，脉络受损，气血运行不畅，血行不畅则成瘀，气滞而水津不行则成痰，痰凝血瘀，阻于声门，形成声带肿胀，或赘生息肉，导致声嘶。

六、治法方药

治法 行气活血，化痰开音。

方药 会厌逐瘀汤加减。当归10g，生地黄10g，甘草6g，红花10g，枳壳10g，玄参6g，柴胡10g，赤芍9g，桔梗9g，浙贝母10g，桃仁6g，石菖蒲6g。7剂。每日1剂，水煎，早晚2次分服。

七、外治法

蒸汽或超声雾化吸入 根据不同证型选用不同的中药水煎，取过滤药液20ml做蒸汽或超声雾化吸入。

八、预防与调护

1. 生活要有规律，以免劳累过度，耗伤阳气，虚火上炎。
2. 忌用声过度，避免大声呼叫，在用声后忌即饮冰水、冷水，以免损伤声带脉络。
3. 戒烟酒，忌辛辣刺激物，避免粉尘等刺激。

【评述】

喉瘖是因外感风邪或脏腑失调所致的以声音嘶哑为主要临床表现的喉病。临床上常伴有喉痒、干涩微痛等症状。现代医学以声音嘶哑为主要表现的嗓音疾病如喉炎等，可作对比参考。

一、中医学认识

瘖是唵然无声的意思。此病在马王堆汉墓出土医书中已有记载，《素问·奇病论》有"……人有重身，九月而瘖……"《医学纲目》中云："瘖者，邪入阴部也。经云：邪搏于阴则为瘖。然有二证，一曰舌瘖……二曰喉瘖……"喉瘖是指由于喉部疾患引起声音不扬，甚则嘶哑失音之症。所以称之为喉瘖，是欲与其他瘖症区别。见于《医学纲目》："……喉瘖，乃劳嗽失音之类……"慢喉瘖是后世医家根据其发病缓，病程长，日久不愈的特征而命名的。

二、现代医学认识

喉炎属常见病，是指喉部黏膜的一般性病菌感染所引起的急慢性炎症。多见于成人，以嗓音工作者为多，如教师、干部、售票员、营业员、演员等。声音损害女性重于男性，刺激性气体、粉尘及烟酒嗜好与本病形成关系极大。

此外，现代医学中，声带小结、声带息肉，可参考辨治。

三、治疗关键

喉瘖的治疗，应内治配合外治，内治为主。

四、转归与预后

起病急骤者，经及时适当治疗，一般可恢复。小儿患者治疗不及时，可并发急喉风危及生命。反复发作者，则病程迁延，缠绵难愈。

五、名医经验

慢性单纯性喉炎中医属"慢喉瘖"范畴，是耳鼻咽喉科的常见病、多发病。喉瘖时久，致肺肾阴亏兼有气滞血瘀痰凝，中医辨证属阴虚夹瘀互阻型，为虚实夹杂。笔者以养阴清肺汤加减治疗此类病人 65 例，取得了较为满意的疗效。

处方组成：养阴清肺汤加减。生地 15g，玄参 15g，麦冬 15g，知母 12g，浙贝 10g，牛蒡子 15g，土牛膝 20g，千层纸 10g，蝉衣 6g，诃子 12g，赤芍 15g，丹皮 15g，丹参 15g。

功用：滋养肺肾、行气活血、利喉开音。

用法：每日 1 剂，水煎 2 次，温服，7 天为一个疗程，连服两个疗程。小儿药量减半。

（选自《现代名中医五官科诊治绝技》）

第六章　骨伤科疾病

【诊疗关键】

1. 询问病史和专科检查时，应充分考虑该疾病的特点。
2. 询问并分析病史、专科检查，以进一步全面了解疾病发展和转归。
3. 选用望、闻、问、切、动、量等方法，采集病史，四诊合参，完善专科检查。
4. 运用中医八纲辨证，分析病因病机，整理各病治法方药。

第一节　股骨头坏死

【病例资料】

周某，男，42岁，已婚。

主诉　右髋部疼痛伴活动不利6个月。

【诊疗思路】

一、中医四诊

局部：

望　是否有跛行、骨节畸形、肌肉萎缩

——行走时轻度跛行，右髋部未见明显畸形，右下肢肌肉轻度萎缩。

闻　髋关节活动时有无弹响、摩擦声

——无。

问

——2年前曾服用激素1月余，半年前无明显诱因出现右髋部疼痛不适，于当地医院就诊，治疗后未见明显好转。后右髋部疼痛逐渐加重，右下肢下蹲困难，并出现行走轻度跛行。无外伤及长期饮酒史。

按　局部压痛、叩击痛、活动度、肤温等如何

——右侧腹股沟中点有压痛、叩击痛，右髋屈曲、内收、内旋活动受限，肌力Ⅴ级，双下肢及足背皮肤感觉未见明显异常。

全身：

望1　神、色、形、态

——得神，面色略红，体形偏胖，腹部膨隆，步入病房。

望2　舌质、舌苔

——舌紫暗，苔薄白。

闻 气味

——无。

问

——无恶寒发热，T：36.7℃，无汗出；无头晕头痛，小便短黄，大便有时干结；纳食尚可，无胸闷气短，无腹痛腹泻；偶有耳聋耳鸣，有时出现口干口渴；平素体健，有服用激素史。

切 脉象

——脉沉涩。

二、辅助检查

X线 右股骨头软骨下新月状透亮影，周围骨质疏松。

MRI 右股骨头软骨下新月状坏死区，周围骨质疏松，少量关节腔积液。

三、诊断及辨证

诊断 中医：骨蚀。

西医：右股骨头坏死。

辨证 气滞血瘀证。

四、鉴别诊断

髋关节结核 早期髋关节结核的临床表现与股骨头无菌性坏死十分相似。但结核常出现潮热、盗汗、五心烦热等阴虚内热症状，多数髋关节有肿胀，X线除表现为股骨头部骨质疏松，头下有细小囊状变化外，髋臼也同时出现病变。动态观察，关节间隙很快出现狭窄、病程短、进展快是髋关节结核与股骨头坏死的显著不同。

类风湿关节炎 以髋痛为主诉，可以是类风湿关节炎的局部表现。通常有血沉增快，类风湿因子阳性。因血管翳侵入关节软骨及软骨下在X线片上出现骨质稀疏，囊性变不仅存在于股骨头下而且波及髋臼，早期即出现关节间隙狭窄，但不出现死骨。临床上通常有低热、肌肉酸痛及关节僵硬。关节呈对称性、多关节损害。在骨隆起部位或关节伸侧有皮下结节形成。

强直性脊柱炎 大部分强直性脊柱炎有髋关节损害，表现为髋关节的疼痛不适及关节活动障碍。X线片可见股骨头及髋臼软骨下骨细小而不规则的骨质破坏和囊性变，关节间隙一致性狭窄，不出现股骨头轮廓的改变，髋臼及股骨头外方骨赘形成，髋臼周边界骨质增生形成股骨头内移的深大髋改变，同时骶髂关节的特异性X表现血清HLA－B27阳性、血沉增快可资鉴别。

股骨头内软骨母细胞瘤 侵犯股骨头内的软骨母细胞瘤有时会与股骨头缺血性坏死血混淆，但前者为股骨头的广泛改变，从骨骺部跨过残存的骨骺线至干骺端，病灶内可有钙化影，边界清楚，而股骨头缺血性坏死血主要位于股骨头前外上象限，可资鉴别。

色素沉着绒毛结节性滑膜炎（PVNS） 多发于膝关节，髋关节较少见，多见于中青年，主要特点为髋关节中度疼痛，早、中期活动不受限。PVNS 在 CT 扫描及 X 线片显示股骨头颈及髋臼骨侵袭，常位于非负重区滑膜肥厚处，晚期关节间隙变窄。MRI 显示 T_1 和 T_2 加权像滑膜低或中信号强度，滑膜侵入股骨头颈部。

五、病因病机

主症分析　本例主症是右髋疼痛，不能行走。患者服用激素致湿热积聚，阻滞经络，气机不利，升降出入受阻，凝滞关节、经络，脉络不畅，瘀血阻络，气机不畅，不通则痛，故出现右髋部疼痛，筋脉濡养不利，故活动受限。审证求因，充分说明该证属气滞血瘀所致。

次症分析　湿热阻滞经络，气机不利，升降出入受阻，凝滞关节，关节活动不利，故见跛行；气血不能濡养筋脉，故出现右下肢肌肉萎缩。脉络瘀阻，疼痛呈持续性，痛点固定不移，此为气机不畅，瘀血阻络所致，与主症一致。舌质紫暗、苔薄白、脉沉涩均属气滞血瘀之象。

病机归纳　湿热内蕴，气滞血瘀。

六、治法方药

治法　活血化瘀，通络止痛。

方药　桃红四物汤加减。生地 15g，当归 10g，川芎 10g，赤芍 10g，桃仁 10g，红花 15g，枳壳 10g。7 剂。每日 1 剂，水煎，早晚 2 次分服。

七、外治法及手术治疗

必要时手术治疗，方式有：钻孔髓芯减压术、经粗隆间截骨术、人工关节置换术、带血管蒂植骨术、血管束骨内植入术。

八、预防与调护

1. 为预防股骨头缺血性坏死的发生，应重视股骨颈骨折、髋关节脱位及损伤的早期治疗。对皮质激素的使用应慎重，在使用时患者不能饮酒。

2. 小儿先天性髋关节脱位用蛙式石膏固定时，应避免挤压股骨头影响血循环发生坏死。

3. 注意休息，避免负重。同时注意患髋局部的保暖，避免风寒湿邪入侵。加强患肢的功能锻炼，避免肌肉萎缩。

4. 日常饮食宜清淡，多食优质蛋白。忌肥甘、辛辣、厚腻之物，忌海鲜等发物，忌动物内脏等富含胆固醇类食物。同时需戒烟限酒。

【评述】

成人股骨头缺血性坏死是由于血液循环障碍，导致股骨头局部缺血性坏死，晚期可因股骨头塌陷发生严重的髋关节骨性关节炎。是临床上常见的疾病。本病中医属骨痹、骨痿、骨蚀范畴。发病年龄以青壮年多见，男性多于女性。目前我国需治疗的成人股骨头缺血性坏死患者在 500 万~700 万之间，每年新发病例在 10 万~15 万之间。

一、中医学认识

《正体类要》曰："肢体损于外，则气血伤于内，气血由之不和，筋脉由之不通。"损伤是致病的主要原因。《素问·长刺节论》曰："病在骨，骨重不可举，骨髓酸痛，寒气至，名骨痹。"《灵枢·刺节真邪论》曰："虚邪之入于身也深，寒与热相搏，久留而为内著，寒胜其热，则骨疼肉枯，热胜其寒……内伤骨，为骨蚀。"正气虚弱，外邪侵袭是本病发病的重要因素；先天不足、后天失养、外伤失治均可导致本病发生。

二、现代医学认识

导致成人股骨头缺血性坏死的病因病理可分为：病因病理已明确的，病因明确、病理尚不确定及病因病理均不明确三类。第一类见于创伤（股骨颈骨折、髋外伤性脱位、股骨头骨折等）、减压性股骨头坏死（包括减压病及高空飞行病）、血管栓塞性股骨头坏死（镰状细胞贫血病、戈谢病、栓塞性动脉炎等）。第二类见于使用皮质类固醇药物和接受放射治疗者、酒精中毒和脂肪代谢紊乱（包括高脂血症、高黏血症、脂肪肝等）。第三类见于某些结缔组织病并未使用皮质类固醇治疗者（包括类风湿关节炎、系统性红斑狼疮等）和某些代谢性疾病（包括高尿酸血症、痛风等）。

三、治疗关键

及早治疗。避免负重：包括部分负重及完全不负重，仅应用于塌陷前的股骨头坏死，即 Ficat I 期及 II 期。但从文献报道来看，单纯采取避免负重的治疗方法效果并不理想，对于病变位于股骨头内侧的非负重区股骨头坏死可考虑应用这一方法。钻孔髓芯减压术，最适用于 I 期患者，对于 II 期患者应从严掌握。经粗隆间截骨术及血管束骨内植入术，适用于 II、III 期患者。人工关节置换术，适用于 III、IV 期年龄偏大患者。

四、转归与预后

股骨头坏死病程一般较长，治疗周期也长。患者应树立战胜疾病的信心，股骨头坏死非致死性疾病，早期保守治疗可防止股骨头塌陷的发生，晚期也可采取外科治疗。患者应保持开朗的心情，有利于疾病的治疗。

五、名医经验

股骨头坏死的病因病机当属阳虚。肾主骨，肾阳虚骨质失之濡养而发生坏死。采用温补肾阳方右归饮治疗股骨头坏死临床取得较好疗效，并通过实验证实。

[季卫锋，等. 浅探肖鲁伟论治骨痹和老年腰痛的经验及其学术观点. 浙江中医杂志. 2010，45（6）：393-394]

第二节　骨性关节炎

【病例资料】

强某，男，72 岁，教师。

主诉　双膝关节疼痛、畸形、活动受限 10 年，加重 1 月。

【诊疗思路】

一、中医四诊

局部：

望　有无跛行、关节畸形、肌肉萎缩

——行走时跛行，双膝关节肿胀，屈曲内翻畸形，肌肉轻度萎缩。

闻　关节活动时有无声响

——屈伸关节时出现摩擦音。

问

——10 年前无明显诱因下出现双膝关节疼痛，行走时明显加重，双膝活动受限，休息时缓解，当时未予以重视。后疼痛反复发作，3 年前症状加重，呈持续性疼痛，双膝关节畸形，走路开始感觉困难，予以中药治疗后症状缓解。1 月前双膝疼痛剧烈，难以行走。

按　局部压痛、叩击痛、活动度、肤温等

——双膝关节局部肿胀，屈曲内翻畸形。ROM：屈曲：左膝 95°，右膝 120°，伸直：左膝 −20°，右膝 −30°；左侧髌股关节内、外侧间隙压痛（＋），右侧髌股关节内侧间隙压痛（＋），双膝浮髌试验（＋），双膝局部肤温偏高，双下肢肌肉萎缩，肌力 Ⅳ级，皮肤感觉无殊，肢端血运可。

全身：

望 1　神、色、形、态

——得神，面色少华，体形正常，步入病房。

望 2　舌质、舌苔

——舌质红，苔薄。

闻　气味

——无。

问

——无恶寒发热，T：36.6℃，无汗出；无头晕头痛，二便无殊；纳食尚可，无胸闷气短，无腹痛腹泻；无耳聋耳鸣，无口干口渴；平素体健，无明显诱因。

切　脉象

——脉弦。

二、辅助检查

X 线　双膝关节内侧间隙消失，边缘骨赘大量增生，双膝内翻畸形。

MRI　双膝关节内侧间隙消失，边缘骨赘大量增生，双膝内翻畸形，关节腔积液。

三、诊断及辨证

诊断　中医：膝痹。

　　　西医：双膝骨性关节炎。

辨证　肝肾不足证。

四、鉴别诊断

骨关节结核　早期有低热或潮热、盗汗，血沉增高，X 线可表现为骨关节破坏，晚期骨关节结核有寒性脓肿或窦道形成。

风湿性关节炎　典型表现为游走性多关节炎，常呈对称性。关节局部可出现红肿热痛，但不化脓，非发作期，关节功能正常，不产生关节畸形。皮肤可出现环形红斑和皮下结节。血沉可升高。常有关节外病变存在。

类风湿关节炎　常为多关节发病，多累及手足小关节。关节出现晨僵、肿胀，晚期出现手足畸形，血清类风湿因子检测阳性。

五、病因病机

主症分析　本例主症是双膝关节疼痛畸形，活动受限。筋骨既赖肝肾精血的充养，又赖肾之阳气的温煦，由于患者年高，肝肾精亏，肾阳不足，不能充养、温煦筋骨，使筋挛骨弱，且邪留不去，痰瘀互结，阻滞经脉，不荣不通则痛，筋脉关节濡养不利，故活动受限。审证求因，充分说明该证属肝肾不足。

次症分析　本例次症为屈曲内翻畸形，双膝局部肤温偏高，双下肢肌肉萎缩。瘀血痰浊，阻于骨节、经脉，气伤痛、形伤肿，故见膝关节局部肿胀；筋挛骨弱，故见肌肉萎缩；舌淡，脉弦细数，局部肤温偏高，为阴虚者被邪所伤，多从热化所致。

病机归纳　年高肝肾精亏，肾阳不足。

六、治法方药

治法　补益肝肾，通络止痛。

方药　尪痹汤加减。生地 12g，熟地 10g，川断 15g，制附子 5g，独活 9g，骨碎补 12g，桂枝 12g，淫羊藿 12g，防风 9g，威灵仙 6g，皂角刺 9g，白芍 12g，狗脊 10g，知母 6g，伸筋草 9g，红花 6g。7 剂。每日 1 剂，水煎，早晚 2 次分服。

七、外治法

采用活血化瘀中草药内服或外部热敷、熏洗、浸泡，针灸推拿治疗及关节内注射透明质酸钠。必要时采用手术治疗，如关节镜及人工关节置换。

八、预防与调护

增强体质，延缓衰老。防止过度劳累，避免超强度劳动和运动造成损伤，防外感、注意膝部保暖，防止肥胖，适当体育锻炼及饮食调理，增强体能，改善关节的稳定性。

对患病的关节应妥善保护，防止再度损伤，严重时应注意休息，或遵医嘱，用支具固定，防止畸形。热敷和手法按摩可促进气血运行，缓解症状。在精神上应正确认识本病，了解治疗目的是为了提高生活质量，树立乐观的态度，积极配合治疗。

【评述】

骨性关节炎（OA）指关节面软骨发生原发性或继发性退变及结构紊乱，伴随软骨下骨质增生、软骨剥脱、滑膜炎症，从而使关节逐渐破坏、畸形，最终发生关节功能障碍的一种退行性疾病。本病多在中年以后发生，好发于负重大、活动多的关节，如脊柱、髋、膝关节处，尤以膝关节最为多见。其发病率随年龄的增加而增高，是老年人常见、多发和较难治的一种骨关节病。随着我国人口逐步进入老龄化时代，预计 OA 的发病率也会越来越高。OA 导致的痛苦和残疾严重地损害患者的生存质量，并且已经成为当前社会面临的严重的社会经济负担之一。由于骨性关节炎的确切病因和发病机制仍不太清楚，因此对其治疗仍难以达到理想的效果。

一、中医学认识

本病的病因可概括为虚、邪、瘀痰三个方面。虚，指正气不足，为病之内因；邪，指风寒湿等外邪，为病之外因。通常在正虚或相对正虚的情况下，外邪才能侵袭人体，发而为痹。正所谓"正气存内，邪不可干""邪之所凑，其气必虚"。瘀痰作为病理性产物，可直接闭阻经络，或致局部正虚，招邪致痹。痹证病机为经脉气血闭阻不通，但其并非单纯邪、瘀痰所致；正虚，经脉因之"不荣"而挛缩滞涩，经气运行无力，也是导致其"不通"的原因之一。而且，随着骨关节痹症病程缠绵，正与邪、瘀痰相搏，正虚日甚，经脉"不荣"则愈加突出。因此，临证时必须详查虚、邪、瘀之偏盛，把握经脉气血"不通""不荣"之病机。

二、现代医学认识

目前膝关节骨性关节炎病因尚未明确，主要包括先天因素和环境因素。环境因素主要包括年龄、职业、肥胖、体型、肌力、小的外伤等。OA 的整个疾病过程不仅影响到关节软骨，还涉及关节边缘骨质及整个关节。但是其基本改变是以关节面软骨退变为中心，逐步累及整个关节，包括软骨下骨质、关节囊、韧带、滑膜以及关节周围肌肉组织等。随着年龄的增加，软骨下滋养血管数量下降，软骨生理、生化异常改变，软骨基质蛋白多糖生物合成和分解异常，软骨细胞不能合成正常的具有长链结构的透明质酸和聚氨基葡萄糖，由此产生的短链蛋白多糖聚合物从胶原网状结构中逸出，导致关节软骨局部软化、失去弹性、磨损及结构破坏。继发性反应包括超氧化物自由基、胶原酶和磷脂酶的激活，也导致软骨的损伤并引发关节相邻骨骼的 OA 反应。此外，软骨退变或者受到损伤后，首先是胶原纤维支架的分离、退变或者损伤软骨承受应力的能力下降，导致软骨下骨承受相对较多的应力而发生微骨折，修复后的骨组织失去正常的弹性，引发关节软骨的进一步损伤。伴随着软骨下骨质增生，容易发生软骨剥脱，从而使关节逐渐畸形、破坏，最终发生膝关节解剖学异常和功能障碍。

三、治疗关键

骨性关节炎发生后，随着年龄的增长，其病理学改变不可逆转。治疗目的是缓解或解除症状，延缓关节退变，最大限度地保持和恢复患者的日常生活。如开展多种形式的宣传教育，让患者了解疾病的性质和治疗的目的；适度关节功能锻炼，减轻体重，避免关节过度负重或活动，可配合局部物理疗法以缓解疼痛。或可采用非甾体消炎镇痛药物以缓解疼痛。对于早中期患者，保守治疗无效可行关节清理术，在关节镜下清除关节内的炎性因子、游离体和增生骨膜。骨关节炎晚期依年龄、职业及生活习惯等可选用人工关节置换术。

四、转归与预后

晚期可出现髋膝等大关节僵直、屈曲挛缩、内外翻畸形，严重影响日常活动能力，甚至不能行走。平时也要注意适当运动，减少卧床时间，正确的康复指导可让患者保持乐观心境，防止过度劳累，避免超强度劳动和运动造成损伤，防外感、注意膝部保暖，防止肥胖，适当体育锻炼及饮食调理，增强膝关节周围肌肉肌力，改善关节的稳定性。避免出现关节病废，最大限度保留关节功能。

五、名医经验

肾气虚弱，肝脾之气袭之，令人腰膝作痛，屈伸不便，冷痹无力者，独活寄生汤主之。盖肾，水脏也。虚则肝脾之气凑之，故令腰膝实而作痛，屈伸不便者，筋骨俱病也。

（选自《医方考》）

第三节 腰椎间盘突出症

【病例资料】

谢某，女，35 岁，教师。
主诉 反复腰痛及左下肢麻痛 3 年余，加重 3 天。

【诊疗思路】

一、中医四诊

局部：
望 脊柱畸形
——脊柱向左侧弯曲。

问 疼痛的原因、部位、性质、时间及缓解方式

——平素有腰痛及左下肢麻痛，3 天前摔倒后腰部及左下肢疼痛剧烈，呈持续性牵拉样疼痛，卧床休息后疼痛未见明显缓解。

按 局部压痛及叩击痛及活动功能

——L5~S1 棘突压痛及叩击痛（＋），左下肢直腿抬高试验及加强试验（＋），左下肢外侧皮肤感觉麻木，左下肢肌力正常、肌肉无明显萎缩，跟膝腱反射正常，Babinski 征（－），肢端血运可。

全身：

望1 神、色、形、态

——得神，面色略红，体形偏胖，腹部膨隆，抬入病房。

望2 舌质、舌苔

——舌质红，苔薄。

闻 气味

——无。

问

——无恶寒发热，无汗；无头晕头痛；小便清，大便略干结；纳差，无胸闷气短，无腹痛腹泻；无耳聋耳鸣。平素有腰痛及左下肢麻痛，3 天前不慎跌倒后疼痛症状加重，腰部疼痛且伴有左下肢麻痛。

切 脉象

——脉沉涩。

二、辅助检查

X 线 腰椎生理弧度变直，L5~S1 间隙变窄。
CT L5~S1 椎间盘左后突出，压迫硬膜囊。
MRI L5~S1 椎间盘左后突出，压迫硬膜囊。

三、诊断及辨证

诊断 中医：腰痛。
西医：腰椎间盘突出症。
辨证 气滞血瘀证。

四、鉴别诊断

神经根及马尾肿瘤 神经根鞘膜瘤与腰椎间盘侧后方突出、马尾肿瘤与椎间盘正后方突出的临床症状相似。神经肿瘤发病缓慢，呈进行性损害，通常无椎间盘突出症那样因动作而诱发的病史。X 线平片不一定有椎间盘退行性的表现，而椎弓根距离椎间孔的孔径多增大。脊髓造影、MRI 及脑脊液检查是主要鉴别诊断依据。

椎弓根峡部不连与脊椎滑脱症 椎弓根先天性薄弱而发生的疲劳性骨折或外伤骨折常不易连接，有可能在这一基础上发生脊椎向前滑脱。这两者均可能出现下腰痛，脊椎滑脱程度较重时，还可发生神经根症状，且常诱发椎间盘退变、突出。腰骶部 X

线斜位片证实椎弓根骨折；侧位片可了解椎体向前滑脱及其程度。

五、病因病机

主症分析　本例主症是反复腰痛及左下肢麻痛。由于慢性劳损及跌仆闪挫致经脉、气血、痰浊瘀血逐渐形成，痰瘀互结，阻滞经脉，不荣不通则麻痛。审证求因，充分说明该证属气滞血瘀所致。

次症分析　瘀血痰浊阻于骨节、经脉，筋挛骨弱，双侧肌力不平衡，故见脊柱侧弯；脉沉涩属气滞血瘀之象。

病机归纳　属中医腰痛范畴，证属气滞血瘀。

六、治法方药

治法　行气止痛，活血化瘀。

方药　身痛逐瘀汤加减。秦艽 12g，川芎 10g，桃仁 12g，红花 6g，甘草 6g，羌活 10g，没药 9g，当归 10g，五灵脂 9g，香附 6g，牛膝 10g，地龙 6g，赤芍 9g，陈皮 9g，枳壳 6g。7 剂。每日 1 剂，水煎，分 2 次服。

七、外治法及手术治疗

外治法主要有敷贴法、熏洗法、热熨法等方法。必要时手术治疗，包括椎间开窗、半椎板切除、全椎板切除椎间盘摘除术、内镜下椎间盘切除术、经皮激光椎间盘减压术、化学髓核溶解术。

八、预防与调护

1. 长时间站立工作者，应适当使双臂上伸和做蹲体动作，这样可使腰部骨关节及肌肉得到调节，消除疲劳，延长腰肌耐力。应尽量避免在一个固定的体位下持续工作。

2. 长时间坐位工作者除要注意坐姿和经常活动腿外，自坐位起立时，应先将上身前倾，两足向后，使上身力量分布在两足，然后起立。

3. 对弯腰工作多、负重大的搬运工，应尽量避免两膝伸直弯腰位拾抬重物，并尽量采取屈膝、髋关节的方法达到上述目的。挑、抬重物时，要直腰挺胸，注意重力平衡，起身要稳，步子要协调。

4. 椎间盘突出症还常发生在久坐不活动的人群，如中老年人、孕产妇等。因此，预防此病的发生是很重要的，要求我们平时注重腰部锻炼，起居要避风、寒、湿，劳逸结合，饮食结构要合理。

【评述】

腰椎间盘突出症是因椎间盘变性，纤维环破裂，髓核突出刺激或压迫神经根、马尾神经所表现的一种综合征，是腰腿痛最常见的原因之一。腰椎间盘突出症中以腰 4、5 及腰 5、骶 1 间隙发病率最高，约占 90%～95%，多个椎间隙同时发病者仅占 5%～25%。

一、中医学认识

从中医学对腰痛的认识来看，认为本病的发生是腰部经脉气血阻滞、筋脉失养而致，由内伤而发病者不离于肝肾之虚，而外邪致病者亦以肾虚为本，故本病临床多内外合邪、虚实相兼。其原因可归纳为三类：肾气亏虚、外邪侵袭、跌仆闪挫及劳损。

二、现代医学认识

本病多由腰椎间盘退变和小关节失稳所致，表现为疼痛、脊柱侧凸、椎体旋转、侧方移位、平背畸形等。腰椎间盘退变会引起相邻两椎体间关系及生物力学平衡改变，如椎间隙狭窄，关节突下陷，韧带退变增厚，继发侧隐窝狭窄，脊柱的外平衡因素失调，引起了腰椎单（多）个椎体移位，影响了神经通道和局部的血液循环，刺激、压迫和牵拉了相应的神经根。椎间盘退变是一个渐进的过程，尽管20岁以后即可初期改变，然而在50~60岁退变明显加速，才会出现临床症状。表现为反复发作的下腰痛或腰腿痛，腰椎屈伸活动受限，卧床休息或腰围固定后症状可缓解，但过度劳累后腰痛加重。有时疼痛可向臀部和大腿部放射，阴雨天症状加重。

三、治疗关键

现代骨科技术进展很快，临证中不拘泥于单纯中药内治，而是根据病情进展，病证合参，制订以人为本的个性化诊疗方案。对于针、药等非手术疗法治疗难以取效的，采用内治与外治相结合的方法，提高疗效；针对一些有明确手术适应证的患者，往往结合手术疗法，以免耽误患者的治疗时机。如退变性脊柱侧凸所致的节段性神经根受压、腰椎间盘突出症髓核脱出或游离于椎管内、腰椎中央管或神经根管骨性狭窄、腰椎不稳症等，我们认为必须通过手术直接解除腰部神经组织的有形致压物，重建脊柱的稳定性，通督疏络。通过手术来通畅腰部痹阻经络是最直接的通督疏络之法，而结合围手术期的中医药治疗，祛除导致督络痹阻之病理产物，术后合理运用活血化瘀、利水消肿中药，以解除其麻木、疼痛等遗留症状，预防因椎管内瘢痕粘连所引起的腰椎手术失败综合征的发生，则是间接的通督疏络之法。区分手术与非手术保守治疗的节点，关键在于如何病证合参、审时度势。原则在于：诊断前移、预防为主；综合施治、中医为先；有限手术、推崇微创。

四、转归与预后

本病的治疗应发掘和利用中医疗法的特色与优点，吸取和采纳西医新的理论和技术，中西医结合综合施治有利于提高疗效。中药内服外用、针刺艾灸、牵引手法、练功理疗等疗法是治疗腰腿痛最常用的保守治疗之法；髓核摘除术、椎管和神经根管扩大术、固定融合术等解除神经根压迫、重建脊柱平衡也是现代中医骨伤科临床常用手术疗法。大多数腰腿痛患者不需手术，而用非手术疗法可缓解或治愈，中医药疗法治疗腰腿痛疗效确切。对腰腿痛患者，应根据其病情制订合理治疗方案，选择具有针对性的治法。一般采用中药、牵引、手法、针灸、练功、理疗等方法相结合，可发挥各自的优势和特点，提高临床疗效，缩短康复时间。循证医学证据表明，腰痛属于部分自限性疾病，患者可经卧床休息、牵引、手法、针灸、药物内服外用等非手术治疗方法得到缓解或治愈。

五、名医经验

腰痛拘急，牵引腿足，脉浮弦，风也；腰冷如冰，喜得热手熨，脉沉迟或紧，寒也，并用独活汤主之。腰痛如坐水中，身体沉重，腰间如带重物，脉濡细者，湿也，苍白二陈汤加独活主之。若腰重疼痛，腰间发热，痿软无力，脉弦数者，湿热也，恐成痿症，前方加黄柏主之。若因闪挫跌仆，瘀积于内，转侧如刀锥之刺，大便黑色，脉涩，或芤者，瘀血也，泽兰汤主之。走注刺痛，忽聚忽散，脉弦急者，气滞也，橘核丸主之。腰间肿，按之濡软不痛，脉滑者，痰也，二陈汤加白术、萆薢、白芥子、竹沥、姜汁主之。腰痛似脱，重按稍止，脉细弱无力者，虚也，六君子汤加杜仲、续断主之。若兼阴冷，更佐以八味丸。大抵腰痛悉属肾虚，既夹邪气，必须祛邪，如无外邪，则唯补肾而已。

（选自《医学心悟·腰痛》）

第四节　胫骨慢性骨髓炎

【病例资料】

厉某，男，69岁，已婚。
主诉　右小腿内侧皮肤破溃，反复流脓五十余年。

【诊疗思路】

一、中医四诊

局部：
望　皮肤有无溃口，溃口数目，溃口情况
——右小腿皮肤略有红肿，局部色素沉着，疤痕增生，有一处溃破口约2cm×3cm，溃口处可见脓液，色黄，质稀，量较少。
闻　流滋有无臭秽
——流滋略带臭味。
问1　溃口范围变化
——50年间范围逐渐变大，现约2cm×3cm。
问2
——50年前因高处跌落致右胫腓骨开放性骨折，予以手术处理。后出现创口红肿热痛，流脓渗液，予以清创、抗感染治疗后感染逐渐控制，但创面始终未能完全愈合，反复流脓，感冒时创面渗出增多，创面扩大，予以抗感染等对症治疗后稍有改善，至今溃口约2cm×3cm。
按　局部压痛、触痛感、肤温等

——右小腿局部压痛（＋），叩击痛（－），右踝、膝关节屈伸活动受限，局部皮肤温度较健侧偏高。

全身：

望1 神、色、形、态

——得神，面色略黄少华，体形正常，扶拐行走，舌红苔黄。

望2 舌质、舌苔

——舌红，苔黄。

闻 气味

——有明显腐烂气味。

问

——恶寒轻发热重，无汗；无头晕头痛，无周身疼痛不适；小便略黄，大便略干结；纳食尚可，无胸闷气短，无腹痛腹泻；无耳聋耳鸣，时作口干口渴；有开放性骨折病史。

切 脉象

——脉数。

二、辅助检查

X 线 右胫骨中段骨质破坏、缺损，死骨形成，周围骨质疏松。

三、诊断及辨证

诊断 中医：骨痈疽。
　　　西医：右胫骨慢性骨髓炎。

辨证 邪毒夹热证。

四、鉴别诊断

硬化性成骨肉瘤 硬化性成骨肉瘤一般无感染史，但病变也可穿破骨皮质进入软组织内。X 线片示恶性膨胀性生长，骨质硬化并可见放射性骨针。

骨结核 当慢性骨髓炎和骨结核合并混合感染时，也不易区别，两者均有经久不愈的窦道，X 线也都可见死骨和骨质增生、硬化，有时需要依靠病理学检查或细菌培养加以鉴别。

骨样骨瘤 是以持续性疼痛为主要表现的良性骨肿瘤。位于骨干者，骨皮质上可见致密阴影，整段骨干变粗、致密，其间有小的透亮区，称为"瘤巢"，中央可见小死骨，周围呈葱皮样骨膜反应。位于骨松质者，也有小透亮区，周围仅少许致密影，无经久不愈的窦道。

五、病因病机

主症分析 本例主症是右小腿皮肤破溃伴有脓液。患者因开放性损伤，积伤成毒，浸延注骨50年而成脓。湿热内感，邪毒蕴留于筋骨经络，气滞血瘀蕴郁致创面内有黄色脓性分泌物，瘀血化热故见皮肤略有红肿。

次症分析　湿热积聚，阻滞经络，气机不利，升降出入受阻，凝滞关节、经络，脉络不畅，瘀血阻络，阻遏气机，气机不畅，不通则痛，故出现右小腿疼痛，筋脉濡养不利，故活动受限。长期未愈，致气血亏虚，气血津液不能上乘濡养头目，故出现面色少华等气血亏虚之象。发热、小便黄、舌质红、苔黄、脉数均属热毒内蕴之象。

病机归纳　以热毒内蕴为主，苔脉与证相符，属中医骨痈疽范畴，证属"邪毒夹热证"。

六、治法方药

治法　清热解毒，托毒排脓。

方药　清瘟败毒饮加减。生石膏（先煎）30g，生地10g，水牛角12g，川连15g，栀子12g，桔梗9g，黄芩15g，知母15g，赤芍12g，连翘15g，丹皮12g，鲜竹叶18g，甘草12g。7剂。每日1剂，水煎，早晚2次分服。

七、外治法及手术治疗

用水黄液或三黄液冲洗，黄连液纱条填入疮口内，外用玉露膏或生肌玉红膏外敷。脓尽后改用生肌散。脓液多者，用水黄液灌注引流。必要时手术治疗，彻底清除病灶。

八、预防与调护

增强体质，提高抵御外邪能力；对一些可能转化为化脓性骨髓炎的疾病，注意治疗调护，以防转化为骨髓炎；避免过劳；尽量避免损伤，如有损伤应保护好创口，避免感染等。

1. 生活调理：由于骨髓炎发展与多种因素有关，首先做好个人的清洁卫生，防止流行性疾病，对于外伤所致的开放性伤口，应尽可能早期进行彻底清创，防止伤口感染，从而有效防止骨髓炎的发生。

2. 功能锻炼：对于骨髓炎患者，除可能发生病理性骨折的病例外，术后应早日进行功能锻炼，有利于引流。方法：术前向患者说明功能锻炼的重要性，取得患者合作。术后第1天行手法按摩，做被动关节活动。第2天鼓励患者全身及健肢照常活动，患肢做自我按摩，有困难者加以协助。第3天指导患者在床上做轻度的肌肉收缩，以后渐加大活动量。术后2周鼓励患者下床活动，开始持拐辅助步行，防止摔倒，循序渐进。

3. 饮食调理：对于骨髓炎患者饮食宜清淡，忌肥甘厚味、生冷、辛辣之品。

4. 精神调理：骨髓炎患者应劳逸结合，避免精神刺激，老年患者因身体抵抗力差，在允许情况下可参加太极拳等健身活动，可促进伤肢血液循环，增强身体抗病能力。

【评述】

慢性骨髓炎致病菌大多数为金黄色葡萄球菌，由于窦道形成，绝大多数病例表现为混合感染。近年来革兰阴性菌引起的骨髓炎增多。慢性骨髓炎一般由急性骨髓炎转变而来或者病变开始即呈慢性过程。周身症状轻微，有反复发作病史。

一、中医学认识

中医认为骨痈疽成因有三：①热毒炽盛，流注筋骨：由于疔毒疮疖、口疮喉痈、麻疹、伤寒等病后邪毒未尽，深蕴入内，流注于骨，繁衍聚毒所致。②外伤感染：因开放性损伤或跌打损伤，积伤成毒，侵延注骨所致；或湿热内感，留于筋骨经络，气滞血瘀蕴郁而成。③正气亏虚：因正气亏虚，正不胜邪，毒邪深窜入骨而发病。

二、现代医学认识

急性骨髓炎未能彻底控制，反复发作可演变为慢性骨髓炎；亦有一些患者系低毒性骨感染，在发病时即表现为慢性骨髓炎，是骨的慢性感染。本病的特点是病程长，由数月至数十年不等。急性骨髓炎演变为慢性骨髓炎时，局部组织充血，骨骼脱钙，肉芽组织形成，坏死组织骨破坏吸收后由新骨替代，坏死的密质骨在与正常骨交替部先被吸收，最终成为孤立的死骨。死骨脱落是破骨细胞与蛋白溶解酶共同作用的结果。死骨没有血供，不会脱钙，在脓汁的浸泡中，X线表现比邻近骨组织密度更高。由于脓汁刺激，周围正常骨增生硬化，外周骨膜在刺激下形成骨壳样新骨。骨壳不规则，密度高，常有多个孔道与髓腔相通，排出脓汁及死骨碎屑。窦道将病灶与外界相通，窦道口表皮会内陷生长深入到窦道内。窦道部软组织长期受到脓汁的刺激可恶变为鳞状上皮癌。死骨排净后，窦道口可闭合。骨内腔隙可由疤痕或新生骨替代，慢性骨髓炎可达临床治愈。部分大的腔隙内可有致病菌溃留，在一定条件下可被激发引起感染复发。

三、治疗关键

及早治疗，由于长期伤口不愈，流脓不止，一般给以输血、补液，增加高蛋白质饮食，增强身体抵抗力。另外，应使用有效的抗生素治疗，尤其在手术前后预防性使用抗生素，可避免发生感染扩散或血行播散，增加手术安全性。手术治疗中清除病灶是手术成功的关键，伤口一期缝合，并留置负压吸引管。

四、转归与预后

本病的特点是病程长，由数月至数十年不等。多伴有窦道和骨组织局部的增生、硬化、坏死。死腔、包壳、脓肿并存。窦道口可反复闭合和破溃。正气虚弱因病反复发作，多见形体疲软，面色苍白，神疲乏力，盗汗或自汗，食欲减退，舌质淡，苔薄白，脉细数等脾肾两虚、气血双亏症状。应增强体质，提高抵御外邪能力；同时注意生活、饮食、精神等方面的调护，以防转化为慢性骨髓炎。

五、名医经验

骨疽生于大腿之中，痈生之后，其口不收，腐烂之中，忽长一骨，疼痛难忍，俗以为骨，实为湿热之毒所化。内服用茯苓一两，车前子一两，金银花三两，牛膝五钱，紫花地丁一两，水煎服。六剂骨消，再十剂而痊愈。若外用飞过密陀僧用桐油调膏，贴于患处，奏效尤捷。

（选自《华佗神方》）

第五节 膝关节半月板损伤

【病例资料】

李某，女性，58岁。

主诉 扭伤致右膝疼痛1年余，加重伴行走困难1月。

【诊疗思路】

一、中医四诊

局部：

望1 有无膝关节畸形

——无。

望2 有无肿胀、瘀斑、皮肤破溃

——无明显瘀斑，略肿胀，膝关节皮肤无发红，无破溃，肢端末梢血循可。

望3 有无肌肉萎缩、功能障碍

——无明显肌肉萎缩，无膝关节屈伸功能受限。

闻1 骨擦音

——无。

闻2 有无皮下捻发音，有无关节摩擦音

——无。

闻3 有无膝关节弹响声

——有。

问1 损伤的原因、过程及伤情

——患者一年余前抬重物时不慎扭伤右膝关节，当时即感膝部不适，无行走困难，无皮肤破损，无明显活动性出血。一年来疼痛持续，上下楼梯时尤甚，遇雨天可加重，时有膝关节被物"卡住"感及关节弹响声。

问2 疼痛伴发症状及诊疗过程

——外伤后即感右膝部疼痛，右膝部肿胀，无右下肢感觉异常，继续行走膝部出现疼痛，未正规治疗。一月前无明显诱因下疼痛加重，活动受限，有关节弹响声，后来诊我院。

问3 疼痛性质和程度

——右膝部剧痛，疼痛呈持续性，痛点固定不移，无放射痛，上下楼梯时疼痛加重，休息后略缓解，有关节弹响声，右膝关节绞索时疼痛尤为剧烈，松解后略缓解。

问4 既往是否有骨折畸形病史

——无。

按1 局部压痛、触痛感、波动感、肤温等

——右膝部局部压痛（＋），叩击痛（－），右膝关节屈伸活动受限，局部皮肤温度不高，浮髌试验弱阳性，麦氏征（＋），研磨提拉试验（＋），抽屉试验（－）。

按2　患肢远端末梢血供情况

—— 右足皮肤感觉可，末梢血循存。

全身：

望1　神、色、形、态

——得神，面色略红，体形偏胖，表情痛苦，扶入病房。

望2　舌质、舌苔

——舌质红，苔薄。

闻　气味

——无。

问

——无恶寒发热，T：36.1℃，无汗出；无头晕头痛，小便可，大便有时干结；纳食尚可，无胸闷气短、腹痛腹泻、恶心呕吐；无耳聋耳鸣、视物不清、口干口渴；平素体健，有搬重物诱因。

切　脉象

——脉弦。

二、辅助检查

MRI 示　右半月板后角可见高密度信号影，提示半月板后角损伤。

三、诊断及辨证

诊断　中医：筋伤。
　　　西医：右膝关节半月板损伤。
辨证　气滞血瘀证。

四、鉴别诊断

关节鼠　相当于西医的膝关节内游离体，关节内游离体也可引起膝关节疼痛肿胀，关节活动可出现交锁征及弹响音。由于游离体在膝关节内可随意游走，故出现关节交锁的位置也多随之改变；不像半月板有固定的体位和角度发生交锁。X线检查对于鉴别游离体具有临床意义，因为游离体多为骨性，于X线下可显现影像，故其诊断比较明确。

五、病因病机

主症分析　本例主症是右膝疼痛、活动受限。患者扭伤筋骨一年，气机不利，升降出入受阻，凝滞关节、经络，脉络不畅，瘀血阻络，瘀滞于皮肤腠理，血有形故病肿，阻塞脉络，阻遏气机，气机不畅，不通则痛，故出现右膝肿痛；气血不畅，筋脉濡养不利，故活动受限。审证求因，充分说明证属气滞血瘀。

次症分析　扭伤后气机不利，升降出入受阻，凝滞关节，风、寒、湿邪气乘虚侵入，遇雨天可加重，活动后尤甚，时有膝关节被物"卡住"感及关节弹响声。此为气机不畅，瘀血阻络所致，与主症一致。

病机归纳　此属筋伤范畴，属气滞血瘀证。

六、治法方药

治法　活血化瘀，佐以利水消肿。

方药　桃红四物汤加减。桃仁 9g，红花 6g，生地 15g，当归 10g，川芎 10g，赤芍 10g，泽兰 10g，生米仁 30g，枳壳 10g，陈皮 10g。7 剂。每日 1 剂，水煎，早晚 2 次分服。

七、外治法及手术治疗

理筋手法，外敷散瘀膏，每日 1 次。必要时手术治疗方式：关节镜检，半月板修整术等。

八、预防与调护

1. 早期诊断处理及时，没有较大的血肿，症状不严重，如无膝关节交锁现象，股四头肌无萎缩现象，中老年患者或者医生根据 MRI 判断不用手术的，可以保守治疗。部分能像正常人一样参加体育运动，但也要在一年半至两年以后。

2. 半月板损伤多为急性暴力损伤，针对好发人群，应加强下肢肌肉锻炼，使之强健以对抗外界暴力，减缓半月板的承负力。此外，除了注意运动姿势和强度外，要注意运动保护，如佩戴运动护具防止运动中的意外损伤。

3. 日常生活中，充分利用身边的工具帮助降低意外造成的半月板损伤风险。如上下公车或上下楼的时候，不要过于匆忙，可借助扶手帮助稳定身体再迈步走。有职业习惯的人，最好每隔一段时间变换劳作的姿势和稍事休息。一旦半月板出现损伤，应减少患肢运动；术后 1 周开始股四头肌伸缩锻炼；术后 2～3 周如无关节积液，可下地步行锻炼。若出现关节积液则应立即停止下地运动；配合理疗、中药治疗等。

【评述】

膝关节半月板损伤是一种以膝关节局限性疼痛，部分患者有打软腿或膝关节交锁现象，股四头肌萎缩，膝关节间隙固定的局限性压痛为主要表现的疾病。

一、中医学认识

本病在中医属筋伤范畴，肢体的运动是依赖筋骨来完成的，筋的主要功能是联络关节，络缀形体，主司关节运动。《素问·五脏生成》："诸筋者，皆属于节。"《灵枢·经脉》："筋为刚。"《杂病源流犀烛·筋骨皮肉毛发源流》："筋也者，所以束节络骨，绊肉绷皮，为一身之关枢，利全体之运动者也。"

二、现代医学认识

半月板损伤多由扭转外力引起，当一腿承重，小腿固定在半屈曲、外展位时，身体及股部猛然内旋，内侧半月板在股骨髁与胫骨之间受到旋转压力，而致半月板撕裂。

半月板边缘部较厚，与关节囊紧密连接，中心部薄，呈游离状态。内侧半月板呈"C"形，前角附着于前十字韧带附着点之前，后角附着于胫骨髁间隆起和后十字韧带附着点之间，其外缘中部与内侧副韧带紧密相连。外侧半月板呈"O"形，其前角附着于前十字韧带附着点之前，后角附着于内侧半月板后角之前，其外缘与外侧副韧带不相连，其活动度较内侧半月板为大。半月板可随着膝关节运动而有一定的移动，伸膝时半月板向前移动，屈膝时向后移动。

半月板属纤维软骨，其本身无血液供应，其血供是依靠膝关节血管支获得，血管分布在半月板的边缘表面及角部，而中央部分并无血液供应，其营养主要来自关节滑液。因此，除边缘部分损伤后可以修复外，半月板破裂后不能自行修复，半月板切除后，可由滑膜再生一个纤维软骨性的又薄又窄的半月板。正常的半月板有增加胫骨髁凹陷及衬垫股骨内外髁的作用，以增加关节的稳定性和起缓冲震荡的作用。

损伤多由扭转外力引起，当一腿承重，小腿固定在半屈曲、外展位时，身体及股部猛然内旋，内侧半月板在股骨髁与胫骨之间受到旋转压力，而致半月板撕裂，如扭伤时膝关节屈曲程度愈大，撕裂部位愈靠后。外侧半月板损伤的机制相同，但作用力的方向相反，破裂的半月板如部分滑入关节之间，使关节活动发生机械障碍，妨碍关节伸屈活动，形成"交锁"。在严重创伤病例，半月板、十字韧带和侧副韧带可同时损伤。半月板损伤的部位，可发生在半月板的前角、后角、中部或边缘部。损伤的形状可为横裂、纵裂、水平裂或不规则形，甚至破碎成关节内游离体。

三、治疗关键

及早治疗。如关节有"交锁"，应用手法解除，半月板破裂者，经非手术治疗无效者，应及早手术切除损伤的半月板，以防发生创伤性关节炎。

四、转归与预后

早期诊断处理及时，无膝关节"交锁"的现象，结合 MRI 判断，可不用手术治疗，两年以后能像正常人一样参加体育运动。对早期怀疑半月板损伤者可行急诊关节镜检查，早期处理半月板损伤，缩短疗程，提高治疗效果，减少创伤性关节炎的发生。

五、名医经验

张日松以桃红四物汤内服，辅以中药外用及股四头肌锻炼治疗半月板损伤 40 例，疗效显著，经济且易被患者接受。

[张日松，孙清华. 桃红四物汤加减治疗膝关节半月板损伤疗效观察，实用中医内杂志，2009，23（8）：71]

第六节 肩关节脱位

【病例资料】

王某，男，49 岁。

主诉　跌倒致右肩部肿痛 6 小时余。

【诊疗思路】

一、中医四诊

局部：

望 1　有无肩关节畸形

——呈方肩畸形，右肩外展固定于 30°位。

望 2　有无肿胀、瘀斑、皮肤破溃

——右肩关节局部可见瘀斑，略肿胀，皮肤无破溃。

望 3　有无肌肉萎缩、功能障碍

——无明显肌肉萎缩，有肩关节功能受限。

闻 1　有无骨擦音

——无。

闻 2　有无皮下捻发音，有无关节摩擦音

——无。

闻 3　有无关节弹响声

——无。

问 1　损伤的原因、过程及伤情

——患者 6 小时前不慎滑到，右手着地，当即感右肩疼痛，活动受限，无手指活动障碍，无感觉麻木。

问 2　疼痛伴发症状及诊疗过程

——外伤后即感右肩部疼痛、肿胀，右锁骨下饱满，右关节盂空虚感，无右上肢感觉异常，后来诊我院。

问 3　疼痛性质和程度

——右肩部剧痛，疼痛呈持续性，痛点固定不移，无放射痛，休息后不缓解，有弹性固定，右肩关节主被动活动时疼痛尤为剧烈。

问 4　既往是否有骨折畸形病史

——无。

按 1　局部压痛、触痛感、波动感、肤温等

——右肩关节呈方肩畸形，局部压痛（＋），叩击痛（＋），右肩关节屈伸旋转活动受限，右肩弹性固定于外展 30°位，肩峰下凹陷空虚，喙突下可触及肱骨头，局部皮肤温度不高，搭肩试验（＋）。

按 2　患肢远端末梢血供情况

——右手皮肤感觉可，末梢血循存。

全身：

望 1　神、色、形、态

——得神，面色略红，表情痛苦，扶入病房。

望 2　舌质、舌苔

——舌质红，苔薄。

闻　气味

——无。

问

——无恶寒发热，T：36.5℃，有汗出；无头晕头痛、视物不清，小便可，大便调；纳食尚可，无胸闷气短、恶心呕吐、腹痛腹泻；无耳聋耳鸣、口干口渴；平素体健，有外伤诱因。

切　脉象

——脉弦。

二、辅助检查

X 线　右肱骨头脱出肩盂，与关节面失去正常关系。

三、诊断及辨证

诊断　中医：脱位。

　　　西医：右肩关节脱位。

辨证　气滞血瘀证。

四、鉴别诊断

肱骨外科颈骨折　肱骨外科颈骨折肩部呈圆肩，无空虚，不能触及肱骨头，可有骨擦感，肿胀、疼痛及压痛均较脱位严重，X 线检查可明确诊断。

五、病因病机

主症分析　本例主症是右肩部肿痛，患者跌倒外伤，使其脱位，脉络受损，血溢脉外，瘀血阻络，瘀滞于皮肤腠理，血有形故病肿，离经之血，阻塞脉络，气机不畅，不通则痛，故出现右肩肿痛，气血不畅，筋脉濡养不利，故活动受限。

次症分析　外伤导致气机不利，升降出入受阻，凝滞关节，瘀血阻络，不能濡养筋骨，可见弹性固定，活动不利，右肩方肩。

病机归纳　此属脱位范畴，为气滞血瘀证。

六、治法方药

治法　活血化瘀，佐以利水消肿。

方药　桃红四物汤加减。桃仁 9g，红花 6g，生地 15g，当归 10g，川芎 10g，赤芍 10g，泽兰 10g，生米仁 30g，枳壳 10g，陈皮 10g，乳香 6g，没药 6g，三七 6g。7 剂。每日 1 剂，水煎，早晚 2 次分服。

七、外治法

手法整复，外敷散瘀膏，每日 1 次。必要时手术治疗。

八、预防与调护

预防外伤为主，复位后固定初期鼓励患者练习腕部和手指活动，如抓空增力、上翘下钩等。1 周后去除上臂固定，仅悬吊前臂练习肩关节的屈伸活动。2~3 周解除固定后，逐步做肩关节的各方向主动活动锻炼，如双手托天、小云手、手拉滑车、手指爬墙等。

【评述】

肩关节脱位（亦称肩肱关节脱位）即肱骨头与肩胛盂发生移位，失去正常的对合关系。肩关节脱位最常见，约占全身关节脱位的 50%，这与肩关节的解剖和生理特点有关，如肱骨头大，关节盂浅而小，关节囊松弛，其前下方组织薄弱，关节活动范围大，遭受外力的机会多等。肩关节脱位多发生在青壮年，男性较多。肩关节是全身大关节中运动范围最广而结构又最不稳定的一个关节，外伤时很容易发生脱位。

一、中医学认识

肩关节脱位，古称"肩胛骨出""髃骨骱失"或"肩骨脱臼"。《灵枢·经脉》称肩关节为"肩解"，《医宗金鉴·正骨心法要旨》说"其处名肩解，即肩髆与臑骨合缝处也"。《仙授理伤续断秘方》首先描述了肩关节脱位，并详细记述了其诊断、复位等治疗方法。

二、现代医学认识

肩关节的关节盂小，肱骨头大并且其活动范围大，故稳定性差，易发生脱位。脱位可由直接暴力和间接暴力引起。根据受伤的时间可分为新鲜脱位和陈旧性脱位；根据肱骨头脱出的位置又分为前脱位和后脱位。前脱位最多见，并可分为盂下、喙突下、锁骨下和胸腔内脱位。后脱位很少见，多由于肩关节受到由前向后的暴力作用或在肩关节内收、内旋位跌倒时手部着地引起。肩关节脱位如在初期治疗不当，可发生习惯性脱位。

临床表现为肩部肿胀疼痛，功能障碍，呈"方肩"畸形，搭肩试验阳性，肩关节盂处空虚，头偏向健侧，以手托持患肩。X 线片可确诊并可判断有无合并骨折。此外应注意检查有无合并症，如合并大结节骨折、肱骨外科颈骨折、腋神经或臂丛神经损伤、腋动脉损伤。

肩关节脱位尽早复位。复位后用绷带将上臂固定于胸壁，前臂悬吊于胸前 2~3 周。固定期间做肘、腕、手指关节的屈伸锻炼。

1. 手法复位：选择适当麻醉（臂丛麻醉或全麻），使肌肉松弛并使复位在无痛下进行。常用复位手法有足蹬法和科氏法。

2. 手术复位：有少数肩关节脱位需要手术复位，其适应证为：肩关节前脱位并发肱二头肌长头肌腱向后滑脱阻碍手法复位者；肱骨大结节撕脱骨折，骨折片卡在肱骨头与关节盂之间影响复位者；合并肱骨外科颈骨折，手法不能整复者；合并喙突、肩峰或肩关节盂骨折，移位明显者；合并腋部大血管损伤者。

三、治疗关键

及早治疗。及时了解肱骨头移位的方向和位置，确定脱位类型，并可了解有无并发骨折，以及有无血管神经损伤，及时予以复位固定。

四、名医经验

凡肩胛骨出，相度如何整，用椅当圈住胁，仍以软衣被盛簟，使一人捉定，两人拔伸，却坠下手腕，又着曲着手腕，绢片缚之。

（选自《仙授理伤续断秘方》）

第七节 腰椎压缩性骨折

【病例资料】

陈某，女性，83 岁。

主诉 跌仆致腰痛、活动受限一天。

【诊疗思路】

一、中医四诊

局部：

望 1 有无畸形

——胸椎后突畸形。

望 2 有无肿胀、瘀斑，有无皮肤破溃、创口

——无。

望 3 有无肢体功能障碍

——腰背屈伸旋转受限，不能站立、翻身，双下肢活动可。

闻 1 有无骨擦音

——无。

闻 2 有无皮下捻发音

——无。

问 1 骨折的原因、过程及伤情

——患者昨日下午 5 时左右因提重物时不慎跌倒，臀部先着地，当即出现腰背部疼痛，活动受限，不能站立，活动后疼痛明显加重，双下肢活动可。

问 2 疼痛伴发症状及诊疗过程

——外伤后即感腰背部疼痛，当时疼痛能忍，自行卧床休息，休息后稍有缓解，未就诊。今晨疼痛症状逐渐加重，不能翻身，不能站立行走，遂至我院门诊就诊。

问 3 疼痛性质和程度

——腰背部剧痛，疼痛呈持续性，痛点固定不移，无放射痛，不能站立，活动后

疼痛加重，休息后不缓解。

问4　既往是否有骨折畸形病史

——无。

按1　局部压痛及叩击痛

——腰背部局部压痛（+），叩击痛（+），以腰1棘突及棘突旁为甚，无明显双下肢放射痛。双下肢直腿抬高试验70°。

按2　四肢远端末梢血供情况

——四肢活动度尚可，双足背动脉可及，末梢血循存。

全身：

望1　神、色、形、态

——得神，面色略红，体形偏胖，腹部膨隆，抬入病房。

望2　舌质、舌苔

——舌质红，苔薄。

闻　气味

——无。

问

——无恶寒发热，T：36.8℃，无大汗淋漓；无头晕头痛，小便短黄，大便有时干结；纳食尚可，无胸闷气短，无腹痛腹泻；偶有耳聋耳鸣，有时出现口干口渴；平素体健，有外伤诱因。

切　脉象

——脉弦。

二、辅助检查

X线　L1椎体压缩性骨折。

MRI　L1椎体压缩性骨折，骨髓水肿。

三、诊断及辨证

诊断　中医：椎体骨折。

　　　西医：腰1椎体压缩性骨折。

辨证　气滞血瘀证。

四、鉴别诊断

腰肌劳损　以腰部隐痛反复发作，劳累后加重，休息后缓解为主要特征，腰部可有压痛，活动无明显受限，X线显示无骨折，可相鉴别。

椎弓峡部骨折　可有腰痛表现，但在斜位X线片上，表现为"狗颈"部断裂（正常椎体附件呈"狗形"），可相鉴别。

五、病因病机

主症分析　本例主症是腰痛、活动受限。患者跌仆腰痛一天，气机不利，升降出入受阻，凝滞经络，脉络不畅，瘀血阻络，阻遏气机，不通则痛；气血不畅，筋脉濡养不利，故活动受限。审证求因，充分说明属气滞血瘀所致。

次症分析　本例次症疼痛呈持续性，痛点固定不移，此因外伤致骨断筋伤，离经之血阻塞脉络，气机不畅，气滞则血瘀，故痛有定处。

病机归纳　属中医椎体骨折范畴，为气滞血瘀证。

六、治法方药

治法　活血化瘀，通络止痛。

方药　身痛逐瘀汤加减。桃仁9g，红花6g，五灵脂6g，川芎6g，当归9g，赤芍9g，香附3g，没药6g，羌活3g，甘草9g，地龙6g，秦艽3g。7剂。每日1剂，水煎，早晚2次分服。

七、外治法及手术

手法整复，外敷散瘀膏，每日一次。必要时经皮椎体后突成形手术治疗。

八、预防与调护

1. 椎体压缩性骨折患者均应卧硬板床，既可减轻疼痛，也有利于压缩椎体的复位。仰卧时，受伤部位要用小沙袋或软枕逐渐垫高，使压缩椎体逐渐被牵开、复位，恢复原有高度，但大多数患者难以恢复到受伤前的正常高度。

2. 在卧床1周后，腰背部疼痛缓解以后，应当积极加强腰背肌的练习，以防止长期卧床后引起的腰背肌无力，防止以后出现的腰痛，还有助于促进压缩椎体的复位。方法是：平卧位挺腰，使腰部离开床面，反复进行。锻炼时应量力而行，身体差的患者宜减轻锻炼强度。

3. 积极加强骨质疏松的治疗，包括肌注降钙素、口服维生素D、口服二磷酸盐制剂等措施，也可服用治疗骨质疏松的中药如仙灵骨葆、强骨胶囊等。能够起床活动后应当多晒太阳，加强运动，多食用含钙量高的食物。

【评述】

椎体压缩性骨折，以胸腰段最为常见，也是脊柱骨折中最多见的一种类型。胸腰段因具有较大的活动度，又是胸椎后凸与腰椎前凸的转折点，脊柱屈曲是以胸腰段为屈曲的顶点，因此最易由传导暴力造成屈曲型和屈曲旋转型损伤，故临床以第11、12胸椎和第1、2腰椎最为多见，老年人由于骨质疏松的缘故，发生率更高。

一、中医学认识

胸腰椎压缩性骨折，古称"腰骨损断"，是指以椎体纵向高度被"压扁"为主要表现的一种脊柱骨折，也是脊柱骨折中最多见的一种类型。元代危亦林创造了悬吊复位法治疗脊柱骨折，并在麻醉法、整复技术、固定与练功等方面做了较全面的介绍。

二、现代医学认识

胸腰椎压缩性骨折，多见从高处跌落，臀部或双足着地后，力向上传导至腰部；

或者是重物从高处掉下冲击头、肩、背部，力向下传导到腰部导致骨折；有些老年人由于骨质疏松严重，某些轻微损伤，如乘车颠簸、平地坐倒等，甚至用力打喷嚏也会造成椎体的骨折。这类损伤往往造成脊髓损伤而有不同程度的瘫痪等严重后果。胸腰椎压缩性骨折临床分型：

1. 屈曲压缩型：主要表现为前柱承受压力，后椎承受张力，前柱压缩，前纵韧带完整，中柱可为枢纽而不受累，后柱中的棘上及棘间韧带在张力较大时可断裂，骨折压缩大多发生于椎体上终板。X 线主要表现椎体前部压缩，后部高度正常。

2. 爆裂型：脊柱在受伤的瞬间处于直立位，垂直压缩暴力致椎体粉碎骨折，多为中柱结构受累，椎体后缘骨折，多数有骨块或连带椎间盘组织突入椎管，引起椎管狭窄及脊髓或马尾神经损伤。X 线正位片可见椎弓根间距增宽，侧位片见椎体前后缘均呈压缩，椎体后缘高度减少。

3. 屈曲牵张型：典型机制是患者乘坐高速汽车，腰系安全带，在撞车瞬间，患者身体上部急剧向前移动并前屈，以前柱为枢纽，后柱、中柱受到牵张力而破裂张开。

多有明确的外伤史，受伤部位均有疼痛，患者不能坐起或行走，较轻者可以双手扶腰挺直行走。外观可有后突畸形，局部有压痛及叩击痛，腰部活动不利；伴有骨髓损伤者可有不同程度的功能障碍；屈曲压缩型 X 线主要表现椎体前部压缩；爆裂型 X 线正位片可见椎弓根间距增宽，侧位片见椎体前后缘均呈压缩，椎体后缘高度减少。后部高度正常；屈曲牵张型损伤 X 线侧位片可见棘突间距增宽，正侧位片可见椎弓根骨折。CT 和 MRI 检查可明确脊髓受压的程度。

三、治疗关键

及早治疗。首先明确骨折是否属稳定，是否有脊髓、马尾和脊神经根损伤。除药物治疗、制动等外，应密切观察临床症状和体征，若有加重或无明显好转者，或 CT、MRI 检查椎管内有较大骨片突入，脊髓和神经根受压明显者也应尽早手术；若逐步好转的，则可继续保守治疗。

骨折患者卧床制动，骨折伴脊髓完全性损伤患者，尽早手术（最好争取在 8 小时以内），行切开复位、彻底减压、内固定术；并且最好在伤后 1 小时内就开始用足量的糖皮质激素（甲基强的松龙），并维持 1~3 天，以使脊髓损伤减小到最小程度。

四、名医经验

凡挫脊骨，下可用手整顿，须用软绳从脚吊起，坠下身直，其骨使自归窠，未直则未归窠，需要坠下，待其骨直归窠。

（选自《世医得效方》）

第八节　股骨颈骨折

【病例资料】

王某，男性，69 岁，已婚。

主诉 从 1 米高处坠落致左髋部疼痛，不能行走 1 日余。

【诊疗思路】

一、中医四诊

局部：

望 1 患髋及患肢有无畸形

——左下肢轻度屈髋屈膝，外旋短缩畸形 0.5cm。

望 2 患髋有无肿胀、瘀斑，有无皮肤破溃、创口

——左髋部略肿胀，可见瘀斑，局部无皮肤破溃，无创口。

望 3 患髋及患肢肢体功能

——左髋功能受限，屈伸展收旋转受限，左膝踝活动可。

闻 1 有无骨擦音

——有。

闻 2 骨传导音有无减弱及消失

——将听诊器置于伤肢近端，敲击远端骨突部位，骨传导音减弱。

问 1 骨折的原因、过程及伤情

——患者不慎从 1 米高处坠落，左侧肢体先着地，当即感左髋部疼痛，无皮肤破损，无明显活动性出血，不能行走，左下肢较对侧有所短缩，左下肢负重、活动时疼痛明显。

问 2 疼痛伴发症状及诊疗过程

——外伤后即感左髋部疼痛，左髋部肿胀，左下肢较对侧有所短缩，活动后明显加重，遂急诊当地医院。当地医院予以患肢制动，皮肤牵引，建议住院治疗，后转诊我院。

问 3 疼痛性质和程度

——左髋部剧痛，疼痛呈持续性，痛点固定不移，无放射痛，不能站立，活动后疼痛加重，休息后不缓解。

问 4 既往是否有骨折畸形病史

——无。

按 1 有无局部压痛及叩击痛

——左髋部及大腿上段局部压痛（＋），以左腹股沟中点尤甚，患肢纵向叩击痛（＋）。大粗隆在髂–坐骨结节连线（Nelaton 线）之上。

按 2 患肢远端末梢血供情况

——左足皮肤感觉可，末梢血循存。

全身：

望 1 神、色、形、态

——得神，面色略红，体形偏胖，抬入病房。

望 2 舌质、舌苔

——舌质红，苔薄。

闻　气味

——无。

问

——无恶寒发热，无头晕头痛，T：36.8℃，无大汗淋漓；小便短黄，大便有时干结；纳食尚可，无胸闷气短，无腹痛腹泻；无耳聋耳鸣，有时出现口干口渴；平素体健，有外伤诱因。

切　脉象

——脉弦。

二、辅助检查

X 线　左侧股骨颈骨折。

三、诊断及辨证

诊断　中医：髀杵骨骨折。

　　　西医：左股骨颈骨折。

辨证　气滞血瘀证。

四、鉴别诊断

髋关节脱位　相当于西医的髋关节后脱位，亦有短缩畸形，但患肢呈屈髋、内收、内旋、短缩畸形，X 线上可显示关节脱位，可相鉴别。

股骨粗隆间骨折　又称股骨转子间骨折，骨折部位不一样，结合 X 线，可与之相鉴别。

五、病因病机

主症分析　本例主症是左髋部疼痛，不能行走。患者从 1 米高处坠落致骨断筋离，脉络受损，气机不利，升降出入受阻，脉络不畅，瘀血阻络，瘀滞于皮肤腠理，阻塞脉络，气机不畅，不通则痛，故出现左髋肿痛，气血不畅，筋脉濡养不利，故活动受限。

次症分析　外伤后气机不利，升降出入受阻，凝滞关节，气血不能濡养筋脉，左下肢畸形，脉络瘀阻，疼痛呈持续性，痛点固定不移，此为气机不畅，瘀血阻络所致。

病机归纳　此属中医髀杵骨骨折范畴，为气滞血瘀证。

六、治法方药

治法　活血化瘀，利水消肿。

方药　桃红四物汤加减。桃仁 9g，红花 6g，生地 15g，当归 10g，川芎 10g，赤芍 10g，泽兰 10g，生米仁 30g，枳壳 10g，陈皮 10g。7 剂。每日 1 剂，水煎，早晚 2 次分服。

七、外治法及手术治疗

手法复位，外敷散瘀膏，每日 1 次。必要时手术治疗方式：外固定、内固定、内固定同时植骨、人工关节置换术等。

八、预防与调护

1. 日常生活中防止跌倒，以免骨折。

2. 调整和优化饮食结构，改变不良嗜好，积极治疗原发疾病，防治骨质疏松，预防和减少髋及其他部位骨折发病率。

3. 固定期间应防止负重、侧卧和盘腿，注意预防长期卧床的并发症，加强护理，防止发生褥疮，并经常按胸、叩背，鼓励患者咳嗽排痰，以防发生坠积性肺炎。

4. 伤后数天疼痛减轻后，应行患肢屈伸活动，若有骨质疏松的患者，大约需要6个月才可逐渐过渡到负重活动。

【评述】

髀枢骨骨折即股骨颈骨折，是指股骨头下与股骨颈基底部之间的骨折，大多由于骨质疏松、老年人髋周肌肉群退变、反应迟钝或遭受严重外伤所致。绝大多数患者其骨折线均在囊内，故又称股骨颈囊内骨折。股骨颈骨折多发生于老年人，女性发生率高于男性。

一、中医学认识

老年人股骨颈骨折多由于骨萎，《素问·上古天真论》"女子……四七，筋骨坚，发长极，身体盛壮……七七，任脉虚，太冲脉衰少……丈夫……四八，筋骨隆盛，肌肉壮满……八八，则齿发去。肾者主水……受五脏六腑之精而藏之……今五脏皆衰，筋骨解堕，天癸尽矣。故发鬓白，身体重，行步不正。"这一描述揭示了男女骨骼由坚实到脆弱的转化过程和内在基础。《素问·痿论》云："有所远行劳倦，逢大热而渴，渴则阳气内伐，内伐则热舍于肾，肾者水藏也，今水不胜火，则骨枯而髓虚，故足不任身，发为骨痿。"

二、现代医学认识

现代双量子密度仪证实股骨颈部张力骨小梁变细，数量减少甚至消失，最后压力骨小梁数目也减少，加之股骨颈上区滋养血管孔密布，均可使股骨颈生物力学结构削弱，使股骨颈脆弱。另外，因老年人髋周肌群退变，反应迟钝，不能有效地抵消髋部有害应力，加之髋部受到应力较大（体重的 2 ~ 6 倍），局部应力复杂多变，因此不需要多大的暴力就能导致骨折。而青壮年股骨颈骨折，往往由于严重损伤所致，暴力作用于髋部，超过股骨颈的极限承受强度，或下肢远端受猝然外力作用，体位调适不及，由于杠杆作用应力集中在股骨颈，造成股骨颈骨折。此外，持续高强度交替运动导致的慢性疲劳损伤也是导致青壮年骨折的重要原因。Kocher 认为损伤机制可分为两种：①跌倒时大粗隆受到直接撞击。②肢体外旋：股骨头由于前关节囊及髂股韧带牵拉而相对固定，股骨头向后旋转，后侧皮质撞击髋臼而造成颈部骨折。年轻人中造成股骨颈骨折的暴力多较大，暴力沿股骨干直接向上传导，常伴软组织损伤，骨折也常发生粉碎。临床分型如下：

1. 股骨头下骨折：骨折线位于股骨头与股骨颈交界处。该型骨折由于股骨头的血液循环大部分中断，骨折愈合困难，股骨头易发生缺血坏死。

2. 股骨头颈部骨折：骨折线由股骨颈上缘头下开始，向下至股骨颈中部。该型骨折由于剪力大，骨折不稳，远折端往往向上移位。

3. 股骨颈中部骨折：骨折线通过股骨颈中段，由于旋股内侧动脉升支、髋外侧动脉、干骺端上及下侧动脉经关节囊的滑膜下进入股骨头，供应股骨头的血液循环，因此骨折尚能愈合。

4. 股骨头基底部骨折：骨折线位于股骨颈与大转子之间，由于骨折两端的血液循环良好，骨折容易愈合。

老年人跌倒多诉髋部疼痛，不敢站立或行走，或有轻微外伤史，仅感髋部隐痛或膝部疼痛并能站立行走，但往往有以下体征：患肢多有轻度屈髋屈膝及外旋畸形；腹股沟韧带中点下方常有压痛；外观上局部肿胀不显著；移位骨折患者不能坐起或站立，但也有一些无移位的线状骨折或嵌插骨折病例，在伤后仍能走路或骑自行车，需要特别注意，不要因遗漏诊断使无移位稳定骨折变成移位的不稳定骨折。

三、治疗关键

及早治疗，应该按照骨折的时间类型和患者的全身情况等决定治疗方案。新鲜无移位骨折或者嵌插型骨折不需复位，但患肢应制动，移位的骨折应尽早给予复位及固定，陈旧性股骨颈骨折可采用关节重建术或者改变下肢负重力线的切骨术，以促进骨折愈合或改善功能。

四、转归与预后

目前对本病尚无有效的预防措施，预防重点在防止并发症的发生上。主要是提倡早期无创复位。遵循早期无创伤的解剖复位，选择合理有效的内固定器材及方法，减少局部血供破坏，改善血流灌注，促使骨折早期愈合，恢复和建立跨越骨折线的血管，迅速参与坏死骨的修复，避免股骨头坏死的发生。

因此尤应注意：日常生活中防止跌仆预防骨折；调整和优化饮食结构，改变不良嗜好，积极地治疗原发疾病；固定期间应防止负重、侧卧和盘腿，注意预防长期卧床的并发症等。

五、名医经验

袁智文自2000~2004年期间，采用闭合复位、空心螺纹钉内固定治疗股骨颈骨折20例，术后应用活血化瘀、行气通络止痛，取得满意疗效。

[袁智文，李伟. 股骨颈骨折闭合复位空心钉内固定术后应用活血化瘀药物临床效果分析. 吉林中医药，2004，24（7）：29－30]

第九节 伸直型桡骨远端骨折

【病例资料】

龚某，女性，75 岁。

主诉 跌仆致左腕部疼痛 3 小时余。

【诊疗思路】

一、中医四诊

局部：

望 1 患腕及患肢有无畸形

——左腕轻度餐叉样畸形。

望 2 患腕有无肿胀、瘀斑，有无皮肤破溃、创口

——左腕部略肿胀，可见瘀斑，局部无皮肤破溃，无创口。

望 3 患腕及患肢肢体功能

——左腕功能受限，屈伸旋转明显受限，左手五指屈曲受限。

闻 1 有无骨擦音

——有。

闻 2 骨传导音有无减弱及消失

——将听诊器置于伤肢近端，敲击远端骨突部位，骨传导音减弱。

问 1 骨折的原因、过程及伤情

——患者于上午 7 点左右不慎跌仆，左手掌撑地，当时即感左腕部疼痛，活动受限，后疼痛渐加重。无皮肤破损，无明显活动性出血，双下肢活动可。

问 2 疼痛伴发症状及诊疗过程如何

——外伤后即感左腕部疼痛，左腕部肿胀，活动后疼痛明显加重，遂急诊我院。

问 3 疼痛性质和程度怎样

——左腕部剧痛，疼痛呈持续性，痛点固定不移，无放射痛，活动后疼痛加重，休息后不缓解。

问 4 既往是否有骨折畸形病史

——无。

按 1 局部压痛及叩击痛

——左腕部局部压痛（＋），叩击痛（＋），轴向叩击痛（＋），以左桡骨远端尤甚。

按 2 患肢远端末梢血供

——左手皮肤感觉可，末梢血循存。

全身：

望 1 神、色、形、态

——得神，面色略红，体形偏胖，扶入病房。

望2　舌质、舌苔

——舌质红，苔薄。

闻　气味

——无。

问

——无恶寒发热，T：36.2℃，无汗；无头晕头痛、恶心呕吐、视物不清，小便可，大便调；纳食尚可，无胸闷气短，无腹痛腹泻；无耳聋耳鸣，有时出现口干口渴；平素体健，有外伤诱因。

切　脉象

——脉弦。

二、辅助检查

X 线　左桡骨远端骨折，远折端连同腕骨轻度向背桡侧移位。

三、诊断及辨证

诊断　中医：手脉骨骨折。

　　　西医：左桡骨远端骨折（colles 骨折）。

辨证　气滞血瘀证。

四、鉴别诊断

腕部软组织损伤　外伤后有腕部肿胀、疼痛，局部也可有压痛，但 X 线检查无骨折。

屈曲型桡骨远端骨折（Smith 骨折）　Colles 骨折患者餐叉样畸形，X 片显示骨折向背桡侧移位，可与 smith 骨折向掌侧移位相鉴别。

桡骨远端背侧缘骨折　损伤机制与 colles 骨折相似，但此种骨折系通过关节面的骨折，且伴有桡腕关节向背侧半脱位。

五、病因病机

主症分析　本例主症是左腕疼痛、肿胀、功能受限，因跌仆而致。患者年老体弱，肝肾亏虚，摔倒外伤，应力作用于桡骨远端，致骨断筋伤，气机不利，升降出入受阻，脉络不畅，瘀血阻络，瘀滞于皮肤腠理，血有形故病肿，阻塞脉络，阻遏气机，气机不畅，不通则痛，故出现左腕肿痛，气血不畅，筋脉濡养不利，故活动受限。

次症分析　外伤后气机不利，升降出入受阻，致骨断筋伤，应力作用于桡骨远端致结构改变，可见餐叉样畸形。脉络受损，瘀血中阻，疼痛固定不移，此为气机不畅，瘀血阻络所致，与主症一致。舌象未见明显异常，脉弦主痛。

病机归纳　属中医手脉骨骨折范畴，为气滞血瘀证。

六、治法方药

治法　益气活血化瘀，利水消肿，通经利节。

方药 通经活络汤加减。生黄芪 25g，白术 25g，党参 25g，当归 20g，白芍 20g，桂枝 20g，木瓜 20g，牛膝 20g，附子 10g，乳香 10g，没药 10g，全蝎 10g，杜仲 10g，甘草 10g，川乌 5g，草乌 5g。7 剂。每日 1 剂，水煎，早晚 2 次分服。

七、外治法

手法整复，外敷散瘀膏，每日 1 次，夹板固定。必要时手术治疗。

八、预防与调护

1. 复位固定后应观察手部血液循环，随时调整夹板松紧度，保持扎带在夹板上可上下移动 1cm 为宜。
2. 注意将患肢极度掌屈尺偏，纠正骨折再移位倾向。
3. colles 骨折固定期间应避免腕关节向桡侧与背伸活动。
4. 复位固定早期即应开始做握拳动作，以利肿胀消退和预防掌指关节和指间关节僵硬，同时积极预防骨折畸形愈合及 Sudeck 骨萎缩。

【评述】

桡骨远端骨折系指桡骨远端关节面以上 2~3cm 内的桡骨骨折，包括 Colles 骨折（伸直型桡骨远端骨折）、Smith 骨折（屈曲型桡骨远端骨折）、Barton 骨折（桡骨远端背掌侧边缘骨折）。约占全身骨折的 6.7%~11%，好发于中老年人，女性多见。骨折属近关节骨折，部分可波及桡腕关节及下桡尺关节而属关节内骨折。

一、中医学认识

中医学对桡骨远端骨折很早就有所认识，将其称为辅骨下端骨折、手脉骨骨折。明·朱橚《普济方·折伤门》中首先描述了伸直型桡骨远端骨折移位的特点，治疗上经超腕关节夹板固定。清·胡延光《伤科汇纂》则将此骨折分为背侧移位和掌侧移位两种类型，并采用了更为合理的复位和固定方法。

二、现代医学认识

桡骨下端近似四方形，主要由松质骨构成，近侧为松质骨与坚质骨移行处，结构薄弱，老年人骨质疏松，成为骨折好发部位。腕部疼痛肿胀，常波及手背及前臂之下 1/3，严重者可有瘀血斑和水疱。前臂旋转活动、手指的活动均因疼痛而受限（手指呈半屈曲休息位），尤以掌屈活动受限明显。骨折移位严重者，可出现餐叉状畸形，即腕部背侧隆起，桡骨茎突上移达到或超过尺骨茎突水平。桡骨远端有压痛、叩击痛，可触及向桡背移位的骨折端，粉碎骨折可触及骨擦音。如近侧断端压迫正中神经，可出现手指麻木等正中神经功能障碍的表现。X 线示桡骨远端骨折，远侧端可向桡、背侧移位，粉碎性骨折可波及桡腕关节面，常伴有下桡尺关节分离或尺骨茎突骨折。

Colles 骨折的分类，既要考虑到骨折的类型和严重程度，又要考虑到为选择治疗方法和评定治疗结果提供一个客观的基础，目前推荐较为通用的三型分类方法：

Ⅰ型：骨折断端无移位或明显移位，骨折线未进入关节面。此型骨折较少见，预后良好。

Ⅱ型：骨折端移位明显，但骨折未进入关节面。预后良好。

Ⅲ型：骨折端明显移位，且骨折线波及关节面，关节面可完整或有分离移位。创伤性关节炎的发生率较高，预后较前两型为差。

三、治疗关键

及早治疗，应该按照骨折的时间类型和患者的全身情况等决定治疗方案，新鲜无移位骨折或者嵌插型骨折不需复位，但患肢应制动，夹板固定，移位的骨折应尽早给予复位及固定。整复的关键是恢复桡骨的长度和正常的掌倾角及尺倾角，要求骨折对位对线良好，才不致影响关节的活动功能和周围肌腱的正常活动。复位标准：

1. 桡骨茎突低于尺骨茎突 1~2cm。

2. 桡骨远端背侧需平坦无骨突起，掌侧弧形凹陷恢复。

3. 手不桡偏，尺骨头轮廓正常，患手指活动良好。

4. X线显示桡骨远端关节面向掌面倾斜。

四、功能锻炼

1. 复位固定早期即应开始做握拳动作，以利肿胀消退和预防掌指关节和指间关节僵硬，同时积极预防骨折畸形愈合及 Sudeck 骨萎缩。

2. 粉碎性骨折移位明显，桡腕关节面损伤严重，易引起腕管综合征及创伤性关节炎。尽快进行合理的功能锻炼，可使关节面得到模造，改善关节功能，预防后遗创伤性关节炎。后期已发生创伤性骨性关节炎者，可考虑行腕关节融合术。

五、名医经验

"腕骨屈而宛，形如龙虎吞，手心贴于前，仰掌向上掀，指背翻于后，手掌往下扣，均须带拔势，妙法出秘门。"

（选自《伤科汇纂》）

第十节　类风湿关节炎

【病例资料】

杜某，女，63岁，已婚。

主诉　右膝肿痛、活动受限6年余。

【诊疗思路】

一、中医四诊

局部：

望　关节有无红肿、畸形

——双膝关节红肿，屈曲挛缩畸形，轻度外翻，双下肢肌肉轻度萎缩；双侧掌指关节屈曲，近侧指间关节过伸，远侧指间关节屈曲呈鹅颈畸形。

闻　有无皮下捻发音，有无关节摩擦音

——无。

问 1　疼痛时间、缓解方式，有无活动受限

——疼痛以晨起为重，活动后明显缓解，双下肢及双侧手指活动受限。

问 2　红肿热痛反复发作情况及诊疗过程

——6 年前双膝关节出现肿胀疼痛，持续性钝痛，发病后前往当地医院就诊，予抗风湿药物治疗后效果不佳。4 年前出现双侧掌指关节屈曲，近侧指间关节过伸，远侧指间关节屈曲呈鹅颈畸形。2 年前双膝疼痛畸形，屈伸活动受限，行走活动困难。

按　局部压痛、叩击痛、活动度、肤温等

——右侧髌股关节外侧间隙压痛（＋），左侧髌股关节内外侧间隙压痛（＋）；双膝活动度：左膝 20°～70°，右膝 15°～90°；双膝浮髌试验（－），局部肤温增高，双下肢肌肉萎缩，肌力 Ⅳ 级；双侧掌指关节屈曲，近侧指间关节过伸，远侧指间关节屈曲呈鹅颈畸形；跟膝腱反射正常，Babinski 征（－），皮肤感觉无殊，肢端血运可。

全身：

望 1　神、色、形、态

——得神，面色略红，体形偏瘦，腹部膨隆，步入病房。

望 2　舌质、舌苔

——舌质红，苔薄。

闻　气味

——无。

问

——无恶寒发热，T：36.9℃，无大汗淋漓；无头晕头痛，小便短黄，大便有时干结；纳食尚可，无胸闷气短，无腹痛腹泻；无耳聋耳鸣，无口干口渴；平素体健，无明显诱因。

切　脉象

——脉弦。

二、辅助检查

X 线　双侧膝关节间隙消失，屈曲强直，双侧掌指关节屈曲，近侧指间关节过伸，远侧指间关节屈曲呈鹅颈畸形。

三、诊断及辨证

诊断　中医：痹症。
　　　西医：类风湿关节炎。

辨证　痰瘀痹阻证。

四、鉴别诊断

骨关节炎　本病多发于50岁以上，又称肥大性关节炎，年龄越大发病越多，女性居多，是一种软骨退行性改变同时伴有新骨形成的疾病。关节痛较轻，常累及膝、髋等大关节，常有被"卡住"现象，手指则以远端指间关节出现骨性增殖和结节为特点。没有典型的晨僵，患者症状早起较轻，活动后加重。血沉增快较少。血清类风湿因子阴性。

系统性红斑狼疮　本病早期难与类风湿关节炎相鉴别，有部分患者因手指关节肿痛以及出现类似于"尺侧偏斜"的畸形而被误诊为类风湿关节炎。本病多发于青年女性，全身症状明显，有多脏器损害，关节症状较轻，典型者有蝶形红斑、脱发、蛋白尿等，血清抗核抗体、Sm抗体、狼疮细胞、狼疮带试验均有利于诊断。

痛风性关节炎　本病是一种由于嘌呤代谢紊乱产生的疾病。痛风与类风湿关节炎表现相似但本质不同，均有全身关节受累，慢性期有骨侵蚀破坏等。但痛风多发于中年男性，常有家族史，慢性患者在受累关节附近皮下组织出现痛风石，穿刺或活检可见大量尿酸盐结晶，有高尿酸血症。

风湿性关节炎　本病多发于青少年，起病较急，关节红肿热痛明显，可见四肢大关节游走性关节肿痛，常有发热、咽痛、心肌炎、皮下结节等，血清抗链球菌溶血素O滴度升高。

五、病因病机

主症分析　本例主症是双膝关节肿痛，屈曲挛缩畸形。患者禀赋虚弱及年高，精气不足，腠理空疏，骨节失密，风、寒、湿之邪侵犯人体，先伤筋骨，闭阻经脉，致气血运行不畅，经脉关节失养而出现关节肿痛、屈伸不利等症状。病邪留驻体内，久而不去，筋骨、肌肉、关节长期为邪气壅阻，营卫不行，日久气血周流不畅，而致血瘀；湿聚为痰，痰瘀互结，阻闭经络。审证求因，充分说明该证属痰瘀痹阻。

次症分析　本例次症为双侧掌指关节屈曲，近侧指间关节过伸，远侧指间关节屈曲呈鹅颈畸形。痰瘀互结，阻闭经络，邪羁日久，骨骼亦受其害，致使关节变形，功能障碍。

病机归纳　属中医痹症范畴，为痰瘀痹阻证。

六、治法方药

治法　化痰行瘀，蠲痹通络。

方药　双合汤加减。当归12g，川芎10g，生地18g，赤芍12g，桃仁10g，红花10g，白芥子10g，云苓15g，法半夏10g，陈皮10g，竹茹10g，甘草5g。7剂。每日1剂，水煎，早晚2次分服。

七、外治法及手术治疗

常采用麝香风湿膏、伤湿止痛膏等敷贴，另外还有洗浴、熏蒸、蜂疗等方法，必要时行手术治疗。

八、预防与调护

本病发生多与气候和环境有关，平素应注意防风、防寒、防潮，避免居住在暑湿之地。特别是居住在寒冷地区或气候骤变季节，应注意保暖，免受风寒湿邪侵袭。劳作运动汗出肌疏之时，切勿当风贪凉。类风湿关节炎患者饮食要留心，首先要选择容易消化的食物，而且要注意以清淡为原则，不要食用辛辣食物。尽可能少吃脂肪食物，坚持以糖类和蛋白质为主要热量来源。日常可以吃些祛风湿的食物，如大枣、薏仁等，尤其是薏仁具有除湿祛风的作用。平时也要注意适当运动，减少卧床时间。久病患者往往情绪低落，容易产生焦虑心理和消化能力低下，因此，保持患者乐观心境和摄入富于营养、易于消化的饮食，有利于疾病的康复。

【评述】

类风湿关节炎（RA）是一种以慢性、多发性、对称性关节肿痛为主要表现的常见全身免疫疾病。受累关节多为手足小关节，最终导致关节畸形、强直、功能丧失，并可伴有关节外损害。本病多发于 35 ~ 50 岁之间的女性，现多应用 1987 年美国风湿病学会修订的标准进行诊断。本病在治疗上存在很多困难 ，如个体差异及药物副作用等使疗效很难保证，故有学者提出中西医结合治疗，尽早控制炎症并遏止疾病进程。激素仅限于特殊情况时使用，对于已有明显关节囊破坏的晚期患者，则以康复关节功能为主要措施，必要时施行手术。

一、中医学认识

本病属中医学"痹症"范畴。主要是由于先天禀赋不足，身体素弱，腠理不固，以致风寒湿邪乘虚侵袭，流注经络、关节、肌肉，致气血津液运行不畅而成。《素问·痹论》指出："不与风寒湿气合，故不为痹。"《景岳全书·痹》亦说："然痹本阴邪，故唯寒者多而热者少。"《类证治裁·痹症》所说："诸痹，良由营卫先虚，腠理不密，风寒湿乘虚内袭，正气为邪气所阻，不能宣行，因而留滞，气血凝涩，久而成痹。"历代多数医家认为本病是本虚标实之证。其特点是虚实夹杂，以气血不足、肝肾亏虚为本，以外邪侵袭、湿邪壅滞及痰瘀互结为标。其中湿滞、痰瘀既是病理产物又是致病因素。

二、现代医学认识

近些年来，内分泌学、酶学、组织化学，特别是免疫病理学的进展，为进一步探讨本病原因和发病机制创造了比较好的条件，但至今仍无重大突破，因此 RA 的病因和发病机制尚未完全明了，有证据表明可能与遗传、感染及神经内分泌因素有关，在多种因素综合作用下诱发疾病。遗传因素：流行病学调查显示，RA 患者家族患病率远远高于一般人群，说明本病有一定遗传倾向；分子生物学检测发现，RA 患者中 HLA - DR$_4$ 阳性率明显高于正常人，且表达量与病情严重程度成正比；其他一些基因如 T 细胞受体基因、TNF 基因、性别基因等也与 RA 发病有关。感染因素：一些病毒、细菌、支原体可能影响 RA 的发病，但目前尚无其直接致病的证据。神经内分泌因素：女性患者月经前雌激素水平增高时，症状加重，月经后症状缓解，口服避孕药也可缓解症状；RA 患者在不良精神因素刺激后，容易导致症状复发或病情加重。其基本病理特点是血管炎和滑膜炎。关节内滑膜血管增生，形成血管翳，导致滑膜增厚，渗出增多，分泌多种细胞因子，侵犯软骨并引起骨质损害。对其周围的肌腔、韧带、腱鞘以及肌肉等组织也均可侵蚀，从而影响关节的稳定，容易发生关节畸形而出现功能障碍。血管炎亦可侵犯周身各脏器组织，形成系统性疾病。临床上 RA 在疾病的进展、严重程度等方面的异质性是由遗传和环境因素共同决定的。

三、治疗关键

药物治疗包括非甾体抗炎药和改善病情的抗风湿药（DMARDs）及糖皮质激素、中草药生物制剂等。对一般 RA 患者，糖皮质激素不宜作为常规治疗。糖皮质激素不能阻止病情发展，长期使用易出现代谢紊乱，甚至严重感染等不良反应，对于初发关节炎症状明显，经非甾体类抗炎药治疗效果不好，而慢作用抗风湿药尚未起效者，可加用泼尼松 10mg/d，症状缓解后逐步减量、撤药。当急性发作期伴发热及心、肺、脑等关节外组织器官损害症状时，可加用泼尼松 30～40mg/d，如连续治疗 2 月，症状无明显好转，可再加大用量，症状缓解后逐步减量，至最小量维持。人工关节置换术适用于较晚期的畸形并失去正常功能的关节。这种手术一般只适用于大的关节如腕、膝关节，但手术并不能改善 RA 的病情且并发症多，必须慎重。关节滑膜切除术适用于四肢关节病变，应用系统综合治疗 18 个月以上，关节肿痛仍无明显改善者，术中应尽可能多地切除肿胀肥厚的滑膜，同时尽可能少地破坏关节的稳定性，以便术后早期开始功能锻炼。

四、转归与预后

类风湿关节炎晚期可出现手足小关节畸形，髋、膝、肘等大关节僵直、屈曲挛缩、内外翻畸形，严重影响日常活动能力，甚至不能行走。正确的康复指导可让患者保持乐观心境。平时也要注意适当运动，减少卧床时间。严重时应注意休息，或遵医嘱，用支具固定，防止畸形。避免出现关节病废，最大程度保留关节功能。

五、名医经验

张仲景《金匮要略》有湿痹、血痹、历节之名，其中历节病的特点是遍历关节疼痛，所创桂枝芍药知母汤、乌头汤等方，至今仍为临床使用。

[季卫锋等，浅探肖鲁伟论治骨痹和老年腰痛的经验及其学术观点. 浙江中医杂志，2010.45（6）：393－394]

第七章　肛肠与男科疾病

【诊疗关键】

1. 询问病史和专科检查时，应充分考虑良、恶性疾病的特点。

2. 详细询问并分析病史、专科检查以及刻下症，以进一步全面了解疾病发展和转归。

3. 运用中医望闻问切的方法，采集病史，完善专科检查，四诊合参，得出诊断结论。

4. 运用中医八纲辨证，分析病因病机，制订各病的治法方药。

第一节　肛隐窝炎

【病例资料】

王某，女性，36 岁。

主诉　排便时肛门疼痛 3 月。

【诊疗思路】

一、中医四诊

局部：

望 1　肛周有无红肿热痛，范围有多大

——无。

望 2　肛周有无赘生物，赘生物数目、色、质

——无。

望 3　肛周有无分泌物，分泌物的色、质、量等

——肛周潮湿，无明显皮损，无特殊分泌物。

望 4　肛门镜检查

——肛门后位肛隐窝深大，充血水肿；肛管后侧肛乳头肥大；用有钩探针探查后位肛隐窝，顺利钩入 0.5cm；轻压肛隐窝底部，可见少许黏液流出。

闻　肛周气味

——无。

问 1　肛周疼痛发作时间

——排便时肛门疼痛。

问2　肛周疼痛性质

——肛门疼痛呈烧灼样痛，便后不久即缓解。

问3　肛门疼痛伴随症状

——有排便不尽感，每因大便干结时肛门疼痛症状加重。平日自觉肛门坠胀，肛周潮湿、瘙痒。

按1　肛周指检

——肛周无压痛，无结节、隆起，肛管紧缩。

按2　直肠指检

——肛管上方后正中齿线区可扪及硬节，压痛明显。直肠无肿块、结节。

全身：

望1　神、色、形、态

——得神，面色正常，行动自如，检查合作。

望2　舌质、舌苔

——舌质红，苔黄腻。

闻1　有无呃逆、嗳气、太息等

——无。

闻2　气味

——无。

问

——无恶寒发热，无汗；无头晕头痛，无周身疼痛不适；小便短黄，大便有时干结；纳食尚可，无胸闷气短，无腹痛腹泻；无耳聋耳鸣，有时出现口干口渴；平素体健，无明显诱因。

切　脉象

——脉滑数。

二、辅助检查

血常规　白细胞计数：$7.0 \times 10^9/L$；中性粒细胞百分数：65%。

大便常规　白细胞：$5 \sim 10/HP$。

三、诊断及辨证

诊断　肛隐窝炎。

辨证　湿热下注证。

四、鉴别诊断

钩肠痔（肛裂）　疼痛的时间长，有特殊的疼痛周期和疼痛间歇期。检查可见肛管有纵行裂口。

息肉痔（直肠息肉）　因本病例并发肛乳头肥大，需与直肠息肉鉴别。直肠息肉在齿线以上的直肠黏膜，色鲜红或紫红，易出血。

肛痈（直肠肛门周围脓肿）　肛周脓肿虽然继发于肛隐窝炎，但是脓肿的症状体征更突出，而且病变超出了肛隐窝、肛腺的范围。

五、病因病机

主症分析　本例主症是反复发作的便时肛门烧灼疼痛，其特点是轻微的烧灼样疼痛，排便不净感。病史逾 3 月之久，充分说明湿热病邪其性趋下，缠绵难愈的特点。

次症分析　肛门坠胀是湿邪重着的表现；肛周潮湿、瘙痒，多因湿热之邪渗出于肛门外，刺激肛周皮肤所致。口渴，尿短黄，舌质红，苔黄腻，脉滑数均为湿热内蕴之征象。

病机归纳　感受暑湿热邪，侵犯肠道，湿邪不化，蕴而生热，湿热内生，下注肛肠，阻滞经络而成。

六、治法方药

治法　清热利湿解毒。

方药　龙胆泻肝汤加减。龙胆草 6g，泽泻 9g，车前子 15g，当归 12g，柴胡 9g，生地黄 15g，黄芩 9g，栀子 9g。3 剂。每日 1 剂，水煎，早晚 2 次分服。

七、外治法

1. 熏洗法：用苦参汤煎水先熏后洗，每天 2 次。
2. 塞药法：用肛泰痔疮栓，坐浴后塞入肛内，每天 1 次。

八、预防与调护

1. 保持排便通畅及肛门清洁，及时治疗慢性肠道炎症、便秘及腹泻等。
2. 肛门有痔、漏病变时应及时就医。
3. 忌食辛辣鱼腥发物。
4. 保持心情舒畅，积极配合治疗。

【评述】

肛隐窝炎是肛隐窝、肛门瓣发生的急、慢性炎症性疾病，又称肛窦炎，常并发肛乳头炎、肛乳头肥大。其特点是肛门部不适和肛门潮湿有分泌物。肛隐窝炎是大多数肛肠疾病的原发病灶，是肛周化脓性疾病的重要诱因，除了感染蔓延可直接引起肛周脓肿、肛瘘外，肛裂、肛乳头肥大、肛旁纤维瘤等疾病的发生也与肛隐窝肛腺炎有关，文献报道有 85% 的肛肠疾病与此有关，所以必须引起我们的重视。对本病的早期诊断、治疗有积极的意义。

一、中医学认识

多因饮食不节，过食醇酒厚味、辛辣炙煿，或虫积骚扰，湿热内生，下注肛部，或因肠燥便秘，破损染毒而成。

二、现代医学认识

由于肛隐窝局部的细菌感染，引起肛隐窝、肛门瓣的急性或慢性炎症。

1. 症状、体征：自觉肛门部不适，排便时因粪便压迫肛隐窝，可感觉肛门疼痛，一般不太剧烈，数分钟内会消失。若肛门括约肌受刺激而挛缩则引起的疼痛加剧，常可出现不排便时也有短时间阵发性刺痛，并波及臀部和股后侧。急性期常伴便秘，粪便常带少许黏液，此种黏液常在粪便前流出，有时混有血丝。若并发肛乳头肥大并从肛门脱出，可使肛门潮湿瘙痒。

肛门指检肛门口紧缩感，肛隐窝发生炎症处有明显压痛、硬结或凹陷，或可触及肿大、压痛的肛乳头。

2. 辅助检查

（1）肛门镜检查：可见肛隐窝和肛乳头红肿，并有脓性分泌物，或有红色肉芽肿胀。

（2）探针检查：探查肛隐窝时，见肛隐窝变深，并有脓液排出。

三、治疗关键

积极治疗本病，对预防肛痈、肛漏有重要意义，可先采用药物治疗，无效或有合并症时，即肛隐窝内已有成脓者，或伴有肛乳头肥大、隐性瘘管者，宜采用手术治疗。

四、转归与预后

肛隐窝炎是一种炎症性病变，经过适当的治疗调养，一般可以得到痊愈，预后是良好的。

五、名医经验

治疗首先要以非手术治疗为主，如外用栓剂、药膏、中药熏洗、灌肠等；其次，根据病情辨证论治，内服汤剂或中成药；再次可用物理疗法，如微波、红外线、激光等。如果非手术治疗无效，可考虑手术治疗。

（选自《中国肛肠病诊疗学》）

第二节　内　痔

【病例资料】

黄某，男性，43 岁。

主诉　反复便血 3 个月。

【诊疗思路】

一、中医四诊

局部：

望 1　肛周有无红肿热痛，范围有多大

——无。

望2　肛周有无赘生物，赘生物数目、色、质

——无。

望3　肛周有无分泌物，分泌物的色、质、量等

——无。

望4　肛门镜检查

——齿线以上见 3 个内痔，分别位于右前、右后和左侧，表面糜烂，可见少量渗血。

闻　肛周气味

——无。

问1　便血的量、色、质

——便血的血色鲜红，量少，多数时间呈滴血状或手纸染血。

问2　便血的诱因

——每因大量辛辣饮食或饮酒而使便血加重。

问3　大便的性质

——大便每日 1 次，成形质软，无黏液便，血不与粪便相混。

问4　便血时伴随症状

——肛门坠胀，灼热不适，无肛门疼痛，便后无脱出。

按1　肛周指检

——肛周无压痛，无结节、隆起，肛管紧张度良好，肤温不高。

按2　直肠指检

——肛内未触及肿块，指套退出带少量鲜红色血迹。

全身：

望1　神、色、形、态

——得神，面色如常，体形正常，行动自如，检查合作。

望2　舌质、舌苔

——舌质红，苔黄腻。

闻1　有无呃逆、嗳气、太息

——无。

闻2　气味

——无。

问

——无恶寒发热，无汗；无头晕头痛，无周身疼痛不适；小便短黄，大便有时干结；纳食尚可，无胸闷气短，无腹痛腹泻；无耳聋耳鸣，有时出现口干口渴；平素体健，无明显诱因。

切　脉象

——脉弦数。

二、辅助检查

血常规　白细胞计数：6.0×10^9/L；中性粒细胞百分数：70%。

大便常规　红细胞：25～30/HP，隐血阳性。

三、诊断及辨证

诊断　中医：内痔。

　　　　西医：内痔（Ⅰ度）。

辨证　湿热下注证。

四、鉴别诊断

钩肠痔（肛裂）　大便时有鲜血，常量较大，肛门疼痛剧烈，呈周期性，多伴有便秘，局部检查可见肛管前位或/和后位有梭形裂口并出现溃疡。

息肉痔（直肠息肉）　多见于儿童，大便时往往有鲜血及黏液随粪便排出，脱出息肉多数为单个，头圆而有长蒂，表面光滑，为黏膜，质较痔核稍硬，活动度大，容易出血，但多无射血、滴血现象。

锁肛痔（直肠癌）　多见于中老年人，粪便中混有脓血、黏液、腐臭的分泌物，便意频数，里急后重，晚期便条变细。指诊可触及菜花样肿物或凹凸不平的溃疡，质地坚硬，不能推动，触之易出血。

悬珠痔（肛乳头肥大）　肿物位于齿线处，呈锥形或鼓槌状，灰褐色，表面为上皮，一般无便血，常有肛门疼痛或肛门坠胀，过度肥大者便后可脱出肛门外。

脱肛（直肠黏膜脱垂）　直肠黏膜或直肠环状脱出，有螺旋状皱折或环形黏膜组织，表面光滑，无静脉曲张，一般不出血，脱出后有黏液分泌。

便血（下消化道出血）　溃疡性结肠炎、克罗恩病、大肠血管瘤、憩室病、家族性息肉病等常有不同程度的便血，需做乙状结肠镜、纤维结肠镜检查或X线钡剂灌肠造影等检查才能鉴别。

五、病因病机

主症分析　本例主症是便血。患者便血三个月，呈间歇性，每因过食辛辣或饮酒而使便血加重，血色鲜红，提示过食辛辣，损伤脾胃，水湿停聚体内，蕴而化热，湿与热蕴结，下注大肠，而致血行不畅，气血下坠，积聚肛门，结滞不散而成痔，气血纵横，筋脉交错，血不循经，溢于脉外，故有便血之变。审证求因，充分说明该证是湿热下注。

次症分析　本例次症是肛门坠胀，灼热不适，此为湿热下注，蕴阻肛门，湿与热结之变，与主症一致。舌质红，苔黄腻，脉弦数，说明该病为湿热之证，舌脉与证相符。

病机归纳　辛辣伤脾，蕴湿化热，湿热内生，下注大肠，血行不畅，积聚肛门，结滞不散而成痔疾。

六、治法方药

治法　清热利湿止血。

方药　脏连丸加减。黄芩12g，黄连3g，黄柏9g，生地黄15g，赤芍15g，当归

12g，槐角 15g，槐花 12g，荆芥炭 9g，地榆炭 15g，仙鹤草 12g，生甘草 6g。3 剂。每日 1 剂，水煎，早晚分 2 次口服。

七、外治法

1. 熏洗法：以药物加水煮沸，先熏后洗，或用毛巾蘸药，选用具有活血止痛、收敛消肿的中药，常用有五倍子汤、苦参汤等。

2. 外敷法：将药物敷于患处，选用具有消肿止痛、收敛止血、祛腐生肌的中药，可选用油膏、散剂，如消痔膏、五倍子散等。

3. 塞药法：将痔疮栓塞入肛内。

八、预防与调护

1. 养成每天定时排便的良好习惯，防止便秘，蹲厕时间不宜过长，以免肛门部淤血。

2. 注意饮食调和，多喝开水，多食蔬菜，少食辛辣食物。

3. 避免久坐久立，进行适当的活动或定时做肛门括约肌运动。

4. 发生内痔应及时治疗，防止进一步发展。

【评述】

痔有广义和狭义之分，广义的痔是肛门直肠疾病的总称，狭义的痔是指内痔、外痔、混合痔而言。俗话说："十人九痔。"这里所说的痔就是广义的痔，说明肛门直肠疾病是一种常见病、多发病。狭义痔的概念是直肠末端黏膜下和肛管皮肤下的肛垫发生下移、充血或扩大曲张的静脉团。本病好发于 20 岁以上的成年人，儿童很少发生。发病数占肛门直肠疾病的首位。

内痔是指肛门齿线以上，直肠末端黏膜下肛垫的弹性回缩作用减弱，肛垫出现下移、充血或由于痔内静脉丛扩大曲张和充血所形成的柔软静脉团。是肛门直肠病中最常见的疾病。好发于截石位的 3、7、11 点处，又称为母痔区，其余部位发生的内痔，均被称为子痔。其临床特点是便血，痔核脱出，肛门不适感。指诊检查直肠内可触及柔软、表面光滑、无压痛的黏膜隆起。

一、中医学认识

《丹溪心法》曰："痔者，皆因脏腑本虚，外伤风湿，内蕴热毒……以故气血下坠，结聚肛门，宿滞不散，而冲突为痔也。"

脏腑本虚：是指机体的正气不足，主要是脾胃气血的不足和运行的阻滞。

外伤风湿：坐卧湿地，或久居潮湿雾露之处，湿性重着，先伤于下，而致血行不畅，易于郁积而患痔。

内蕴热毒：饮食不节，过食辛辣醇酒厚味，燥热内生，下迫大肠（热）。久坐久立，负重远行，便秘努责、妇女生育过多，血行不畅，血液郁积。热与血相博，则气血纵横，瘀血浊气结滞不散，筋脉横解而生痔。

二、现代医学认识

目前对于本病的发病机理仍不清楚，主要有以下几种学说：

1. 静脉曲张学说：与人体直立、直肠上静脉丛无瓣膜、肛门括约肌痉挛以及粪便嵌塞等有关，导致肛门直肠静脉回流障碍，静脉曲张，从而形成了痔。

2. 血管增生学说：齿线以上的黏膜下组织含有大量的窦状血管、平滑肌、弹力纤维和结缔组织等，组成直肠海绵体，随着年龄的增加，发生病理性的增生、肥大，从而形成了痔。

3. 肛垫下移学说：齿线以上的黏膜及黏膜下有着丰富的血管、平滑肌、弹力纤维、Treitze 肌、结缔组织，统称为"肛管血管垫"，简称"肛垫"，是正常的解剖组织。当肛垫发生病理性的增生、肥大，或因与肛门直肠壁的支持固定发生改变而松弛，或肛门括约肌的紧张度发生改变，使得肛垫向下移位，形成本病。

4. 肛管狭窄学说：纤维带（栉膜带）收缩造成肛管狭窄，致使粪便通过时肛门括约肌不能完全松弛，粪便只能在压力下被挤出，因而痔静脉丛在纤维带与粪块之间受到挤压，引起痔静脉的扩张而形成痔。

此外，还有细菌感染学说、括约肌功能下降学说等。

三、治疗关键

内痔的治疗方法要根据患者的身体状况和病情，选择最佳的治疗方法。

手术是治疗内痔的重要方法。术前规范地检查，明确手术适应证，是手术成功的基础。术中仔细操作，切除病变组织的同时尽量保留正常组织，这是手术成功的关键。术后精心治疗，及时准确地解除手术给患者带来的痛苦，是手术成功的补充。

四、转归与预后

内痔是一种肛门直肠局部的结构病理性病变，经过适当的治疗、调养，能够得到痊愈，预后是良好的。

五、名医经验

李某，女，54 岁，工人，1984 年 2 月 17 日初诊。

患痔疮已二十余年，曾于某医院手术治疗未愈。5 年来经常便血，时断时续，今年春节前因劳累便血加重，持续至今。刻诊：纯血无便，日行七八次，色时鲜时暗，伴心慌气短，乏力神疲，面部烘热，但头汗出，头晕目眩，口干不欲饮。检查：面色苍白，精神萎靡，声低懒言，有气无力；舌体胖大，质淡嫩，苔薄白，脉濡弱。

辨证：中气不足，脾不统血。

治法：益气补中，健脾统血。

方药：归脾汤化裁。

生黄芪 15g，太子参 13g，焦白术 10g，茯苓 30g，当归身 10g，龙眼肉 10g，远志 9g，炒枣仁 15g，仙鹤草 30g，槐花 15g，地榆 15g，炒白芍 30g，荆芥炭 10g，炙甘草 15g。5 剂，水煎服。

二诊：2月24日。上药3剂下血即明显减少，尽剂下血即止，唯少腹下坠，大便稍稀。证属肝郁脾虚。治宜疏肝健脾，益气升清。方用补中益气汤合逍遥散加减。

处方：生黄芪30g，白术9g，当归身10g，升麻3g，柴胡9g，乌药9g，白芍20g，茯苓30g，三七（研末冲服）3g，焦山楂13g，炙甘草6g。

上药又服7剂，诸症皆失，追访半年未犯。

按：本案结合病史，参以脉证，责之中气不足，脾不统血，故下血无度，日久不愈；脾虚化源不足，加之失血过多，血不养心，故心慌；精血不能上奉，脑失荣养，故头晕目眩；中气不足，精微不布，故气短乏力、神疲懒言；失血过多，必阴虚，阴虚则阳浮，故面部烘热，但头汗出。其治不可一味固涩，亦不可单纯凉血止血，必须紧紧抓住健脾补中这一根本，同时益气升举，方能速获疗效。

（选自《乔宝钧医案》）

第三节 外 痔

【病例资料】

季某，男性，29岁。

主诉 肛门疼痛3天。

【诊疗思路】

一、中医四诊

局部：

望1 肛周有无红肿热痛，范围有多大

——肛缘皮肤表面有一肿物隆起，大小范围约1.5cm×2.5cm，位于肛门左侧，触按痛剧。

望2 肛周肿块的质地、色泽、边界

——肛缘皮肤表面有一暗紫色圆形硬结节，界限清楚。

望3 肛周有无其他赘生物，赘生物数目、色、质

——无。

望4 肛周有无分泌物，分泌物的色、质、量等

——无。

望5 肛门镜检查

——直肠末端黏膜红润光滑，无出血、肿块。

闻 肛周气味

——无。

问1 肛周疼痛的发作状况

——突然发作，呈急性发病。

问2 肛周疼痛性质

——肛门疼痛呈持续性，以胀痛为主，排便时疼痛加重。

问3　肛门疼痛伴随症状

——有排便不尽感，每因大便干结时症状加重。排便、坐下、行走甚至咳嗽等动作均可使疼痛加剧。

按1　肛周指检

——肛周肿物质地中等，无波动感，触痛明显。

按2　直肠指检

——肛管紧缩，直肠无肿块、结节。

全身：

望1　神、色、形、态

——得神，面色如常，体形正常，行动自如，检查合作。

望2　舌质、舌苔

——舌质红，苔薄黄。

闻1　有无呃逆、嗳气、太息

——因肛门疼痛可出现呻吟，无太息、呃逆及嗳气。

闻2　气味

——无。

问

——无恶寒发热，无汗；无头晕头痛，无周身疼痛不适；小便短黄，大便干结；纳食尚可，无胸闷气短，无腹痛腹泻；无耳聋耳鸣，有时出现口干口渴；平素体健，无明显诱因。

切　脉象

——脉弦涩。

二、辅助检查

血常规、大便常规　未见异常。

三、诊断及辨证

诊断　中医：外痔。
　　　西医：血栓性外痔。
辨证　血热瘀结证。

四、鉴别诊断

内痔嵌顿　齿线上内痔脱出、嵌顿，疼痛时间较长，皮瓣组织水肿，消退缓慢，痔核表面糜烂伴有感染时有分泌物和臭味。

钩肠痔（肛裂）　肛门疼痛呈周期性，便鲜血，局部检查可见6或12点处有纵形裂口。

五、病因病机

主症分析　本例主症是肛门疼痛。突然发病，肛门疼痛呈持续性，以胀痛为主，常因大便干燥而发生或加重。其常见的原因是血热肠燥，大便秘结，排便努挣或用力负重导致肛缘静脉破裂，血不循经，溢于脉外所致。

次症分析　本例次症是有排便不尽感，每因大便干结而症状加重，排便、坐下、行走甚至咳嗽等动作均可使疼痛加剧，此为血热瘀结，阻于肛门，邪留而不散之变，与主症一致。舌质红，苔薄黄，脉弦涩，说明该病为血热瘀结之证，舌脉与证相符。

病机归纳　由于素体热盛，血热肠燥，大便秘结，排便努挣或用力负重致肛缘痔外静脉破裂，离经之血瘀积皮下而成。舌质红，苔薄黄，脉弦涩，是血热瘀结之征象。

六、治法方药

治法　清热凉血，散瘀消肿。

方药　凉血地黄汤加减。当归尾12g，生地黄15g，地榆15g，槐角15g，黄连6g，天花粉9g，生甘草30g，升麻9g，赤芍15g，枳壳9g，黄芩9g，荆芥9g。3剂。每日1剂，水煎，早晚2次分服。

七、外治法

用苦参汤熏洗，外敷消痔膏。

八、预防与调护

1. 养成每天定时排便的良好习惯，防止便秘。
2. 蹲厕时间不宜过长，以免肛门部淤血。
3. 注意饮食调和，多喝开水，多食蔬菜，少食辛辣食物。
4. 注意休息，避免疲劳。

【评述】

外痔发生于齿状线以下，是由于肛垫的弹性回缩作用减弱，下移、充血而形成，或痔外静脉丛扩大曲张或破裂或反复发炎纤维增生而成的疾病。其表面被皮肤覆盖，不易出血。其临床特点是自觉肛门坠胀、疼痛、有异物感。由于临床症状和病理特点及其过程的不同，可分为静脉曲张性外痔、血栓性外痔和结缔组织外痔等。

一、结缔组织外痔

结缔组织外痔是指由于急、慢性炎症的反复刺激，肛门缘皱襞的皮肤反复感染后，发生结缔组织增生、肥大，痔内无曲张的静脉丛。包括哨兵痔、赘皮外痔。肛门异物感为其主要症状。

（一）中医学认识

肛门裂伤、内痔的反复脱垂或产育努责，导致邪毒外侵，湿热下注，使局部气血运行不畅，筋脉横解，经络阻滞，瘀结不散，日久结为皮赘。

（二）现代医学认识

肛门缘皱襞的皮肤反复感染后，发生结缔组织增生、肥大，肛门边缘处发生赘生皮瓣，逐渐增大，质地柔软，一般无疼痛，不出血，仅觉肛门有异物感，偶因染毒而肿胀，质地变硬，疼痛不适，肿胀消失后，赘皮依然存在。若发生于截石位 6、12 点处的外痔，常由肛裂引起，又称哨兵痔或裂痔；若发于 3、7、11 点处的外痔，多伴有内痔；赘皮呈环形或形如花冠状的，多见于经产妇。

（三）治疗关键

一般不需治疗，当外痔染毒，肿胀发亮，坠胀疼痛者，可用熏洗法，方用苦参汤加减，或外敷消痔膏、黄连膏等。

对反复发炎或赘皮较大、影响清洁卫生、影响日常生活者，可考虑在无炎症的情况下手术切除。

二、静脉曲张性外痔

静脉曲张性外痔是指齿状线以下的痔外静脉丛发生扩大、曲张，在肛缘形成的柔软团块。以肛门坠胀不适为主要症状。

（一）中医学认识

多因内痔反复脱出，或经产、负重，腹压增加，导致筋脉横解，瘀结不散而成。

（二）现代医学认识

齿状线以下的痔外静脉丛发生扩大、曲张，在肛管或肛缘皮下局部有椭圆形或长形肿物或不规则形，触之柔软。便时或下蹲等致腹压增加时，肿物增大，并呈暗紫色，按之较硬，便后或按摩后肿物缩小、变软。一般不疼痛，仅觉肛门部坠胀不适。若便后肿物不缩小，可致周围组织水肿而引起疼痛。有静脉曲张外痔的患者，多伴有内痔。

（三）治疗关键

一般不需治疗。若染毒者，便后肛缘肿物隆起不缩小，坠胀明显，甚则灼热疼痛，便秘溲赤，舌红，苔黄腻，脉滑数。可按湿热下注证治疗。

三、血栓性外痔

血栓性外痔是指痔外静脉破裂出血，血积皮下而形成的血凝块。其特点是肛门部突然剧烈疼痛，并有暗紫色血块。好发于膀胱截石位的 3、9 点处。

（一）中医学认识

由于排便努挣或用力负重致肛缘痔外静脉破裂，离经之血瘀积皮下而成。

（二）现代医学认识

直肠下静脉破裂后出血，血积皮下而形成，肛门部突然剧烈疼痛，肛缘皮下有一触痛性肿物，排便、坐下、行走甚至咳嗽等动作均可使疼痛加剧。检查时可见肛缘皮肤表面有一暗紫色圆形硬结节隆起，界限清楚，触按痛剧。有时经 3～5 天，血块自行吸收，疼痛缓解而自愈。

（三）治疗关键

内治　可按血热瘀结证论治。治法：清热凉血，散瘀消肿。方药：凉血地黄汤合活血散瘀汤加减。

外治　用苦参汤熏洗，外敷消痔膏。肛门肿物经久不消退，疼痛难忍，应行血栓外痔剥离术。

四、转归与预后

外痔是一种肛门局部的病变，经过适当的治疗与调养，可以得到痊愈或症状缓解，预后是良好的。

五、名医经验

痔的病因病机复杂，手术切除痔核后仍有可能复发，治痔首选内治法。内治法主要有清、消、润、补四法。清法，清其热，脏腑有热则清之，肛门炎症性疾患，均为火毒之证，多用清法治疗，包括清热凉血、清热渗湿活血、清热通下三种。消法，又称活血祛瘀法，消者，消其壅也，他认为痔疮多因气血不畅，经络瘀阻，湿热下注，血脉不通所致。临床上运用祛瘀法治疗血栓性外痔、炎性外痔、嵌顿性内痔都可以收到良好的效果。润法，即润肠通便，适用于便秘，便血鲜红，舌红苔少，脉细数患者，常用的药物有当归、白芍、熟地黄、生地黄、天花粉、蜂蜜、胡桃、芝麻、麻仁、瓜蒌仁等。补法，补者，补其虚，补法有清补、温补、平补三类，临床多用于高年患者的治疗或一般痔术后调理，以恢复患者体质，促进创面愈合。在运用四法的时候，注意整体，辨证施治，分清主次，灵活运用。

［柳东杨．运用中医内治法治疗痔病：介绍张立新教授的经验．新中医，1997.29（9）：60－61］

第四节　钩　肠　痔

【病例资料】

李某，女性，32 岁。

主诉　反复肛门疼痛伴便血 20 天。

【诊疗思路】

一、中医四诊

局部：

望 1　肛周有无红肿热痛，范围有多大

——无。

望 2　肛周有无赘生物，赘生物数目、色、质

——无。

望 3　肛周有无破损，大小、位置、范围

——肛门后位可见纵行裂口，鲜红底浅，边缘整齐。

望 4　肛周有无分泌物，分泌物的色、质、量等

——无。

望5　肛门镜检查

——直肠末端的黏膜红润，表面光滑，无出血、肿块。

闻　肛周气味

——无。

问1　便血的量、色、质

——便血的血色鲜红，量少，多数时间呈滴血状出血，有时呈喷射状出血，有时为手纸染血。

问2　便血诱因

——每因大量辛辣饮食或饮酒而诱发，大便干结时症状加重。

问3　大便性质

——大便日1次，成形质软，无黏液便，便时出血，血不与粪便相混。

问4　肛门疼痛性质

——肛门疼痛，排便时出现，便后疼痛稍减轻，但不久又感肛门疼痛剧烈难忍，因而常忍便不解。

问5　便血时伴随症状

——肛门坠胀，灼热不适，便时肛门无脱出。

按1　肛周指检

——肛周无压痛，无结节、隆起，肤温不高。肛管紧小，触痛明显，尤以后侧为甚。

按2　直肠指检

——肛内未触及肿块，指套退出不带血迹。

全身：

望1　神、色、形、态

——得神，面色如常，体形正常，行动自如，检查合作。

望2　舌质、舌苔

——舌质红，苔薄黄。

闻1　有无呃逆、嗳气、太息

——因肛门疼痛可出现呻吟，无太息、呃逆及嗳气。

闻2　气味

——无。

问

——无恶寒发热，无汗；无头晕头痛，无周身疼痛不适；小便短黄，大便有时干结；纳食尚可，无胸闷气短，无腹痛腹泻；无耳聋耳鸣，有时出现口干口渴；平素体健，无明显诱因。

切　脉象

——脉弦数。

二、辅助检查

血常规、大便常规　未见异常。

三、诊断及辨证

诊断　中医：钩肠痔。

　　　西医：肛裂（早期）。

辨证　血热肠燥证。

四、鉴别诊断

肛门皲裂　可发生在肛管的任何部位，裂口表浅，仅限于皮下，常可见多处裂伤同时存在，疼痛较轻，出血少，无溃疡、裂痔和肛乳头肥大。

结核性肛门溃疡　溃疡的形状不规则，可发生于肛管任何部位，边缘不整齐，有潜行，底部呈灰暗色，并可见干酪样坏死组织，有脓性分泌物，疼痛不明显，无裂痔形成。多有结核病史，分泌物培养可找到结核杆菌，活组织病理检查可确诊。

梅毒性肛门溃疡　初起为肛门发痒、刺痛，抓破脱痂后形成溃疡。溃疡色红，不痛，底灰色，有少量脓性分泌物，呈椭圆形或梭形。多见于肛门两侧，双侧腹股沟淋巴结肿大，有性病史，分泌物涂片可找到梅毒螺旋体，活组织病理检查可确诊。

五、病因病机

主症分析　本例的主症是排便时出现便血、肛门疼痛。因大便秘结，用力努责，肛门皮肤破裂所致。究其原因常见的不外是血热肠燥，阴虚津亏以致肠失濡养。

次症分析　肛门疼痛而忍便不解，致排便功能失调，粪便内结，形成燥屎，加之素体血热肠燥，阴虚津亏，无以润肠，便时用力努责，肛管皮肤再次损伤，加重病情，形成恶性循环。

病机归纳　本病多由于血热肠燥或阴虚津亏，导致大便秘结，排便努责而致肛门皮肤破裂，湿毒之邪乘虚进入皮肤筋络，局部气血瘀滞，经久不愈而发病。

六、治法方药

治法　清热润肠通便。

方药　凉血地黄汤合脾约麻仁丸加减。生地黄 15g，当归 12g，地榆 15g，槐角 15g，黄连 6g，天花粉 9g，升麻 9g，赤芍 15g，枳壳 12g，荆芥 9g，麻子仁 15g，芍药 12g，枳实 9g，厚朴 9g，杏仁 9g。5 剂。每日 1 剂，水煎，早晚 2 次分服。

七、外治法

1. 熏洗法：将药液加热置盆中，趁热先熏后洗，具有止痛、缓解肛门内括约肌痉挛、改善血液循环的作用。可用苦参汤坐浴。

2. 敷药法：用油膏敷于患部，具有止痛、缓解肛门内括肌痉挛、活血化瘀、促使创面愈合等作用。常用药物：马应龙麝香痔疮膏、硝酸甘油软膏。

3. 扩肛法：患者取侧卧位，局麻后，先以两食指用力扩张肛管，以后逐渐伸入两中指，维持扩张达5分钟以上。

八、预防与调护

1. 养成良好的排便习惯，及时治疗便秘。
2. 饮食中应多吃蔬菜、水果，多喝水，防止大便干燥，避免粗硬粪便擦伤肛门。
3. 注意肛门清洁，避免感染。
4. 肛裂发生后宜及早治疗，防止继发其他肛门疾病。

【评述】

肛裂是指肛管的皮肤全层纵行裂开伴形成感染性溃疡的疾病。临床主要表现为肛门疼痛、便血、便秘。肛裂的部位大多发生在肛管后侧，少数在前侧，两侧极为少见，单发或多发，发生于前侧者多见于女性。发病率约2.43%，占肛肠疾病的4.12%。好发于青壮年，女性多于男性。中医学称之为脉痔、钩肠痔、裂肛痔等。

一、中医学认识

《医宗金鉴》说："肛门围绕，折纹破裂，便结者，火燥也。"由于阴虚津乏或热结肠燥，而致大便秘结，排便努责，可使肛门皮肤裂伤，然后感邪染毒，逐渐形成慢性溃疡。

二、现代医学认识

肛裂的形成与解剖因素、局部损伤、慢性感染、内括约肌痉挛等因素有关。临床可分为早期肛裂和陈旧性肛裂。

通常可见以下病理改变：①纵行裂口、梭形溃疡；②内括约肌纤维化；③肛乳头肥大；④裂痔；⑤肛窦炎；⑥潜行瘘管。

慢性肛裂最常伴见肛乳头肥大和裂痔，临床称之为肛裂三联征。常见症状有疼痛、出血、便秘。专科检查可见肛管纵行裂口或纵行梭形溃疡，多位于截石位6点和12点处。陈旧性肛裂可见到赘皮外痔、肛乳头肥大等并发症。

三、治疗关键

早期肛裂可采用保守治疗，陈旧性肛裂多需采用手术治疗。在治疗过程中，应注意防止便秘，软化大便，解除肛门内括约肌痉挛，终止恶性循环，促使肛裂愈合。

四、转归与预后

肛裂是一种发生于肛管皮肤的炎症性病变，经过适当的治疗、调养，可以获得痊愈，预后是良好的。

五、名医经验

黄乃健改良肛门侧方皮下内括约肌切断术：以肛门拉钩代替二叶镜，切断内括约肌后，用手指扩张括约肌，同时触摸内括约肌断离处，发现刚切断时皮下有较小凹沟，手指扩肛后，则凹沟明显变深延长，向上至黏膜下，此沟即内括约肌创口，瘥愈时凹沟平复，触摸时可有硬感。术中用手扩肛，较二叶镜扩肛更为灵活。如陈旧肛裂，除采用此术外，可于后位加做外括约肌切断术，则效果更好。

（选自《中国肛肠病学》）

第五节 肛 痛

【病例资料】

董某，男性，32 岁。

主诉　肛旁红肿疼痛 4 天。

【诊疗思路】

一、中医四诊

局部：

望 1　肛周有无红肿热痛，范围有多大

——肛门后位红肿约 5cm×6cm，局部隆起高突，边界清楚。

望 2　肛周有无赘生物，赘生物数目、色、质

——无。

望 3　肛周有无破损，大小、位置、范围

——无。

望 4　肛周有无分泌物，分泌物的色、质、量等

——无。

望 5　肛门镜检查

——可观察到后位肛隐窝深大、充血明显。

闻　肛周气味

——无。

问 1　发病过程

——起病较突然，无明显的诱因。

问 2　肛门疼痛性质

——肛门疼痛，呈持续性，痛处固定，今天感肛门肿痛有加重。

问 3　大便情况

——发病以来大便二日 1 次，干燥，成形，无黏液便，无便血，便时肛门无脱出。

问 4　伴随症状

——小便黄赤，口干喜饮。

按 1　肛周指检

——肛门后侧距肛缘约 5cm 可触及约 5cm×6cm 大小肿块，皮肤潮红，皮温增高，

触痛明显，质中偏硬，无应指感。

按2　直肠指检

——肛内未触及肿块，肛管皮温升高，后位肛管触痛明显，指套退出不带血迹。

全身：

望1　神、色、形、态

——得神，面色如常，体形正常，行动自如，检查合作。

望2　舌质、舌苔

——舌质红，苔黄。

闻1　有无呃逆、嗳气、太息

——因肛门疼痛可出现呻吟。

闻2　气味

——无。

问

——无恶寒发热，无汗；无头晕头痛，无周身疼痛不适；小便短黄，大便干燥；纳食尚可，无胸闷气短，无腹痛腹泻；无耳聋耳鸣，口干口渴；平素体健，无明显诱因。

切　脉象

——脉数。

二、辅助检查

血常规　白细胞计数：$9.7 \times 10^9/L$；中性粒细胞百分数：86%。

大便常规　白细胞：$++/Hp$，脓细胞：$+/Hp$。

直肠腔内 B 超　肛门后侧，显示不均匀低回声区，可探及约 $2cm \times 2cm$ 大小液性暗区，距皮肤约 1.5cm。提示炎性肿块。

三、诊断及辨证

诊断　中医：肛痈。

　　　　西医：肛门直肠周围脓肿（初期）。

辨证　热毒蕴结证。

四、鉴别诊断

化脓性汗腺炎　多在肛门周围与臀部皮下，脓肿浅在而病变范围广泛，皮肤增厚变硬，常急性小脓肿与慢性窦道并存，脓液黏稠呈白粉粥样，有特殊臭味。窦道不与肛门直肠相通。

肛周毛囊炎和疖肿　好发于尾骨及肛周皮下，肿胀略突出，有溢脓外口，外口内有脓栓。指诊可明确该病变与肛门直肠无关。

骶骨前畸胎瘤　伴有感染时与直肠后部脓肿相似。肛门指诊直肠后肿块光滑，无明显压痛，有囊性感。多为先天性，应追问病史。X 线检查可见骶前肿物将直肠向前推移，或直肠后方有隆起物，可见有散在钙化阴影。病理检查可确诊。

骶髂关节结核性脓肿　病程长，有结核病史，病灶与肛门和直肠无病理联系。X线检查可见骶髂关节骨骼改变。

五、病因病机

主症分析　本例主症是急性发作的肛旁肿痛，其特点是肛门硬结、固定疼痛、红肿，肤温升高，充分说明病情为热毒蕴结，经络阻塞，瘀热互结之变。

次症分析　口干口渴，大便干燥。邪热积聚体内，津液不能上承，故而口干、口渴；邪热炽盛，腑气不通，故大便干结。舌红，苔黄，脉数，是热毒内蕴的表现。

病机归纳　热毒蕴结，下注大肠，蕴阻肛门，阻滞气血，经络阻塞，瘀热互结，热盛则肉腐，肉腐则为脓而成。

六、治法方药

治法　清热解毒。

方药　仙方活命饮加减。金银花30g，生甘草6g，蒲公英30g，穿山甲6g，皂角刺12g，当归尾12g，赤芍15g，乳香9g，没药9g，天花粉12g，陈皮9g，防风12g，浙贝母12g，白芷9g。3剂。每日1剂，水煎，早晚2次分服。

七、外治法

1. 外敷法：外敷清热解毒、软坚散结类药物，如清凉膏、金黄散、黄连膏或五妙膏等。
2. 熏洗法：用苦参汤煎水先熏后洗，每天2次。
3. 塞药法：用痔疮宁栓，每天坐浴后塞入肛内，每天2次。或用红油膏、九华膏搽敷肛门。

八、预防与调护

1. 保持大便通畅，注意肛门清洁卫生。
2. 积极防治肛门病变，如肛隐窝炎、肛腺炎、肛乳头炎、直肠炎、内外痔等。
3. 患病后应及早治疗，防止炎症范围扩大。

【评述】

肛痈是指肛门直肠周围间隙软组织因发生急、慢性化脓性感染而形成的脓肿，相当于西医学的肛门直肠周围脓肿。由于发生的部位不同，可有不同的名称，如肛门旁皮下脓肿、坐骨直肠间隙脓肿、骨盆直肠间隙脓肿等。中医按病位分别命名为：锐疽、脏毒、悬痈、坐马痈、跨马痈、臀痈、盘肛痈等。《外证医案汇编·肛痈》中说："肛痈者，即脏毒之类也，始起则为肛痈，溃后即为肛漏。病名虽异，总不外乎醉饱入房，膏粱厚味、炙煿热毒，负重奔走，劳碌不停，妇人生产努力，以上皆能气陷阻滞，湿热瘀毒下注，致生肛痈。"所以，有学者认为，肛隐窝炎、肛周脓肿、肛瘘乃一个疾病发展的三个不同阶段。

一、中医学认识

多因过食肥甘、辛辣、醇酒等物，湿热内生，下注大肠，蕴阻肛门；或肛门破损染毒，致经络阻塞，气血凝滞而成。也有因肺、脾、肾亏损，湿热乘虚下注而成。

二、现代医学认识

肛门直肠周围脓肿是由于肛腺细菌感染后，炎症向肛门直肠周围间隙组织蔓延而形成。常见临床表现为肛门周围疼痛、肿胀、有结块，伴有不同程度的发热、倦怠等全身症状。由于脓肿的部位和深浅不同，症状也有差异，如肛提肌以上的间隙脓肿，位置深隐，全身症状重而局部症状轻；肛提肌以下的间隙脓肿，部位浅，局部红、肿、热、痛明显而全身症状较轻。分类有：肛门皮下脓肿、低位肌间脓肿、坐骨直肠间隙脓肿、肛管后间隙脓肿、直肠黏膜下脓肿、高位肌间脓肿、骨盆直肠间隙脓肿、直肠后间隙脓肿等。本病约 5 ~ 7 天成脓。若成脓期逾月，溃后脓出色灰稀薄，不臭或微臭，无发热或低热，应考虑结核性脓肿。

三、治疗关键

肛痈的治疗原则：以手术为主，注意预防肛漏的形成。

注意事项：

1. 一旦确诊，应及时切开排脓。
2. 不应过分依赖抗生素而采用保守疗法。
3. 定位要准确。
4. 引流要彻底、通畅。
5. 术中应仔细寻找有无内口，并同时予以切开或切除。
6. 浅部脓肿宜行放射状切口。
7. 对肛提肌以上之脓肿，处理要慎重。

术后处理：

酌情应用清热解毒、托里排脓的中药或抗生素以及缓泻剂。每次便后用苦参汤坐浴，换药。挂线一般约 10 天左右自行脱落，10 天后未脱落者可酌情紧线或剪除，若创面已修复浅平，再经换药后可愈合。

四、转归与预后

肛痈是一种炎症性病变，经过及时的治疗，可以痊愈，预后是良好的。

五、名医经验

李雨农用七三丹治肛痈。

组成：熟石膏 7 份，红升丹 3 份。

制法：共研为细粉备用。

主治：去腐、拔毒。用于肛周脓肿和瘘管等症，溃后腐肉难脱，脓水不尽者。

（选自《中华肛肠病学》）

第六节 脱 肛

【病例资料】

患者，女性，54 岁。

主诉 排便时肛门口有物脱出 5 月。

【诊疗思路】

一、中医四诊

局部：

望 1 肛周有无红肿热痛，范围有多大

——无。

望 2 肛门外形

——肛门呈散开状，望之很松弛。

望 3 肛周有无赘生物，赘生物数目、色、质

——无。

望 4 肛周有无分泌物，分泌物的色、质、量等

——无。

望 5 用力排便时肛门的情况

——蹲位时，嘱其做排便动作，见有淡红色直肠黏膜脱出肛外。

望 6 肛门镜检查

——可见到直肠黏膜松弛，内套叠。患者取蹲位，嘱其做排便动作，见有淡红色直肠黏膜脱出，长约 4cm，触之柔软，无弹性。

闻 肛周气味

——无。

问 1 肛门脱出发展情况

——初起是大便后感觉肛门内有东西脱出于肛门外，后来发觉是直肠黏膜从肛门脱出，便后能自行回纳。随着时间推移，直肠脱出物越来越多，近 1 月来需用手法帮助方可回纳。

问 2 肛门脱出诱因

——每因疲劳或休息不好时症状加重，脱出物增大。

问 3 大便性质

——大便一日 1 次，成形质软，无黏液便，无便血，排便不费劲，但有排便不尽感。

问 4 肛门部伴随症状

——肛门坠胀，但无肛门疼痛。

按 1 肛周指检

——肛门括约肌松弛，收缩无力，肛周无压痛，无结节、隆起，肤温不升高。

按2　直肠指检

——肛内未触及肿块，可触及重叠的直肠黏膜。

全身：

望1　神、色、形、态

——得神，面色萎黄，行动自如，检查合作。

望2　舌质、舌苔

——舌质淡，苔薄白。

闻1　有无呃逆、嗳气、太息

——无。

闻2　气味

——无。

问

——神疲乏力，无恶寒发热，无汗；头晕，无头痛，无周身疼痛不适；小便正常，大便一日1次，成形质软，排便不费劲，但有排便不尽感；食欲较差，无胸闷气短，无腹痛腹泻；耳鸣，无耳聋，不口干口渴；平素体健，无明显诱因。

切1　脉象

——脉细弱。

二、辅助检查

血常规、大便常规　无异常。

肛管直肠测压　肛管静息压及收缩压均明显低于正常水平。

三、诊断及辨证

诊断　中医：脱肛。

　　　　西医：直肠黏膜脱垂（Ⅰ度）。

辨证　气虚下陷证。

四、鉴别诊断

环状内痔脱出与直肠黏膜脱垂容易混淆。内痔痔核为曲张静脉丛，呈桑葚状或结节状突起，颜色紫暗或鲜红。各痔核间常有明显界线或正常的黏膜组织。

五、病因病机

主症分析　本病的主症是肛门有物脱出，早期是大便后有黏膜从肛门脱出，便后能自行回纳，以后渐渐不能回纳，说明病由中气下陷所致。中气不足，清阳不升，机体无以固摄，导致直肠各层组织向下移位。

次症分析　神疲乏力，头晕耳鸣，食欲不振，为中焦脾虚，运化无力，气血生化不足，清阳不升，无力摄纳，故而气虚下陷，出现一系列病证。

病机归纳　疲劳过度，耗伤正气，食欲不振，气血生化乏源，导致中气不足，脾胃之升清降浊功能失司，气虚下陷，从而固摄失职。

六、治法方药

治法　补气升提，收敛固摄。

方药　补中益气汤加减。人参15g，黄芪30g，白术12g，甘草6g，当归12g，陈皮9g，升麻9g，柴胡9g，枳壳15g。7剂，每日1剂，水煎，早晚2次分服。

七、外治法

1. 熏洗法：以苦参汤煎水熏洗，每天2次。
2. 外敷法：以五倍子散外敷。
3. 黏膜下注射法：点状注射用皮试针头直接刺入黏膜下层注入药物，点与点之间距离1cm左右，并相互交错排列。柱状注射用细长针头从齿线上方1cm处进针，在黏膜下层边注射边进针至脱垂黏膜上界，可在直肠前后左右四壁各注射一柱。注射后将脱出组织送入肛内，纱布覆盖固定。注射药量以消痔灵注射液为例，用1：1浓度，点状注射每点0.3～0.5ml，柱状注射每柱3～5ml，总量约10～30ml，儿童酌减。
4. 针灸：取穴长强、百会、足三里穴，毫针刺，可加电针。或用梅花针在肛周外括约肌部位点刺。

八、预防与调护

1. 患脱肛后应及时治疗，防止发展到严重程度。
2. 避免负重远行，积极治疗慢性腹泻、便秘、慢性咳嗽等，防止腹压过度增高。
3. 局部可采用丁字形托带垫棉固定，或每天进行提肛运动锻炼。
4. 保持心情舒畅，积极配合治疗。

【评述】

脱肛是指肛管、直肠黏膜或直肠全层，甚至部分乙状结肠位置下移，脱出肛门外的一种疾病，现代医学称为肛管直肠脱垂、肛门直肠脱垂、直肠脱垂。主要表现为便时或增加腹压、负重、劳累后肛管、直肠等组织器官脱出肛外。其临床特点是直肠黏膜及直肠反复脱出肛门外伴肛门松弛。各种年龄均可发病，但多见于儿童、老年人、经产妇以及久病体弱者。除部分儿童患者随身体发育，体质增强可自行痊愈外，绝大多数患者因脱出反复发生而逐步加重。中医学又称之为脱肛痔等。

一、中医学认识

小儿气血未充，老年人气血衰退，中气不足，或妇女分娩用力耗气，气血亏损，以及慢性泻利、习惯性便秘、长期咳嗽均易导致气虚下陷，固摄失司，以致肛管直肠向外脱出。

二、现代医学认识

直肠脱垂常为多种疾病引起，全身功能尤其是神经系统机能减退有着重大的影响作用，其他还有直肠肛门局部解剖结构的缺陷、功能不全以及肠源性疾病、长期腹压增高等都是造成直肠脱垂的重要因素。

临床多见于幼儿、老年人、久病体弱者及瘦弱者。起病缓慢，无明显全身症状，早期便后有黏膜从肛门脱出，便后能自行还纳，以后渐渐不能自然回复，需用手托回或平卧方能复位。日久致使直肠各层组织向下移位，且脱出的组织越来越多，甚至咳嗽、蹲下或行走时也可脱出。患者常有大便不尽和大便不畅，或出现下腹部坠痛。

可见肛门呈散开状，指检常发现肛门括约肌松弛，收缩力减弱。肛门镜可看到直肠内黏膜折叠、外脱。严重者可直接见到脱出的直肠组织。

临床可分为Ⅰ度脱垂、Ⅱ度脱垂、Ⅲ度脱垂等三个分度。

三、治疗关键

控制直肠黏膜组织的下垂是治疗的根本，方法有药物治疗、针灸、注射和手术治疗等。内治药物、外治药物及针灸治疗可以增强盆腔内的张力，增强对直肠的支持固定作用。对Ⅰ度直肠脱垂，尤其对儿童可收到较好疗效。但对于Ⅱ、Ⅲ度直肠脱垂仅能改善症状，很难彻底治愈。注射与手术治疗主要是使直肠与周围组织或直肠各层组织粘连固定，使直肠不再下脱。

四、转归与预后

脱肛是内脏组织的下垂性病变，经过适当的治疗调养，可以获得痊愈，预后是良好的。

五、名医经验

孙某，女，50岁。12年前产后便秘而发生直肠脱出于肛外，不能还纳，疼痛颇剧，经采用保守治疗而缓解。以后每次排便均发生脱垂症状，便后需手推回位。平素体倦懒言，寐少梦多，头晕目眩，面色萎黄，唇甲不华，舌质淡红，舌苔薄白。嘱患者增加腹压时，直肠脱出肛门外约6cm。直肠表面充血。

辨证：气血两虚。

治法：调养荣血，益气固脱。

方药：参茸提肛散加减。人参6g，鹿茸粉（冲服）4g，炒白术9g，全当归9g，补骨脂6g，肉豆蔻6g，黄芪20g，乌梅10g，甘草6g。每日1剂。

连服15剂后症状好转，软便时无脱垂症状，便秘时尚有轻度脱垂。继服前方7剂后，改用十全大补丸，每日2次，每次1丸，麻仁滋脾丸每日2次，每次半丸。服药4月，病愈，随访5年未见复发。

[选自《名医奇方秘术（二）》]

第七节 便 秘

【病例资料】

吴某，女性，48 岁。

主诉 便秘 2 年余。

【诊疗思路】

一、中医四诊

局部：

望 1 肛周有无红肿热痛，范围有多大

——无。

望 2 肛周有无赘生物，赘生物数目、色、质

——无。

望 3 肛周有无分泌物，分泌物的色、质、量等

——无。

望 4 肛门镜检查

——直肠末段黏膜红润光滑，未见出血和肿块。

闻 肛周气味

——无。

问 1 便秘起病过程

——便秘的发生无明显诱因，也没有特别的不适症状。自觉在 2 年前就出现了大便次数减少，往往 2~3 天才解一次。

问 2 便秘有无发生加重现象

——没有。一般情况下，大便现在是两三天 1 次，排出的大便成形质软，排出尚通畅。

问 3 便秘伴随症状

——以前没有身体的其他不适症状。但是，最近 1 个月来，有排便不尽感，腹胀，肠鸣，矢气多，食欲减退。

按 1 肛周指检

——肛周无压痛，无结节、隆起，肛管松紧度良好。

按 2 直肠指检

——直肠无肿块、结节。

全身：

望 1 神、色、形、态

——得神，面色略黄少华，体形正常，步态自如。

望 2 舌质、舌苔

——舌质红，苔黄。

闻1 有无呃逆、嗳气、太息

——无。

闻2 气味

——无。

问

——无恶寒发热，无汗；无头晕头痛，无周身疼痛不适；小便略黄，大便成形质软，2~3天解一次，排出尚通畅，无便血；纳食较以前减少，无胸闷气短，无腹痛腹泻；无耳聋耳鸣，不口干口渴；素体体健，无明显诱因。

切 脉象

——脉弦。

二、辅助检查

血常规 无异常。

大便常规 阴性，隐血阴性。

排粪造影 未见异常改变。

三、诊断及辨证

诊断 中医：便秘。
　　　西医：便秘。

辨证 气机郁滞证。

四、鉴别诊断

锁肛痔（直肠癌） 多见于中老年人，有大便习惯的改变，大便变扁变细，便血，粪便中混有脓血、黏液、腐臭的分泌物，便意频数。指检常可触及形态不规则、活动范围小、菜花状肿物或凹凸不平的溃疡，质地坚硬，不能推动，触之易出血。指套上有脓血黏液，有恶臭味，病理检查可明确诊断。

腹胀（肠梗阻） 痛、呕、胀、闭是各类肠梗阻共同的四大症状。

（1）腹痛 单纯性机械性肠梗阻一般呈阵发性剧烈腹痛，腹痛发作时可出现肠型或肠蠕动波型，患者自觉似有包块移动；腹痛时可听到肠鸣音亢进、气过水声或金属音。绞窄性肠梗阻往往出现剧烈的持续性腹痛伴有阵发性加重；麻痹性肠梗阻多呈持续性胀痛。

（2）呕吐 在肠梗阻早期即可出现反射性呕吐，高位肠梗阻呕吐出现早而频，呕吐物为食物、胃液、胆汁、胰液等；低位肠梗阻时呕吐出现晚而少，吐出物为带臭味的粪样物；绞窄性肠梗阻，呕吐物呈棕色或血性；麻痹性肠梗阻时，呕吐多呈溢出性。

（3）腹胀 其程度与梗阻部位有关。高位肠梗阻腹胀不明显；低位肠梗阻及麻痹性肠梗阻则全腹膨胀。因肠扭转或腹内疝等引起的闭袢性梗阻时，腹胀常不对称。

（4）停止排气排便 完全性梗阻发生后，排气排便即停止。少数患者由于梗阻以下肠管尚有残存粪便或气体，仍可在发病早期排出粪便。不完全性肠梗阻可有少量的排气排便，但梗阻症状不能缓解。

五、病因病机

主症分析　本例主症是大便两三天 1 次。患者大便次数减少已 2 年余，由于长期久坐少动，气血运行不畅，加之工作压力大，思虑过度，情志不遂，气机不畅，肝失条达，脏腑失和，大肠传导功能失司，故有粪便不能按时而下之变。审证求因，充分说明该症是气机郁滞所致。

次症分析　本例次症是有排便不尽感，腹胀，肠鸣，矢气多，食欲减退，此为情志内伤，脏腑失和，通降失常之变，与主症一致。舌质红，苔黄，脉弦，说明该病为肝郁内热之证，舌脉与证相符。

病机归纳　忧愁思虑过度，情志内伤，气机郁滞。

六、治法方药

治法　顺气导滞通便。

方药　六磨汤加减。木香 12g，乌药 9g，沉香 9g，生大黄 9g，槟榔 9g，枳实 12g，厚朴 12g，莱菔子 9g，焦山栀 12g。3 剂。每日 1 剂，水煎，早晚 2 次分服。

七、预防与调护

1. 注意饮食调理，合理膳食，以清淡为主，多吃蔬菜、水果，多喝水。
2. 每天按时蹲厕，养成定时排便的习惯。
3. 保持心情舒畅，加强腹肌锻炼。

【评述】

便秘是由多种因素引起的，以粪便在肠内滞留过久，秘结不通，排便周期延长，或周期不长，但粪质干结，排出艰难，或粪便不硬，虽有便意，但便而不畅为主要表现的病证。

一、中医学认识

便秘的原因归纳起来，有饮食不节、情志失调、外邪犯胃、禀赋不足等。病机主要是热结、气滞、寒凝、气血阴阳亏虚等引起肠道传导失司。便秘的常见病因有：①不良的生活习惯如食物纤维摄入太少、饮水不足、不按时排便、长期抑制便意；②长期滥用泻药；③结肠、盆底功能障碍，如假性肠梗阻、结肠慢通过、盆底痉挛综合征、肛门括约肌协同失调等；④精神或心理障碍；⑤年老体弱等结肠无力、蠕动减弱。

二、现代医学认识

根据便秘的定义，便秘的临床表现为大便的排出发生困难。

参照国际罗马 III 标准，将功能性便秘诊断标准定为：最近 3 个月中有下述 2 个或 2 个以上症状，且至少在 6 个月前有 1 次下述 2 个或 2 个以上症状的发生，除外肠道或全身器质性疾病、药物因素所致的便秘：①大于 1/4 时间内排便费力；②大于 1/4 时间粪便呈团块状或坚硬；③大于1/4时间排便不尽感；④大于1/4时间排便时肛门阻塞感或排出困难；⑤大于1/4时间排便时需用手协助；⑥每周排便<3次。

三、治疗关键

便秘的治疗应以通下为主，但是，决不可单纯地使用泻下剂，应该根据病因采取相应的治法。正所谓"阳结者邪有余，宜攻宜泻者也；阴结者正不足，宜补宜滋者也"。

四、转归与预后

便秘常常是一种症状，可以发生于多种疾病，经过适当的治疗调养，一般可以获得痊愈，预后是良好的。

在治疗便秘的同时要关注原发疾病，尤其是高血压、心脏病、脑血管疾病等，防止此类疾病因便秘而诱发严重的并发症。

五、名医经验

大便不通以硝、黄攻之，这是一般常法，然而老年人气血渐衰，若进攻伐之剂，必然虚上加虚，会导致虚虚之虞，变生他证，故硝、黄等峻品均属禁忌之列。如在湿温病辨治中，症见大便不通时，董老常用皂角子作为通畅大便的主药。皂角子入肺与大肠二经，其辛能通上下二窍，而无攻伐伤正之弊，更能直达下焦，通畅大便之闭结。临床应用时常加大腹皮、枳壳以助通下之功，常能获得良好功效。对于老年性便秘，董老还常以肉苁蓉、当归为主药酌加麻仁、蜂蜜。肉苁蓉能壮肾阳，兼有润肠通便之功，取其滋肾润燥；当归养血润燥，对阴虚血亏，肠中干燥者用之显效；麻仁滋脾生津，增液润肠；蜂蜜润肠通便。诸药为伍，滋肾养血，体内津血自生，润燥通肠，因而每得良效。

（选自《名医特色经验精华》）

第八节　精　　浊

【病例资料】

王某，男性，34岁。

主诉　反复下腹胀痛伴尿末流白浊1年余。

【诊疗思路】

一、中医四诊

局部：

望1　下腹部有无红肿热痛，范围有多大

——无。

望2 尿道口有无红肿热痛，范围有多大

——无。

望3 尿道口有无流脓以及分泌物

——无。

望4 阴茎有无红肿

——无。

闻 尿道口异味

——无。

问1 下腹部胀痛有无变化

——下腹部胀痛发作无明显规律，发作时局部坠胀疼痛，有时向两侧腹股沟放射。

问2 尿道口流出白浊的情况

——在解大便用力的时候，或者在解小便即将结束的时候，有时会看到尿道口有呈白色的混浊液体流出，或滴下，量仅几滴，质较稠，有时会在穿上裤子后弄脏短裤。

问3 尿道有无其他分泌物

——无。

问4 尿道是否还有其他症状

——有时会感到尿道内灼热不适，排尿不净，尿末滴沥，无尿频、尿急、尿痛。

问5 尿道有无其他异常

——无。

按1 下腹部有无肿块，质地、边界、光滑度、活动度、触痛感、波动感、肤温等

——下腹部平坦，软，无压痛和反跳痛，肤温不升高。

按2 阴茎检查

——阴茎质地中等，无结节，无压痛，挤压阴茎无液体流出。

按3 前列腺检查

——直肠指检前列腺为正常大小，质地不均匀，中央沟深，按压时有轻度压痛。

全身：

望1 神、色、形、态

——得神，面色略黄少华，体形正常，步态自如。

望2 舌质、舌苔

——舌质红，苔薄黄。

闻1 有无呃逆、嗳气、太息

——无。

闻2 气味

——无。

问

——无恶寒发热，无汗；无头晕头痛，无周身疼痛不适；小便略黄，大便成形质软，无便血；纳食尚可，无胸闷气短，无腹痛腹泻；无耳聋耳鸣，不口干口渴；素体体健，无明显诱因。

切 脉象

——脉沉涩。

二、辅助检查

前列腺液常规　卵磷脂小体：少/Hp，白细胞：＋＋/Hp，红细胞：＋/Hp。

前列腺液细菌培养　阴性。

前列腺液 pH 值　pH 值为 7.6。

B 超　前列腺内回声不均匀，提示炎症性改变。

三、诊断及辨证

诊断　中医：精浊。

西医：慢性前列腺炎。

辨证　气滞血瘀证。

四、鉴别诊断

慢性子痈（附睾炎）　阴囊、腹股沟部隐痛不适等症状，类似慢性前列腺炎。但慢性子痈（附睾炎）在附睾部可触及结节，有轻度压痛。

精癃（前列腺增生症）　患者为老年人群，大多数在 55 岁以上，尿频，尿线变细，排尿困难，呈进行性，尤其是夜尿次数增多，膀胱残余尿增多；B 超、肛诊检查可进行鉴别。

血精（精囊炎）　精囊炎常和慢性前列腺炎同时发生，所以，除有类似前列腺炎症状外，还有血精、射精疼痛等症状。

五、病因病机

主症分析　本例主症是下腹胀痛伴尿末流白浊。发作无明显规律，发作时局部坠胀疼痛，有时向两侧腹股沟放射。患者反复下腹胀痛已一年余，其发作在该患者身上虽无明显规律，但该病往往因疲劳、进食辛辣或饮酒而使病情反复或加重。该患者病初的病因病机表现为湿热下注，侵犯精室，久病之后，阻滞气血，经络阻塞，精室气滞血瘀，故而出现下腹坠胀疼痛，尿末流白浊。

次症分析　本例次症是尿道内灼热不适，排尿不净，尿末滴沥，此为湿热仍存，精室气滞血瘀，经络被阻之变。舌质红，苔薄黄，脉沉涩，说明该病为气滞血瘀之证，舌脉与证相符。

病机归纳　湿热下注，蕴结下焦，气滞血瘀。

六、治法方药

治法　活血祛瘀，行气止痛。

方药　前列腺汤加减。丹参 15g，泽兰 9g，桃仁 9g，红花 9g，赤芍 12g，乳香 9g，没药 9g，王不留行 9g，青皮 6g，川楝子 12g，小茴香 6g，白芷 9g，败酱草 30g，蒲公英 30g。5 剂。每日 1 剂，水煎，早晚 2 次分服。

七、外治法

温水坐浴，每次 20 分钟，每日 2 次。

八、预防与调护

1. 避免频繁的性冲动，戒除手淫。
2. 禁酒，忌过食肥甘及辛辣炙煿食物。
3. 生活规律，劳逸结合，不要久坐或骑车时间过长。
4. 调节情志，保持乐观情绪，树立战胜疾病的信心。

【评述】

精浊是中青年男性常见的一种生殖系统综合征。西医称为慢性前列腺炎。前列腺炎在临床上有急性和慢性、有菌性和无菌性、特异性和非特异性的区别，其中以慢性无菌性非特异性前列腺炎最为多见。临床表现以会阴、小腹胀痛，排尿不适，尿道灼热为主。其特点是发病缓慢、病情顽固、反复发作、缠绵难愈。本病属于中医的"白浊""劳淋"或"肾虚腰痛"等范畴。

一、中医学认识

相火妄动，所愿不遂，或忍精不泄，相火郁而不散，离位之精化成白浊；或房事不节，精室空虚，湿热从精道内侵，湿热壅滞，气血瘀阻而成；病久伤阴，肾阴暗耗，可出现阴虚火旺证候；亦有体质偏阳虚者，或久病火势衰微，发生肾阳不足之证，导致精浊。

二、现代医学认识

慢性前列腺炎的病因很复杂，可能是由于致病菌通过血行和淋巴通路传播到前列腺，或是后尿道、泌尿生殖系统等其他部位的感染向前列腺直接蔓延，或者是尿液逆流入前列腺管所引起；也有可能是由于支原体、衣原体等致病微生物直接经尿道上行感染所致；也可能与免疫因素相关。

常见症状体征：

1. 排尿症状：可出现轻微的尿频、尿急、尿痛，尿道内灼热不适，流白浊。
2. 疼痛症状：腰部酸痛，腰骶、腹股沟、下腹及会阴部等处坠胀隐痛。
3. 性功能减退症状：病程较长者可出现阳痿、早泄、遗精或射精痛等。
4. 神经衰弱症状：头晕，耳鸣，失眠多梦，记忆力下降，注意力不集中，疲劳乏力等。

直肠指检前列腺多为正常大小，或稍大或稍小，触诊可有轻度压痛。有的前列腺可表现为软硬不匀或缩小变硬等异常现象。

三、治疗关键

主张综合治疗，注意调护在整个治疗过程中的作用。临床以辨证论治为主，抓住肾虚（本）、湿热（标）、瘀滞（变）三个基本病理环节，分清主次，辨别轻重，遣方用药。

四、转归与预后

精浊是一种炎症性慢性疾病，经过适当的治疗与调养，一般能够痊愈，预后是良好的。

五、名医经验

韩某，男，39岁。1993年9月2日初诊。有前列腺炎病史，三天前突作左侧睾丸坠胀剧痛，上行小腹，不可忍耐。小便不利，口渴，心烦，舌胖苔白，脉沉弦。

辨证：肝经湿热郁滞，膀胱气化受阻。

治法：疏肝利湿，通阳利水。

方药：茴楝五苓散加减。茯苓30g，猪苓16g，白术10g，泽泻10g，桂枝4g，川楝子10g，木通10g，小茴香3g，青皮6g，天仙藤20g。服药1剂即痛减，3剂小便自利，7剂服完即病瘳。

按：本案睾丸疼痛上控小腹，见小便不利，属古之"癃疝"之证。《医宗金鉴·杂病心法要诀》说："小腹痛引阴丸，小便不通者，为癃疝也。"为《内经》"七疝"之一，其证候特点是痛、胀、闭。总由肝经气滞，经脉不利，膀胱闭阻所致。故见睾丸胀痛，痛引少腹，小便不利。水气不化，津不上承，则见口渴，舌胖，苔白，脉沉而弦，皆为气滞水湿不化之象。故治当疏肝理气止痛，通阳化气利水。本方为茴楝五苓散去葱白、青盐加木通、天仙藤、青皮而成。方用川楝子、小茴香、青皮疏肝理气止小腹之痛；五苓散加木通能温阳化气利小便；妙在天仙藤一味，既能活血通络，又能行气利水，为治疝气痛之要药。服用本方能使肝气畅，水气行，疼痛止，小便利，而癃疝自愈。

（选自《中医古今医案精粹选评》）

第九节 精 癃

【病例资料】

赵某，男性，72岁。

主诉 进行性排尿不畅2年余，加重1周。

【诊疗思路】

一、中医四诊

局部：
望1 下腹部有无肿大疼痛，范围有多大
——无。

望2 尿道口有无红肿热痛，范围有多大

——无。

望3 尿道口有无流脓以及其他分泌物

——无。

望4 阴茎有无红肿

——无。

闻 尿道口有无异味

——无。

问1 排尿困难发作情况及诊疗过程

——初起表现为尿频，夜尿次数为每夜2次，以后出现排尿等待、尿末滴沥不尽、排尿费力、尿流变细。到医院就医，检查后诊断为前列腺增生症，服用保列治片、哈乐胶囊等治疗。无血尿。最近一星期来上述症状明显加重，有时感到尿意，下腹部胀痛，用力才能解出。

问2 尿道口有无异常情况

——无。

问3 尿道其他分泌物

——无。

问4 尿道其他症状

——有时会感到尿道内灼热不适，排尿不净。

问5 尿道有无其他异常

——无。

按1 下腹部有无肿块，质地、边界、光滑度、活动度、触痛感、波动感、肤温等

——下腹部平坦，软，无压痛和反跳痛，肤温不升高。

按2 阴茎检查

——阴茎质地中等，无结节，无压痛，挤压阴茎无液体流出。

按3 前列腺检查

——直肠指检前列腺略增大，质地不均匀，表面光滑，中等硬度而富有弹性，中央沟变得隆起，按压无压痛。

全身：

望1 神、色、形、态

——得神，面色苍白少华，体形正常，步态自如。

望2 舌质、舌苔

——舌质淡红，苔薄白。

闻1 有无呃逆、嗳气、太息

——无。

闻2 气味

——无。

问

——无恶寒发热，无汗；无头晕头痛，无周身疼痛不适；小便略黄，大便成形质

软，一天一次，无便血；纳食尚可，无胸闷气短，无腹痛腹泻；无耳聋耳鸣，不口干口渴；素体体健，无明显诱因。

切 脉象

——脉沉细。

二、辅助检查

尿常规化验 未见异常。

前列腺液常规化验 卵磷脂小体：＋＋/Hp，白细胞：3~5/Hp，红细胞：无。

B超 ①前列腺内回声不均匀，前列腺形态明显增大，约4.6mm×5.3mm×5.8mm大小，突入膀胱内。②测定膀胱内残余尿量为120mL。

尿流率 最大尿流率（MFR）12.2mL/s。

血清前列腺特异抗原（PSA） 5.23ng/mL。

膀胱镜 膀胱内小梁形成，未见结石、肿块。

静脉尿路造影 腹部平片未见明显异常。造影未见下尿路梗阻以及肾盂、输尿管扩张，膀胱未见充盈缺损。

三、诊断及辨证

诊断 中医：精癃。

西医：前列腺增生症。

辨证 脾肾气虚证。

四、鉴别诊断

前列腺癌 两者发病年龄相似，且可同时存在。但前列腺癌有早期发生骨骼与肺转移的特点。直肠指诊前列腺多不对称，表面不光滑，可触及不规则、无弹性的硬结。前列腺特异抗原（PSA）和酸性磷酸酶增高。盆腔部CT或前列腺穿刺活体组织检查可确定诊断。

神经源性膀胱功能障碍 部分脑神经系统疾病、糖尿病患者可发生排尿困难、尿潴留或尿失禁等，且多见于老年人，需注意与前列腺增生症鉴别。神经系统检查常有会阴部感觉异常或肛门括约肌松弛等。此外，尿流动力学、膀胱镜检查可协助鉴别。

五、病因病机

主症分析 本例主症是排尿不畅，患者排尿不畅二年余，已愈古稀之年，体内肾气已经衰弱。肾者主水，职司二便，肾气旺盛，则大小便通利顺畅。老年之体，脾肾已虚，水湿不化，停聚体内，蕴成痰湿，居于下焦，阻塞溺窍，肾虚而膀胱气化不利，故有排尿不爽、夜尿次数增多、排尿等待、尿末滴沥不尽、排尿费力、尿流变细等变故。审证求因，充分说明该证是脾肾气虚。

次症分析 本例次症是排尿不净，排不出来时下腹部胀痛，此为脾肾气虚，经气运行不畅，肾虚不司二便之变，与主症一致。舌质淡红，苔薄白，脉沉细，说明该病为脾肾两虚之证，苔脉与证相符。

病机归纳 年老之人脾肾气虚，肾气虚衰，气化不利，血行不畅，痰湿凝聚，阻于尿道而生本病。舌质淡红，苔薄白，脉沉细，为脾肾两虚之征象。

六、治法方药

治法 补脾益气，温肾利尿。

方药 补中益气汤加减。生黄芪30g，党参30g，炙甘草6g，当归身12g，橘皮9g，升麻9g，柴胡9g，白术12g，菟丝子15g，肉苁蓉15g，补骨脂12g，车前子15g。7剂。每日1剂，水煎，早晚2次分服。

七、预防与调护

1. 保持心情舒畅，积极配合治疗。
2. 不要憋尿，保持大便通畅。
3. 慎起居，避风寒，忌饮酒及少食辛辣刺激性食物。

【评述】

精癃指代的是前列腺增生症。前列腺增生症又称良性前列腺增生症、前列腺肥大，是老年男性的常见病，临床特点以尿频、夜尿次数增多、排尿困难为主，严重者可发生尿潴留，甚至发生肾功能受损、衰竭。其发病率随年龄增长逐渐递增，多数于50~70岁发病。根据临床症状，本病应属中医"癃闭"的范畴。

一、中医学认识

本病的病理基础是年老肾气虚衰，气化不利，血行不畅。本病多因年老体虚，阳气不足，气血亏虚所致，与肺、脾、肾、膀胱、三焦密切相关。

1. 肺气亏虚：肺失清肃，不能通调水道、输布津液，则水湿内停，上窍不通，下窍亦塞。

2. 脾肾两虚：脾肾气虚，推动乏力，不能运化水湿，终致痰湿凝聚，阻滞尿道。

3. 湿热下注：外感湿热之邪，或饮食不节，恣饮醇酒，聚湿生热，或水湿内停，郁而化热，均可致湿热下注膀胱，蕴结不散，瘀阻于下焦，膀胱气化不利。

4. 气滞血瘀：前列腺的部位是肝经循行之处，肝气郁结，疏泄失常，可致气血瘀滞，气虚则血行缓慢，日久成瘀，阻塞尿道；或不能运气行血，久之气血不畅，聚而为痰，痰血凝聚于水道；或憋尿过久，败精瘀浊停聚不散，凝滞于溺窍，致膀胱气化失司而发为本病。

5. 肾阴不足：阳虚及阴，虚火煎熬津液成痰，痰瘀互结，阻滞尿路，则排尿困难，小便滴沥不尽。

6. 肾阳亏虚：年老之人，气虚阳衰，气化乏力，膀胱传送无力，可出现小便不畅，点滴而下。

二、现代医学认识

前列腺增生症发病机理的学说有很多，如雌－雄激素协同致病学说、双氢睾丸酮学说、前列腺生长因子学说、胚胎再唤醒学说等，其中正常功能睾丸的存在和患者的老龄化是前列腺增生的两个必备条件。

本病多发于 55 岁以上的老年男性，而且症状的轻重并不取决于前列腺本身外围的增生程度，它是由前列腺增生后引起梗阻的程度、病变发展的速度、是否合并感染和结石来决定的。常见的症状有尿频、排尿困难、血尿、尿潴留等。

直肠指检　可于直肠前壁触及增生的前列腺。正常前列腺表面光滑、柔软、界限清楚，中央可触及纵向浅沟，横径 4cm，纵径 3cm，前后径 2cm，重约 20g。前列腺增生时直肠指检前列腺常有不同程度的增大，表面光滑，中等硬度而富有弹性，中央沟变浅或消失。

三、治疗关键

中医治疗应以通为用，温肾益气、活血利尿是其基本的治法，目的在于改善排尿症状，缓解并发症，保护肾功能。

四、转归与预后

精癃是一种老年性良性病变，随着患者的增龄性改变，发病率明显上升，患病后经过适当的治疗与调养，一般都可以获得症状改善，预后是良好的。

五、名医经验

秦某，男，66 岁。尿意频频而排尿甚难，有时尿闭，经导尿始能排出，病已 8 年之久。经医院检查为前列腺肥大，需动手术，希望中医治疗。舌苔正常，脉象濡数。

辨证：心肾不交，水火无制，清阳不升，浊阴不降。

治法：升阳、利尿、调和水火。

方药：炙麻黄 3g，桂枝 5g，黄柏 6g，吴茱萸 2g，鱼枕骨 25g，滑石 25g，知母 6g，海金沙、海浮石（布包）各 10g，乌药 6g，炙甘草 3g，茯苓 10g，赤小豆 20g，车前草 10g，蟋蟀 7 枚。

二诊：前方服 2 剂效果甚好，小便已非点滴淋漓，排尿顺利，但仍频数，要求常服方。

处方：炙升麻 3g，桂枝 5g，知母 6g，黄柏 6g，海金沙 6g，海浮石（布包）6g，鱼枕骨 25g，滑石 25g，茯苓 10g，赤小豆 20g，冬瓜子 12g，冬葵子 12g，车前草 10g，旱莲草 10g，吴茱萸 5g，川楝子 6g，乌药 6g，炙甘草 3g，蝼蛄 1 枚，蟋蟀 7 枚。每周服 3 剂。

按：前列腺肥大之症状，合于中医所称之癃闭及淋浊。施师组织此方颇费筹思，升其阳可利浊阴，如升麻、桂枝之类，既要行水又须化坚，如海浮石、海金沙、鱼枕骨、滑石、茯苓、赤小豆之属。用知母、黄柏以抑相火，用吴茱萸之辛通温散以解郁止痛。蝼蛄、蟋蟀可治癃闭。

（选自《施今墨临床经验集》）

第十节 阳 痿

【病例资料】

万某，男性，32 岁。

主诉 阴茎不能勃起 3 天。

【诊疗思路】

一、中医四诊

局部：

望 1 会阴部有无红肿疼痛，范围有多大

——无。

望 2 阴茎有无红肿热痛

——无。

望 3 尿道口有无流脓以及其他分泌物

——无。

望 4 阴囊有无结节、红肿热痛

——无。

闻 尿道口有无异味

——无。

问 1 阴茎不能勃起的病情经过

——3 天前，因为工作上的意见分歧，与同事发生争吵，情绪激动，当天晚上感觉阴茎没能勃起，无法性生活，以后连续 3 天都是这种状况。

问 2 小便异常情况

——无。

问 3 尿道其他分泌物

——无。

按 1 会阴部有无肿块，质地、边界、光滑度、活动度、触痛感、波动感、肤温等情况

——会阴部无压痛和反跳痛，未及肿块、结节，肤温不升高。

按 2 阴茎检查

——阴茎质地中等，无结节，无压痛，挤压阴茎无液体流出。

按 3 阴囊内有无结节、肿痛，内容物有无变化

——无。

按 4 前列腺检查

——直肠指检前列腺为正常大小，质地均匀，表面光滑，中央沟深，按压时无压痛。

全身：

望1　神、色、形、态

——得神，面色萎黄少华，体形正常，步态自如。

望2　舌质、舌苔

——舌质红，苔薄黄。

闻1　有无呃逆、嗳气、太息

——发病以来常叹息，无呃逆及嗳气。

闻2　气味

——无。

问

——无恶寒发热，无汗；无头晕头痛，无周身疼痛不适；小便略黄，大便成形质软，一天一次，无便血；纳食无改变，无胸闷气短，无腹痛腹泻；无耳聋耳鸣，不口干口渴；素体体健，无明显诱因。

切1　脉象

——脉弦细。

二、辅助检查

尿常规、前列腺液常规　无异常。

性激素　在正常范围。

三、诊断及辨证

诊断　中医：阳痿。

　　　　西医：阴茎勃起功能障碍（功能性）。

辨证　肝郁不疏证。

四、鉴别诊断

早泄　阴茎勃起功能正常，在性交之始阴茎能勃起，但随即过早排精，射精发生在阴茎进入阴道之前或刚进入阴道，排精之后因阴茎痿软，不能进行正常的性交。

性欲淡漠　男子的性交欲望降低，可间接影响阴茎的勃起功能及性交的频率，但在性交时阴茎能正常勃起。

缩阳　多突然起病，以阴茎内缩抽痛，伴少腹拘急，疼痛剧烈，畏寒肢冷为特征，可影响性交；但阳痿的特点为阴茎痿软，不能勃起，并不出现阴茎内缩、疼痛的症状。

五、病因病机

主症分析　本例主症是阴茎不能勃起。患者的阴茎不能勃起，起因乃为争吵，虽为工作之事，但是，已损伤身体气机的运行，累及肝脏。盖肝主疏泄，条达气机，即人体一身的气血运行有赖肝气疏泄的正常发挥。争吵之后，气机不畅，疏泄失司，肝脉不畅。肝经抵少腹、绕阴器，阴茎为肝经所过之器，是为宗筋，肝脉不畅则宗筋失养，故而阳事不兴，勃起功能失常。审证求因，充分说明该症乃肝郁不舒所致。

次症分析　本例次症是心情郁闷，该病由争吵而起，此为气机不畅，经脉运行受阻之变，与主症一致。舌质红，苔薄黄，脉弦细，说明该病为肝郁不疏之证，尚有郁热。

病机归纳　情志不遂，肝气不疏。

六、治法方药

治法　疏肝解郁，通络兴阳。

方药　逍遥散加减。炒当归 15g，炒白术 9g，茯苓 12g，炒白芍 12g，生甘草 6g，柴胡 12g，生姜 3g，薄荷 6g，阳起石 30g，桑螵蛸 15g，炒谷芽 15g。3 剂。每日 1 剂，水煎，早晚 2 次分服。

七、预防与调护

1. 节制性欲，不能恣情纵欲，应清心寡欲，戒除手淫。
2. 适当增加营养，注意劳逸结合。
3. 保持心情舒畅，积极配合治疗。

【评述】

阳痿是指成年男子由于虚损、惊恐或湿热等原因，致使宗筋弛纵，引起在性交时阴茎萎软不举，或临房举而不坚，或坚而不久，无法进行性生活的病证。现代医学称之为阴茎勃起功能障碍。阳痿可分为轻、中、重三度。轻度是指性兴奋开始时阴茎能勃起，但试图性交时却又疲软，不能维持勃起和完成性交。中度是指在睡眠中或膀胱充盈时阴茎能自主勃起，但在性兴奋时却不能勃起。重度是指在任何时候阴茎都不能勃起。在我国，上海地区曾对 1582 名 40 岁以上的城市男性进行调查，发现阳痿患病率高达 73.1%。根据英法两国在 2000 年进行的流行病学调查，40～70 岁的男性人群中，中、重度阳痿患者达 40% 左右，且随着年龄的增长，其发病率随之增高。中医还将本病称之为"阴痿""筋痿""阴器不用"等。

一、中医学认识

本病的病因主要为久病劳伤，饮食不节，七情所伤，外邪侵袭。主要病机是肝、肾、心、脾受损，经脉空虚，或经络阻滞，导致宗筋失养，发生阳痿。

1. 命门火衰：多因房事不节，恣情纵欲；或因频繁手淫，或过早婚育，肾精日渐亏耗，阴阳俱损；或因素体虚弱，元阳不足而致命门火衰，精气虚冷，阳事渐衰，终成阳痿。

2. 心脾两虚：劳倦忧思，损及心脾，以致气血两虚，渐成阳痿。或因禀赋虚弱，或久病体虚，或病后失充，病及阳明、冲脉，以致心脾不足，气血两虚，形神俱弱，渐致性欲减退，宗筋日渐痿弱，终致阳痿。

3. 惊恐伤肾：多因同房之时突发变故，猝受惊恐；或初次性交，恐惧不能；或非婚同房，顾虑重重；或因偶有不举则疑虑丛生，恐惧再败等。恐则气下，均可导致气机紊乱，肾中精气受损而患发痿软。

4. 肝郁不舒：情志不遂、郁思、多愁善感或居家失和等所致气郁气结，日久伤肝，肝主筋，而阴器为宗筋之汇，故肝失于条达疏泄，肝脉不畅则宗筋失养，以致阳事不兴。

5. 湿热下注：嗜食肥甘醇酒，内伤脾胃，运化失常，湿热内生；或外感湿热之邪，内阻中焦，郁蒸肝胆，伤及宗筋而弛纵不收，发为阳痿。

二、现代医学认识

现代医学认为阳痿可分为功能性和器质性两大类。

功能性紊乱　多为心理因素，如缺乏性知识，惊恐、焦虑、疲劳、羞怯等。大脑皮质高级中枢抑制作用加强，脊髓勃起中枢兴奋性相对降低，引起勃起障碍。

器质性病变　阴茎海绵体静脉过度引流：阴茎海绵体与龟头之间的瘘管、阴部内血管的动静脉瘘、白膜的静脉畸形等。动静脉供血不足：腹主动脉、髂动脉、阴部内动脉及其分支的任何部位有血管栓塞性病变。还有内分泌原因，下丘脑－垂体－性腺轴功能异常，代谢性疾病，如糖尿病、甲亢、甲减、肾上腺皮质疾病，以及神经原因，如脑、脊髓、末梢神经的器质性病变致传导神经障碍，以及肝病、高血压、高血脂、肾衰等和药物所致。

三、治疗关键

本病有虚实之分，虚者宜补，实者宜泻，有火者宜清，无火者宜温。命门火衰者，阳气既虚，真阴多损，且肾恶燥，因此温补忌纯用刚烈燥涩之剂，宜选用血肉有情之品。湿热下注者，治用苦寒坚阴，淡渗祛湿。

四、转归与预后

阳痿大多数为功能性病变，经过适当治疗与调养，大多数可以痊愈，预后是良好的。

五、名医经验

孙某，男，24 岁。初诊：新婚三月，婚后即阳事不举，半年来嗜睡严重，工作中即可入睡，夫妻关系恶化。两月来苦闷异常，曾购服补药，耗资百余元，未见好转，每晚饮酒解愁。其体质较胖，面色光亮且红。脉濡软且滑，按之濡数，沉取弦数且急。舌苔垢腻根厚，舌质红。

辨证：肝经湿热蕴结。

治法：清化肝经湿热。

方药：龙胆泻肝汤加减。柴胡 6g，苏梗 10g，藿梗 10g，独活 5g，草豆蔻 5g，车前子 10g，栀子 6g，黄芩 10g，龙胆草 10g，醋大黄（后下）10g。2 剂。

二诊：五天后，患者来道谢，谓阳痿已愈，嗜睡已轻，已上班两天。今请再赐一方以资巩固。诊脉左手弦滑按之濡数，其势渐缓，右手关尺虽仍濡滑，但数急之象大减。苔已渐化而舌质红较淡。此湿热积滞蕴郁渐化，三焦气机渐通，药后大便畅通三次，腑热明显大减。故再予清化湿热，活血通络以缓筋急。处方：柴胡 6g，黄芩 10g，泽兰叶 10g，片姜黄 6g，蝉衣 6g，钩藤 10g，川楝子 10g，防风 6g，杏仁 10g，大黄粉 2g，龙胆草 4g（后二味研细分冲）。3 剂。并嘱患者禁糖，戒酒，忌蒜、葱、韭、辣椒等辛热之品。劝其每日加强体力锻炼以巩固疗效。

　　按　本例阳痿，体质强实，其乏力、体胖、嗜酒等，乃与湿热有关。主要是湿郁蕴热，胃肠积滞，又加嗜酒，肝经为湿热蕴郁下迫所致。如肝经湿热积滞渐化，则嗜睡、阳痿可愈。若总以滋补肝肾、温养命火，抑或益气，其后果可知。

（选自《中国现代名中医医案精华》）

第八章　皮肤科疾病

【诊疗关键】

1. 询问病史和专科检查时，应充分考虑蛇串疮、疣目、湿疮、药毒、红蝴蝶疮、白疕、风热疮、天疱疮、葡萄疫、粉刺、油风、黧黑斑、白驳风等疾病的特点，以助鉴别及诊断。

2. 询问并分析病史、专科检查、辅助检查及刻下症，以进一步全面了解疾病发展和转归。

3. 运用中医望闻问切的方法，采集病史，完善专科检查，四诊合参。

4. 运用中医八纲辨证，分析病因病机，整理各病治法方药。

第一节　蛇　串　疮

【病例资料】

张某，男，38 岁，已婚已育。

主诉　右侧腰腹部疼痛 5 天，加重伴皮疹 3 天。

【诊疗思路】

一、中医四诊

局部：

望 1　皮疹的形状、大小、颜色、疱液是否清晰及其分布

——右侧腰腹部成簇状粟粒至黄豆大小红色丘疹、水疱，部分疱液澄清，部分为血疱，疱壁紧张，皮疹未超过前后正中线，沿肋间神经分布。

望 2　皮疹基底颜色

——基底红肿。

望 3　是否破溃及渗液

——无。

问 1　发疹前有无疼痛

——发疹 2 天前，右侧腰腹部针刺样疼痛，伴有灼热感，呈阵发性。

问 2　皮疹初起的部位

——皮疹初起在右侧腰部，后沿及腹部。

问 3　皮疹反复情况及诊疗经过

——第 1 次发病前来就诊，就诊前自行外搽百多邦软膏，余无特殊处理。

按　皮损处触痛感

——局部皮肤敏感性增强，皮肤触痛（＋）。

全身：

望 1　神、色、形、态

——得神，面赤，体形偏胖，步态自如。

望 2　舌质、舌苔

——舌质暗红，苔黄腻。

闻 1　有无呻吟、太息、谵语、呃逆、嗳气

——疼痛呻吟，声音高亢有力，无谵语，平时善太息，无呃逆、嗳气。

闻 2　气味

——无。

问

——无恶寒发热，无汗；皮损处针刺样疼痛，呈阵发性，影响睡眠；小便短赤，淋漓不尽，大便秘结；纳可，胸胁部胀痛，无腹痛腹泻；无耳聋耳鸣，口苦；素体体健，情绪烦躁易怒，嗜食肥甘厚腻。

切　脉象

——脉弦滑。

二、辅助检查

血常规＋C 反应蛋白、生化类　未见明显异常。

肝胆胰脾双肾 B 超　未见明显异常。

三、诊断及辨证

诊断　中医：蛇串疮。

　　　西医：右腰腹带状疱疹。

辨证　肝胆湿热证。

四、鉴别诊断

热疮　多发生于皮肤黏膜交界处；皮疹为针头大小到绿豆大小的水疱，常为一群；约 1 周痊愈，但易复发。

五、病因病机

主症分析　本例主症是右侧腰腹部疼痛伴皮疹。患者疼痛 5 天，皮疹 3 天，皮疹呈簇状，粟粒至黄豆大小红色丘疹、水疱，灼热刺痛，疱壁紧张。盖因火毒炽盛，湿热毒蕴，致使局部气血壅滞，外阻于肌肤发为水疱丘疹。

次症分析　口苦，小便淋漓不尽，大便秘结，舌质暗红，苔黄腻，乃里热夹湿之象；脉弦滑为肝气郁结，久而化火，肝经火毒蕴积而成。可见该病为肝胆湿热之证。

病机归纳　本病多与肝、脾二脏有关，患者平素情绪烦躁易怒，易至肝郁化火，

又嗜食肥甘厚腻，湿浊内停，湿热交阻，蕴积于肝胆二经，外阻肌肤而发红色丘疹、水疱；热盛则灼伤血络，外发肌肤为血疱；又湿热内蕴，气血凝滞，经络不通，故而刺痛。

六、治法方药

治法 清泻肝火，解毒利湿，佐以活血止痛。

方药 龙胆泻肝汤加减。龙胆草15g，黄芩15g，柴胡10g，栀子10g，泽泻10g，制大黄12g，车前子（包煎）10g，当归10g，生地10g，赤芍10g，紫草15g，板蓝根30g，丹皮12g，川楝子10g，三棱10g，甘草6g。7剂。每日1剂，水煎，早晚2次分服。

【评述】

带状疱疹是由水痘－带状疱疹病毒引起的累及神经及皮肤的常见疾病，临床以身体一侧出现带状分布的成簇小水疱，并伴有局部神经痛为特征。多数患者愈后很少复发，少数患者可多次发病。本病好发于成人，老年人病情尤重。多发于胸胁部，故又名缠腰火丹。

一、中医学认识

中医学称该病为"蛇串疮""缠腰龙""缠腰火丹""蛇丹"等，隋《诸病源候论·疮病诸候·甑带疮》载："甑带疮者，缠腰生，状如甑带，因以为名。"明《证治准绳·疡医·卷四·缠腰火丹》载："或问：绕腰生疮，累累如贯珠，何如？曰：是名火带疮，亦名缠腰火丹。"明《外科启玄·蜘蛛疮》载："此疮生于皮肤间，与水窠相似，淡红且痛，五七个成攒，亦能荫开。"清《外科大成·缠腰火丹》命名为蛇串疮："初生于腰，紫赤如疹，或起水疱，痛如火燎。"《医宗金鉴》论及病因病机"俗名蛇串疮，若腰胁生之，系肝火妄动"。本病多因情志不遂，肝郁气滞，郁火心热，或饮食失节，脾失健运，湿热蕴作，复因外感毒邪，以致湿热火毒客于经脉，郁于肌肤，肌肤之营卫壅滞而发病。老年体弱者，常因血虚肝旺，湿热毒蕴，导致气血凝滞，经络阻塞不通，以致疼痛剧烈，病程迁延。本病初期多为湿热交阻，中期多为湿毒火盛，后期多为火热伤阴，气滞血瘀，余毒未清。

二、现代医学认识

带状疱疹由水痘－带状疱疹病毒引起，以沿单侧周围神经分布的簇集性小水疱为特征，常伴明显的神经痛。病毒经呼吸道黏膜进入血液形成病毒血症，发生水痘或呈隐性感染，后病毒潜伏于脊髓后根神经节或脑神经感觉神经节内；当机体受到某种刺激（如创伤、疲劳、恶性肿瘤或病后虚弱等）导致机体抵抗力下降时，潜伏病毒被激活，沿感觉神经轴索下行，到达该神经所支配区域的皮肤内复制，产生水疱，同时受累神经发生炎症、坏死，产生神经痛。也就是说该病毒对神经有特异性，专门潜伏其内，沿着神经走行，节段性地侵蚀髓鞘。

三、治疗关键

本病以清热利湿、行气止痛为主要治法。初期以清热利湿为主；中期以清利湿热、解毒止痛为主；后期以活血化瘀、通络止痛为主；体虚者，以扶正祛邪与通络止痛并用。

四、转归与预后

积极治疗，疼痛缓解后仍有出现带状疱疹后遗神经痛的可能。老年人由于组织退化，修复神经的功能降低，因而易发生后遗神经痛，持续时间长，另外，免疫功能特别是细胞免疫功能与预后有关。

五、名医经验

中医以往在临证上将本病分干、湿两类。干者皮肤起红粟成簇，痛如刺蜇，由于肝经湿火，脉弦数，舌红苔黄，治宜龙胆泻肝汤加丹皮、赤芍，外用玉露膏敷之。湿者，起黄白水疱，糜烂流水，其痛尤甚，属于脾经湿热，如见纳呆、腹胀、便溏等症，脉滑带数，舌苔白腻，治宜除湿胃苓汤加减，外用金黄膏敷之。

（选自《朱仁康临床经验集》）

第二节　疣　　目

【病例资料】

王某，女，30 岁。
主诉　左手背部赘生物 5 年。

【诊疗思路】

一、中医四诊

局部：
望 1　皮损部位、赘生物数目
——皮损位于左手背部中央，散在分布有大小不等 4 枚绿豆大小疣状赘生物。
望 2　赘生物大小、形状、色泽
——疣状赘生物直径皆 1cm 左右，呈半球形突出于肌表，色暗，表面蓬松，状如花蕊。
望 3　皮损处有无红肿热痛、破溃、渗出及出血
——皮损处基底潮红，偶有刺痛，疣状赘生物底部皆未见破溃，无渗出及出血。
闻　闻之是否有异味
——赘生物无臭腥味。
问 1　赘生物大小范围有无变化

——起初约绿豆大小，5 年内赘生物逐渐增大，并且周围新生 3 枚疣状赘生物。

问 2　诱因及诊疗过程

——5 年前手背外伤出血后出现，半年前在当地某诊所外敷药膏（药物不详）5 天，随之疣状赘生物基底逐渐发生潮红破溃伴有少量渗出，并形成深约 2mm 的环状溃疡面，伴溃疡处潮红灼热疼痛。经治疗溃疡愈合，疣状赘生物增大。

按　赘生物情况

——赘生物质地较坚硬，表面粗糙，推之随表皮活动，挤压痛感明显，无按压痛。

全身：

望　舌质、舌苔

——舌暗红，苔薄。

问　有无伴发系统性疾病

——患者有肾病综合征五年余，一直服用糖皮质激素及免疫抑制剂治疗。

切　脉象

——脉细。

二、辅助检查

血常规＋C 反应蛋白、生化类　未见明显异常。

三、诊断及辨证

诊断　中医：疣目。

　　　　西医：寻常疣。

辨证　湿热血瘀。

四、鉴别诊断

疣状痣　多于幼年开始，起疣状角化皮疹，呈线状排列，且与神经分布一致。

毛囊角化病　多发于儿童，可有家族史，皮疹分布以胸前、背中线以及脸部和四肢为多。丘疹状赘生物易融合成片，且表面有油腻性鳞屑，恶臭。组织病理可确诊。

鸡眼　需与跖疣相鉴别，其压痛明显，多生于足底和趾间，损害为圆锥形的角质增生，表面光滑。

五、病因病机

主症分析　本病的主症是手背部赘生物，逐渐增大增多，皮疹色暗，基底潮红。说明病由瘀血阻滞肌肤，局部气血凝滞，复感湿热毒邪，导致皮肤发疹。

次症分析　疣体色暗，部位固定，偶有刺痛为瘀血阻滞于肌表，气血运行受阻之故，基底潮红、渗出，病程长久是因湿热之邪缠绵难愈之故。舌脉与辨证一致。

病机归纳　外伤导致局部气血凝滞，肌肤失养，筋气不荣，复染毒邪，外搏于肌肤。

六、治法方药

治法　养血活血，解毒祛湿。

方药　活血祛疣汤加减。煅龙骨 15g，煅牡蛎 15g，大青叶 30g，白花蛇舌草 15g，板蓝根 15g，凌霄花 12g，红花 12g，白芷 12g，当归 15g，薏苡仁 30g，升麻 15g。7 剂。每日 1 剂，水煎，早晚 2 次分服。

七、预防与调护

1. 易发者，平时当尽量避免局部外伤。
2. 皮损处避免剧烈摩擦刺激或挤压，以防出血。
3. 保持心情舒畅，积极治疗。

【评述】

相当于西医的寻常疣。多发于儿童及青年。

一、中医学认识

《外科正宗》曰："枯筋箭，乃忧郁伤，肝无荣养，以至筋气外发。青年人生机蓬勃，生理特性与木性相应，木在脏应肝，肝在体合筋，肝主疏泄，主一身之气机，若怒动肝火，肝旺血燥，筋气不荣，肌肤不润，肝失疏泄，外发则为疣。"

二、现代医学认识

现在医学认为寻常疣的发生与 HPV 病毒感染密切相关。本病传染源为患者和健康病毒携带者，主要经直接或间接接触传播。HPV 通过皮肤黏膜微小破损进入细胞内并复制、增殖，致上皮细胞异常分化和增生，引起上皮良性赘生物。人群普遍易感，以 16～30 岁为主，免疫功能低下及外伤者易患此病。人感染后可表现临床、亚临床和潜伏感染，后者是疾病复发的主要原因。

三、治疗关键

本病主要采用外用药物治疗和物理治疗，内用药物治疗多用于皮损数目较多或者久治不愈者。外治可先治母疣，去除母疣，子疣有时可自行消退或脱落。

四、预后与转归

治疗后可见疣体脱落。治愈后可见少数患者复发。

五、名医经验

郭某，男，24 岁，手背寻常疣 10 年。查体：右手背有一灰褐色呈乳头状限界性赘生物，尖端深入皮内，高出皮肤，直径约 5mm，质硬，按之疼痛，诊为"寻常疣"。方法：火针直刺。操作：酒精局部消毒后，手持 3 支 1 寸的毫针，并拢于一起，待针烧至通红时，迅速而准确对准疣体中央，迅速进针，直刺疣体基底部，以患者感微痛为度，点刺 3～4 次。24 小时内不要用水冲洗。上述方法每周 1 次，火针点刺后，局部疣体组织变黑。3 次治疗后，疣体自行脱落，局部皮肤逐渐恢复正常。随访 3 个月未见复发。

按：寻常疣，又名"瘊子"，多发于手背、指背、足底、甲缘、头面以及颈背部。

一般无自觉症状，偶有压痛感。初起为针尖大，微黄色丘疹，表面粗糙，角化明显，触之略硬。中央可见一针头样小黑点，初发为1个，不断增多，能自身扩散。西医学认为是由病毒引起的一种皮肤病；中医学认为本病系阴血不足、肝失荣养、气血不和、血枯生燥、筋气外发于肌肤，或风毒之邪侵袭阻于经络凝聚肌肤而成。火针具有消坚散结之功，通过火针疗法，直接破坏疣体组织，使疣体坏死脱落。黄石玺老师还运用该法治疗跖疣、鸡眼均获得良效。

[钟润芬. 黄石玺火针治疗皮肤病经验. 辽宁中医杂志. 2010，37（9）：1655 - 1656]

第三节　湿　　疮

【病例资料】

高某，男，19岁。

主诉　面部皮肤潮红糜烂伴瘙痒1周。

【诊疗思路】

一、中医四诊

局部：

望1　皮疹部位、形状、颜色、边界范围

——位于双侧面颊部中央，呈多形性且边界不清，颜色红润，红斑范围约5cm×5cm。

望2　皮疹处有无丘疹、丘疱疹、水疱，有无糜烂、流滋、结痂

——皮疹处可见大小不等群集样丘疹、丘疱疹，部分糜烂，有少量渗出和结痂。

闻　皮疹异味

——无。

问1　有无既往湿疹史、食物及药物过敏史

——5年前患过面部湿疹，无食物及药物过敏史。

问2　皮疹有无瘙痒、疼痛感

——皮损及周围皮肤瘙痒，破溃处略有灼痛感。

问3　皮疹发生发展情况

——1周前淋雨后皮肤潮红、瘙痒，继而出现多个丘疹、丘疱疹，并进一步因搔抓而糜烂、流滋、结痂。

按　皮疹有无触痛感、波动感，肤温

——皮疹无触痛，无波动感，肤温偏高。

全身：

望　舌质、舌苔

——舌质红，苔黄腻。

问1　有无饮食偏好、有无嗜烟酒史

——喜食辛辣、肥甘厚味之品，无嗜烟酒史。

问2 有无伴全身症状及其表现

——无恶寒发热，无汗；无头晕头痛；小便黄，大便略干；纳食尚可，无胸闷气短，无腹痛腹泻；无耳聋耳鸣，无口干口渴；素体体健。

切 脉象

——脉滑数。

二、辅助检查

血常规＋C反应蛋白、生化类 未见明显异常。

三、诊断及辨证

诊断 中医：湿疮。

西医：湿疹（急性期）。

辨证 湿热浸淫证。

四、鉴别诊断

药物性皮炎 突然发病，皮损广泛而多样。一般可问及在发病前有明确的用药史。

接触性皮炎 有明确接触史，皮疹局限在接触部位，形态单一，边界清楚。

疥疮 皮损以丘疱疹为主，多在皮肤薄软之处，如指缝、腕部屈侧、腋窝、腹股沟、阴部等。常有家庭或集体发病史。

神经性皮炎 好发于颈部、四肢伸侧、尾骶部。初为多角形扁平丘疹，后融合成片，典型损害为苔藓样变，皮损边界清楚，无糜烂渗出史，夏季常易复发。

五、病因病机

主症分析 本例主症是面部皮肤潮红糜烂伴瘙痒，其特点是群集样丘疹、丘疱疹，部分糜烂，有少量渗出和结痂，说明病由湿邪郁于肤表，阻滞经气，湿气郁而化热。

次症分析 湿热之邪浸淫肌肤，气机运行不畅，故而出现丘疹、糜烂、渗出；湿气郁而化热，故而局部皮肤潮红，肤温偏高；小便黄，舌质红，苔黄腻，脉滑数均为湿热浸淫之征象。

病机归纳 本病患者饮食不节，过食辛辣及肥甘厚味之品伤及脾胃，脾失健运，蕴湿化热，湿热内生，又外感风湿热邪，内外合邪，两相搏结，浸淫肌肤发而为病。

六、治法方药

治法 清热利湿，凉血解毒

方药 萆薢渗湿汤合二妙丸加减。萆薢12g，金银花15g，连翘10g，丹皮15g，苍术12g，黄柏15g，茵陈6g，大黄6g，茯苓皮15g，苦参3g，生地黄20g，桑叶6g，蝉蜕6g。7剂。每日1剂，水煎，早晚2次分服。

七、预防与调护

1. 皮损部位忌用热水烫洗或肥皂等刺激物清洗。

2. 皮疹处应尽量避免搔抓。

3. 饮食宜清淡，忌食辛辣、鱼腥、鸡、鸭、牛羊肉等。

4. 急性湿疹期间，暂缓预防注射和接种牛痘。

【评述】

湿疮是一种由多种内外因素引起的，皮损形态多样、伴有瘙痒糜烂流滋的过敏性炎症性皮肤疾患。中医文献记载有"浸淫疮""血风疮""粟疮"等多种名称。相当于西医的湿疹。本病具有多行性损害、对称分布、自觉瘙痒、反复发作、易演变成慢性等特点。

一、中医学认识

湿疮皮损以红斑、丘疹、疱疹、水疱、糜烂、渗出等为主要特征，急性期更是具备了痒和疮的双重特点。《灵枢·刺节真邪论》曰："虚邪之中人也，洒淅动形，起毫毛而发腠理，搏于皮肤之间，其气外发，腠理开，毫毛摇，气往来行，则为痒。"表明覆盖于体表的皮肤，内有经络与五脏六腑相系，邪由外袭，必首犯肌表，搏于肌腠；脏腑有病亦可形诸外。《难经》曰："营者血也，卫者气也，气主煦之，血主濡之，营行脉中，卫行脉外。"阐明了气血与营卫共同完成营运气血周身上下、荣养卫护脏腑组织的功能。由此可见，风、湿、燥、热、虫等外邪致痒的共同病机是气血失和、营卫失调。不论邪气从何而来，一旦搏于皮肤，发于腠理，必致气血失和，皮肤失去气血的温煦和濡养，从而引发瘙痒和皮疹。《难经》曰："损其心者，调其营卫。"故心气不足是气血失和、营卫失调的根本。气血、营卫由心所主，《素问·至真要大论》曰："诸痛痒疮皆属于心。"而刘完素《素问玄机原病式》将此病机理论进一步改为"诸痛痒疮皆属心火"。

二、现代医学认识

急性湿疹是多发和常见的变应性皮肤病，发病与外因和内因相互作用有关。目前认为免疫球蛋白IgE介导的超敏反应在急性湿疹的病变过程中起着重要作用，有资料表明患者血清IgE的升高程度与皮损的严重程度、广度相平行；同时T淋巴细胞介导的细胞免疫也发挥重要作用。一般可按发病过程分为急性、亚急性和慢性。

三、治疗关键

本病发生时应避免各种可疑致病因素，避免食用辛辣食物及饮酒，避免过度洗烫。若可明确病因者，先去除病因，后进行对症处理。中医药治疗仍宜内外合治。

四、预后与转归

病患若再次暴露于致敏原、新的刺激或处理不当可导致急性发作，如经久不愈，则可发展为慢性湿疹。

五、名医经验

湿疹之治，须抓住祛风、清热、除湿三个环节。然祛风之中，要注意养血活血，因血行风自散；除湿之时，要注意健脾，脾健则湿易化；清热要注意解毒，毒化则病易愈。湿疹向愈之时，可稍加活血之药，活血药引入血分，使血中之湿毒清除，营卫气血通和，则痒烂之湿疡自愈。但凡湿疹，无论热重湿重，必用地肤子、防风、苦参三味，防风祛风解毒，地肤子清利湿热，苦参杀虫止痒，三者合用效果甚佳。

（选自《施慧中医皮肤病临床经验集》）

第四节　药　　毒

【病例资料】

王某，女，22岁，已婚已育。

主诉　全身出现皮疹伴瘙痒2天。

【诊疗思路】

一、中医四诊

局部：

望1　皮疹的分布特点

——皮疹分布于面颈部、躯干部及四肢，以躯干部为主，口腔、眼及呼吸道未累及；对称分布。

望2　皮疹特征

——面颈部及四肢见密集米粒至绿豆大丘疹、斑丘疹，对称分布；躯干部见弥漫性水肿性潮红斑，压之褪色，无明显脱屑及渗液，未见明显瘀点瘀斑。

望3　口腔、眼、扁桃体、外阴部及肛周情况

——扁桃体Ⅰ度肿大，眼部轻度充血，口腔、外阴部及肛周无异常。

闻　皮疹处有无异味

——无。

问1　起病前有无用药史

——起病前5天因急性扁桃体炎有静滴青霉素史。

问2　皮疹出现部位的先后顺序

——皮疹初起位于躯干，后渐发展至四肢及面颈部。

问3　皮损出现时间、发展情况

——皮疹突然发生，初起为米粒至绿豆大小红色丘疹及斑丘疹，部分逐渐融合为片状水肿性潮红斑。

问4　有无感觉异常

——皮疹瘙痒，灼热伴刺痛。

问5　皮疹反复情况及诊疗经过

——发病后经用苯海拉明和静注葡萄糖酸钙，未能控制。

按　肤温及触痛

——肤温增高，触痛（＋）。

全身：

望1　神、色、形、态

——神清，面赤，体形正常，步态自如。

望2　舌质、舌苔

——舌质红，苔薄白。

闻1　有无呃逆、嗳气、太息

——无。

闻2　气味

——无。

问

——高热，T：39.6℃，汗出，无恶寒；无头晕头痛，患处灼热痒痛不适；小便短赤，大便略干结；纳食尚可，无腹痛腹泻；无耳聋耳鸣，口干口渴；已婚未孕，经期正常，色红，量多，白带色黄、量多、黏稠，未闻及明显异味。素体体健，发病2周前因上呼吸道感染静滴头孢类抗生素3天，1周前出现皮疹。

切　脉象

——脉细代数。

二、辅助检查

血常规　白细胞：$12.9 \times 10^9/L$，嗜酸性粒细胞：6.2%。

尿常规　隐血（＋），蛋白质（＋）。

生化类　血尿素氮：10.3mmol/L，肌酐：122.8μmol/L。

三、诊断及辨证

诊断　中医：药毒。

　　　西医：药物性皮炎（猩红热样型）。

辨证　热毒入营证。

四、鉴别诊断

猩红热　为A组β型溶血性链球菌（也称为化脓链球菌）感染引起的急性呼吸道传染病。其发病特点为病起骤然，高热，头痛，咽痛，全身中毒症状明显，皮肤呈弥漫性针头大小的点状红色丘疹，肘窝、腋窝、腹股沟处可见排列成线条状瘀点，初期舌乳头红肿肥大，可见杨梅舌、口周苍白圈等。少数患者患病后可出现变态反应性心、肾、关节的损害。本病通过呼吸、咳嗽、打喷嚏、说话等方式产生飞沫通过呼吸道而传播细菌，也可以通过皮肤伤口或产道等传播。人群普遍容易感染，感染后人体可以产生抗菌免疫和抗毒免疫。本病一年四季都有发生，尤以冬春之季发病为多。多见于小儿，尤以5~15岁居多。其愈后较好。

麻疹　是由麻疹病毒引起的急性呼吸道传染病。其发病特点是：经9~11天潜伏期，出现鼻流涕，眼部充血，怕光，分泌物增多，初期口腔黏膜可见蓝白色小点，周围有红晕，约经 2~5 天皮损发齐。发疹时高热，出疹 5~7 天后体温下降，皮损开始消退。发病季节以冬春季为多，但全年均可有病例发生，我国以 6 个月至 5 岁小儿发病率最高。单纯麻疹预后良好，重症患者病死率较高。

湿疹　是一种过敏性炎症性皮肤病。其发病特点是：皮损对称分布，多形损害，剧烈瘙痒，有湿润倾向，反复发作，易成慢性。根据病程可分为急性、亚急性、慢性三类。急性湿疹以丘疱疹为主，有渗出倾向；慢性湿疹以苔藓样病变为主，易反复发作。本病男女老少均可发病，但以先天禀赋不耐者为多，无明显季节性，但冬季常复发。

天疱疮　一种慢性复发性以表皮内大疱形成为特点的自身免疫性皮肤病。无服药或服药过敏史，多见于中年人，皮损为大疱，尼氏征阳性，全身中毒症状不明显，偶有发热，大部分病例未见大片剥落，病程长。

五、病因病机

主症分析　本例主症为全身皮疹伴瘙痒，其疾病特点主要是发病前有用药史，并有一定的潜伏期，突然发病，皮损形态多样，颜色鲜艳，可泛发或仅限于局部。为风热之邪侵袭腠理，郁于肌肤所致。

次症分析　次症表现为扁桃体 I 度肿大，眼部充血。毒热内蕴，侵袭华盖肺府，肺气不宣，肺经风热循经上犯，结聚咽喉，故见咽喉肿痛，眼部充血；舌红，脉细数，提示热毒未清，向气阴两虚转归。

病机归纳　总由禀赋不耐，邪毒侵犯所致，血热之体，受药毒侵扰，火毒炽盛，燔灼营血，外发皮肤，内攻脏腑，则出现鲜红色皮疹。

六、治法方药

治法　清热凉血，解毒护阴。

方药　清营汤加减。水牛角 30g，生地 15g，玄参 15g，竹叶 6g，菊花 15g，银花 12g，连翘 10g，黄连 9g，麦冬 12g，紫草 10g，石膏 20g，甘草 6g。7 剂。每日 1 剂，水煎，早晚 2 次分服。

七、预防与调护

1. 合理用药，严格掌握用药指征、药量及使用时限。用药前必须询问患者有无药物过敏史。对青霉素及抗毒血清制剂，用药前要做过敏试验。

2. 用药过程中要注意观察用药后的反应，遇到全身皮肤瘙痒、出疹、发热者，要考虑药疹的可能，争取早期诊断，及时处理。

3. 皮损忌用水洗，避免搔抓，忌用刺激性的外用药物。

4. 保持心情舒畅，积极配合治疗。多饮开水，忌食辛辣、鱼腥发物。

5. 临床用药及药味宜力求简单，尽量减少药毒的发生。

【评述】

药毒是指药物通过口服、注射、皮肤黏膜用药等途径进入人体所引起的皮肤黏膜的急性炎症反应。本病相当于西医的药物性皮炎，又称药疹。其发病特点是：发病前有用药史，并有一定的潜伏期，常突然发病，皮损形态多样，颜色鲜艳，可泛发或只限于局部，男女老幼均可发病，尤以禀赋不耐者为多见。本病随着药物的广泛应用，正日趋增多，目前已占皮肤科初诊病例的3%，且有不断升高趋势。

一、中医学认识

《诸病源候论·解毒药毒候》云："凡药物云有毒及有大毒者，皆能变乱，于人为害，亦能杀人。"西药化学毒药，多属火毒热性之品，辛温燥烈之药，可以升发阳毒，由于禀赋不足，药毒侵扰，火毒炽盛，燔灼营血，外发肌肤；热入营分，灼伤津液，则出现发热、口干口苦、大便秘结、小便赤短。舌红，苔薄白，脉细带数皆为热毒入营之外在征象。

二、现代医学认识

西医称药疹，是指药物通过各种途径进入人体后，引起皮肤、黏膜的反应。一般认为，药疹的致敏药物常见的为解热镇痛类、磺胺类、镇静安眠类、抗生素类药。本病表现复杂，基本具有以下特征：①发病前有用药史。②有一定的潜伏期，首次发病多在用药后5~20天内，重复用药常在24小时内发生，短者甚至在用药后瞬间或数分钟内发生。③发病突然，自觉灼热瘙痒，重者伴有发热、倦怠、全身不适、纳差、大便干、小便黄赤等全身症状。④皮损分布除固定型药疹外，多呈全身性，对称性，且有由面颈部迅速向躯干四肢发展的趋势，皮损形态多样。临床上常见荨麻疹样型、麻疹样或猩红热样型、固定红斑型、多形性红斑型、湿疹皮炎样型、剥脱性皮炎型、大疱性表皮松解型等。

三、治疗关键

停用一切可疑药物，中医以清热解毒利湿为主，重者宜中西医结合治疗。

四、预后与转归

大疱性表皮松解型为本病中最严重的一型，起病急骤，全身中毒症状较重，有高热、疲乏、咽痛、呕吐、腹泻等症状，皮损为弥漫性紫红色或暗红色斑片，常起始于腋部或腹股沟，迅速遍及全身，触痛显著。严重者常因继发感染、肝肾功能障碍、电解质紊乱或内脏出血及蛋白尿，甚至氮质血症而死亡。

五、名医经验

魏某，女，21岁，初诊时期：1975年11月10日。主诉：因患痢疾，服药后反复出现风团月余。现病史：一月前因患急性痢疾，口服痢疾灵后治愈。但于一周后全身泛发风团，瘙痒，每日起，至今不愈。曾服抗过敏药无效。检查：来诊时未见风团，脉细弦滑，舌质红，苔薄白。中医诊断：风瘾疹。治以凉血消风，清热解毒。方药：生地30g，丹皮9g，黄芩9g，银花9g，连翘9g，竹叶9g，蝉衣4.5g，赤芍9g，生甘草6g。三剂，水煎服。

二诊：风团已少起，继服原方三剂。

三诊：已不起风团，嘱继服原方三剂，以巩固疗效。

（选自《朱仁康临床经验集》）

第五节 红 蝴 蝶 疮

【病例资料】

马某，女，30 岁。

主诉 反复面部红斑 2 年，新发伴关节疼痛 3 天。

【诊疗思路】

一、中医四诊

局部：

望 1 红斑分布位置、范围、大小、颜色

——面颊部、下颌部可见散在分布暗红色红斑丘疹，特别是两颊和鼻梁，呈蝶形分布。

望 2 皮疹的中心、边界，有无鳞屑

——边界清晰，附黏着性鳞屑，鳞屑下方可见角质栓嵌在扩大的毛囊孔内。中心皮肤萎缩，少量暗褐色色素沉着。

望 3 头发生长状况，是否易断、是否有片状脱落

——头发细软，生长良好，未见片状头发脱落斑，未见断发。

望 4 四肢末端有无红斑、角化、萎缩

——未见异常。

望 5 是否有口腔或者鼻咽部黏膜损害

——口腔溃疡；鼻咽部未见溃疡。

问 1 病情发作情况及诊疗过程

——2 年前，不明原因下面部出现少量散在分布扁平红色丘疹、斑疹，后斑疹逐渐扩大，两颧部出现红斑，以鼻梁为中心对称分布。多次就诊于当地医院，服用中药、抗生素等药物，病情反复发作，现口服强的松 20mg 维持。病情控制一般，3 天前因劳累后面部红斑再次发作。

问 2 是否关节疼痛、肿胀，活动度

——关节疼痛，肿胀；以下肢关节为主，痛处拒按，可正常活动。

全身：

望 1 神、色、形、态

——得神，面色略黄少华，体形正常，步态自如。

望 2 舌质、舌苔

——舌暗红，边有瘀点，苔薄黄。

闻　气味

——无。

问

——自觉发热，伴有乏力、疲倦；无头晕头痛，无周身疼痛不适；无胸痛、胸闷、心悸、呼吸困难等心肺表现；无肉眼血尿；无恶心呕吐、腹痛腹泻、间断性抽搐；小便略黄，大便略干结，纳食差；无耳聋耳鸣，时作口干口渴。

切　脉象

——脉细涩而数。

二、辅助检查

血常规　白细胞计数：$5.2 \times 10^9/L$；血红蛋白：$78g/L$；血小板计数：$120 \times 10^9/L$。

尿常规　蛋白：$5g/L$。

生化类　肌酸激酶（CK）、天冬氨酸氨基转移酶（AST）正常。

血沉　$98mm/h$。补体 C_3 $409mg/L$。

抗核抗体（ANA）　$1：340$（+），均质型，抗双链 DNA（dsDNA）抗体（+）。抗 Sm、RNP、rRNP 及类风湿因子（RF）、抗中性粒细胞胞浆抗体（ANCA）、抗心磷脂抗体（ACL）均阴性。

三、诊断及辨证

诊断　中医：红蝴蝶疮。

　　　西医：系统性红斑狼疮。

辨证　热毒血瘀证。

四、鉴别诊断

类风湿关节炎　有少部分红斑狼疮患者在早期出现外周关节红肿，伴有不规则发热，而无面部红斑表现，类风湿关节炎的关节疼痛，多累及小关节，可有关节畸形，类风湿因子多阳性，病程较长。无红斑狼疮特有的皮损表现，查不到狼疮细胞。

脂溢性皮炎　除两颧部可见红斑外，在其他皮脂腺分泌较多的部位，如头皮、前胸、后背等处还可见类似红斑，边界不清，无萎缩及角质栓，无全身系统性损害。

皮肌炎　多从面部开始，皮损是以双眼睑为中心的紫蓝色水肿性红斑，多发性肌炎症状明显；肌酶升高，尿肌酸含量升高，肌电图提示肌源性损伤。

五、病因病机

主症分析　本例的主症是反复面部红斑 2 年，新发伴关节疼痛 3 天。特点为盘状面部红斑，皮肤损害多为慢性局限性，常同时累及全身多系统、多脏器，病变呈进行性经过。总由先天禀赋不足，肝肾亏虚而成。

次症分析　热毒蕴结肌肤，上泛头面，则面生盘状红斑；热毒内传脏腑，瘀阻于肌肉、关节，则见患者关节疼痛，肿胀拒按。脉细涩而数且患者自觉发热、乏力、疲倦则是病证日久，阴伤致火旺。舌暗红边有瘀点，苔薄黄则是热毒日久之象。

病机归纳　中医认为红斑狼疮主要是素体禀赋不足，脏腑亏虚，真阴不足，火热内盛，加之腠理不密，外邪入侵，内外火毒相搏，更使阴阳失调，气血失和，瘀阻脉络，五脏六腑受损，皮、肉、筋、脉、关节等失养而致病。毒热外泛皮肤而发为疹；瘀阻肌肉、关节，脏腑受损而为诸证。

六、治法方药

治法　凉血解毒，活血化瘀。

方药　犀角地黄汤加减。重楼 18g，白花蛇舌草 18g，生地 15g，赤芍 12g，丹皮 12g，升麻 9g，鳖甲（先煎）12g，凌霄花 12g，积雪草 15g，炒白术 12g，豨莶草 9g，生麦芽 12g。7 剂。每日 1 剂，水煎，早晚 2 次分服。

七、预防与调护

1. 避免日光曝晒，夏日应特别重视避免阳光直接照射，外出时应戴遮阳帽或撑遮阳伞，也可外搽避光药物。

2. 避免感冒、受凉，严冬季节对暴露部位应适当予以保护，如戴手套、穿厚袜及戴口罩等。

3. 避免各种诱发因素，对易于诱发本病的药物如青霉素、链霉素、磺胺及避孕药等应避免使用，皮损处忌涂有刺激性的外用药。

4. 忌食酒类等刺激性食品；有水肿者应限制钠盐的摄取；注意加强饮食营养，多食富含维生素的蔬菜、水果。

5. 注意劳逸结合，加强身体锻炼，避免劳累，病情严重者应卧床休息。

【评述】

红斑狼疮是一种可累及全身多脏器的自身免疫性疾病。多见于 15～40 岁女性。临床常见类型为盘状红斑狼疮和系统性红斑狼疮。其特点是盘状红斑狼疮好发于面颊部，主要表现为皮肤损害，多为慢性局限性；系统性红斑狼疮除有皮肤损害外，常同时累及全身多系统、多脏器，病变呈进行性经过，预后较差。

一、中医学认识

红蝴蝶疮，历代医家也称"阴阳毒""蝴蝶丹""鬼脸疮""马缨丹""日晒疮""温毒发斑"等。《金匮要略·百合狐惑阴阳毒病脉证治》指出："阳毒之为病，面赤斑斑如锦纹，咽喉痛，唾脓血……阴毒之为病，面目青，身痛如被杖，咽喉痛。"《诸病源候论·时气阴阳毒候》载："此谓阴阳二气偏虚，则受于毒。若病身重腰脊痛，烦闷，面赤斑出，咽喉痛，或下利狂走，此为阳毒。若身重背强，短气呕逆，唇青面黑，四肢逆冷，为阴毒。或得病数日，变成毒者；或初得病，便有毒者，皆宜依证急治。失候则杀人。"《诸病源候论·温病发斑候》也指出："夫人冬月触冒寒毒者，至春始发病。病初在表，或已发汗、吐、下而表证未罢，毒气不散，故发斑疹。""又冬月天时温暖，人感乖戾之气……至夏遇热，温毒始发于肌肤，斑烂隐疹，如锦文也。"

二、现代医学认识

现代医学对红斑狼疮病因尚未完全明了，目前认为与遗传因素、性激素、环境因素及其他因素有关。发病机制与患者的免疫异常有关，而其中免疫学改变又极其复杂多样，包括抑制性 T 细胞功能受损、B 细胞功能亢进产生多种自身抗体、细胞因子分泌及其受体表达异常、单核-吞噬细胞系统清除免疫复合物功能减弱、补体系统缺陷、NK 细胞功能失常等。

三、治疗关键

中医治疗多从补益肝肾、活血化瘀、祛风解毒入手。本病情况复杂，应根据临床实际情况采用中西医结合治疗。

四、预后及转归

红斑狼疮早期表现多种多样，若不及时治疗或治疗效果不佳，有累及其他脏器的可能。

五、名医经验

谭某，女，11 岁。初诊日期：2008 年 8 月 19 日。患者因左臀、腿部红斑逐渐增大 1 年余来诊。患者 1 年前无明显诱因出现左臀部及左大腿部红斑，初为鲜红色，如一元硬币大小，不痛不痒，未予重视，逐步增大如鸭蛋大小，方赴当地医院求治。行病理切片示：较多淋巴细胞、浆细胞、嗜酸性粒细胞浸润，考虑为脂膜炎，拟予糖皮质激素治疗，但因患者年龄尚小，恐影响发育，故未用。2008 年 7 月于某三甲医院诊治，当时左腿部红斑颜色鲜红与暗红相间，连成片状，增大如成人手掌；臀部皮损延及骶部，亦如成人手掌大。查 ANA 1∶100，ds-DNA（-），ENA（-），C_3、C_4正常，考虑为"深在性红斑狼疮"，予强的松 20mg/d 口服 1 个月，但皮损未见改善，遂求治于陈师。刻诊：左臀部皮损 20cm×15cm，左腿部近内侧连及腹股沟皮损 22cm×12cm，皮损颜色红紫相间，于中心区可见散在结痂及微黄色鳞屑，按之僵硬，偶有疼痒，扪之灼热；右面颊部有鸽蛋大小淡红色斑片；无关节疼痛，无脱发，无口腔溃疡；胃纳可，二便调；舌淡红，苔薄，脉细。西医诊断：深在性红斑狼疮。中医诊断：热毒发斑。辨证：热毒炽盛，血热瘀结。治法：清热解毒，凉血化瘀。方用犀角地黄汤加味：生地黄 12g，牡丹皮 15g，赤芍药 15g，水牛角 15g，紫花地丁 30g，红藤 30g，紫草 12g，青蒿 30g，苦参 15g，生甘草 9g，白花蛇舌草 30g。28 剂，水煎服。

二诊（9 月 17 日）：右颊部红斑略见增大，而左臀部、左大腿内侧红斑均已转为暗红色，略痒不痛，局部皮温微热，余无不适；舌淡红苔薄，脉小。因病情稳定，口服强的松已减为 17.5mg/d。今血热渐轻而瘀毒未除，且经年之疾，难以速去，故在前方清热凉血的基础上，更加清热解毒及活血化瘀之力。处方：生地黄 15g，玄参 12g，金银花 12g，败酱草 30g，赤芍药 24g，牡丹皮 15g，紫花地丁 30g，白花蛇舌草 30g，黄连 6g，黄柏 9g，生甘草 9g，青蒿 30g，莪术 9g，僵蚕 12g。28 剂。

三诊（10 月 14 日）：右颊部皮损如前；臀部及大腿部皮损色紫而暗，面积较前略有缩小，自觉大腿的皮损略有瘙痒感；舌质红，苔薄，脉小滑。强的松减为 12.5mg/d。血热瘀毒渐退，热毒乃阴伤所致，阴亏更增内留之热毒，故仍继滋阴凉血、清热化瘀之治。处方：生地黄 12g，知母 9g，黄柏 9g，赤芍药 15g，牡丹皮 12g，萆草 15g，苦参 9g，土茯苓 15g，水牛角 15g，紫花地丁 24g，莲心 9g，丹参 9g，莪术 9g。14 剂。

四诊（10 月 28 日）：右颊部红斑面积缩小，颜色转淡，臀、腿部皮损较前变软，略见凹陷；舌尖红，苔薄，脉数。强的松减为 10mg/d。血热痰瘀日久，肌肤失养，故治拟前方加败酱草 15g，夏枯草 9g，象贝母 15g，全蝎 3g，加强化痰通络软坚之力，予 28 剂。

五诊（11 月 25 日）：面部皮疹变小变淡，左臀及左腿皮疹色呈紫褐，范围明显缩小，无痛不痒；舌尖红，脉小数。强的松减为 5mg/d。药已取效，仍予凉血清热，滋阴补肾，解毒散结，活血通络之法。处方：生地黄 12g，牡丹皮 12g，赤芍药 12g，水牛角 12g，莪术 9g，地鳖虫 9g，夏枯草 9g，象贝母 12g，知母 9g，黄柏 9g，土茯苓 15g，僵蚕 9g，紫花地丁 15g，牛膝 15g，败酱草 15g。28 剂。

六诊（12 月 23 日）：面部皮疹色淡隐约可见，大腿及臀部皮损缩小过半，色淡褐，扪之不热，按之柔软，略显粗糙；舌尖红，苔薄，脉细小。停强的松。继续前方巩固疗效，加苦参 9g，生牡蛎 15g，丹参 15g。56 剂。近期随访，面部皮疹消退，大腿及臀部皮损消失，局部留有少量色素沉着，至今未复发。

按：本病患者为女性儿童，先天不足、肝肾亏损，纯阳之体，气血未充，以致热毒邪火易于内生；内生邪火又可进一步耗伤肝肾之阴，致使阴津耗伤，气血逆乱，阴阳失调，营热内郁，发于肌表现红发斑。热毒灼津成痰，津伤血涩成瘀，故本患者的皮损色鲜红与紫暗兼夹出现，扪之皮温灼热，触之皮肤僵硬粗糙，热痛痒发作，可知本病除有阴虚血热病理基础外，尚有痰瘀等病理产物。纵观本例所用方药，除以生地黄、牡丹皮、赤芍药、水牛角、紫草、玄参、青蒿等凉血清热，紫花地丁、红藤、白花蛇舌草、金银花、黄连、黄柏、知母、莲心、败酱草等清热解毒外，更以丹参、莪术、僵蚕、夏枯草、全蝎、象贝母、牡蛎、地鳖虫活血通络，化痰软坚散结，历经半年，而获显效。

[李红. 陈湘君辨治深在性红斑狼疮验案 1 则. 上海中医药杂志，2010，44（1）：30 - 31]

第六节　白　疕

【病例资料】

叶某，男，25 岁，学生。

主诉　全身起散在鳞屑性红斑 2 年余。

【诊疗思路】

一、中医四诊

局部：

望 1　皮损分布范围、皮损形态及颜色

——头皮、颈项、胸背和四肢皆有散在粟粒至绿豆大小的红色丘疹及斑丘疹，部分融合成片状肥厚性红色斑块，边界清楚，皮疹上覆有银白色鳞屑。

望2　头皮部有无束状发

——有。

望3　皮损处有无红肿、破溃、渗出或出血

——皮损基底潮红，无破溃和渗出。

闻　皮损处气味

——无。

问1　皮损发生、发展情况及诊疗过程

——2年前无明显诱因在躯干部出现粟粒样丘疹及斑丘疹，后泛发全身，部分融合成片，冬重夏轻，感冒后加重。曾先后到当地各大医院，诊断为"银屑病"，予以口服迪银片及外用药等联合治疗。

问2　异常感觉

——皮疹处轻度瘙痒，无疼痛。

按　搔刮皮损部位后，有无脱屑、薄膜现象和点状出血现象及同形反应

——任选一处皮损搔刮后，有银白色鳞屑脱落，基底有薄膜，轻刮薄膜，数秒钟内红斑表面出现小出血点，同形反应阳性。

全身：

望1　神、色、形、态

——得神，面色略黄少华，体形正常，步态自如。

望2　舌质、舌苔

——舌质红，苔薄黄。

闻　气味

——无。

问

——无恶寒发热，无汗；无头晕头痛，无周身疼痛不适；小便正常，大便略干结，二日一行；纳食尚可，无胸闷气短，无腹痛腹泻；无耳聋耳鸣，无口渴咽干；素体体健，无明显诱因，无吸烟史，平素少量饮酒，喜食辛辣、牛羊肉等食物。

切　脉象

——脉细略数。

二、辅助检查

血常规　未见明显异常。

血沉　12mm/h。

三、诊断及辨证

诊断　中医：白疕。

　　　　西医：银屑病（寻常型）。

辨证　血虚风燥证。

四、鉴别诊断

慢性湿疹　多生于四肢屈侧，瘙痒剧烈，鳞屑少，抓之无出血点，有色素沉着。疾病初期或急性发作时，有渗出倾向或轻微糜烂。

玫瑰糠疹　多发于躯干、四肢近端屈侧，皮损呈淡红色斑片，表面细薄糠粃状鳞屑，呈椭圆形，长轴与皮纹相一致。多数 1 ~ 2 月可以自愈。

白屑风　好发于头皮与腋窝、腹股沟等褶皱处，皮损边界不清，头发不呈束状，头皮部常有较多的灰白色或灰褐色油腻细小鳞屑，日久有脱发现象。

五、病因病机

主症分析　本例主症是全身鳞屑、红斑 2 年余，其特点是皮疹处轻度瘙痒无疼痛，有银白色鳞屑脱落，病史逾 2 年之久。究其原因不外乎是营血亏虚，血热内蕴，化燥生风，肌肤失于濡养。

次症分析　皮肤轻度瘙痒脱屑，脉细略数，乃是由于血少津亏，失润化燥，肌肤失于濡养，筋脉气血失于调和，血燥化风而成。

病机归纳　该患者平素喜食肥甘辛辣之品及荤腥发物，伤及脾胃，致使脾胃受损而化热生火，蕴于血分，血热生风而发；病程缓慢，气血运行不畅，以致经脉瘀阻，气血瘀结，肌肤失养而反复不愈。

六、治法方药

治法　养血滋阴，润肤息风。

方药　当归饮子加减。当归 15g，生地 30g，白芍 15g，何首乌 10g，防风 10g，黄芪 12g，白鲜皮 10g，刺蒺藜 10g，全蝎 3g，杏仁 6g，生甘草 5g。7 剂，每日 1 剂，水煎，早晚 2 次分服。

七、预防与调护

1. 少食肉类及脂肪，多吃新鲜蔬菜及水果，忌食辛辣、鱼腥、牛羊肉等，禁酒。
2. 生活规律，保持心情舒畅。
3. 不宜外用强烈刺激药物，不要过度搔抓，避免使用热水烫洗和肥皂等刺激物清洗患处。

【评述】

白疕是一种常见的易于复发的慢性炎症性皮肤病。临床表现为皮肤上出现鳞屑性红斑、丘疹、斑块，可进一步增多、扩大、融合累及全身，伴有皮肤弥漫潮红脱屑及随搔抓而有点状出血，或具有关节炎改变，或出现大量无菌性脓疱，并可累及眼、心、肝、胃肠道及肾等出现一系列症状。即西医学的银屑病。

一、中医学认识

白疕又称松皮癣、白壳疮，是以皮肤上起红色斑片，上覆多层白色鳞屑，刮除鳞屑后呈点状出血点为主症的皮肤病，西医称之为银屑病。古文献中对于白疕的记载病名各异，但对于白疕的形态和特点都做了详细的描述。明代《外科正宗》中称为"马皮癣""狗皮癣"，是顽癣的一种，有"马皮癣微痒，白点相连"，"狗皮癣白斑相簇"。清代《医宗金鉴·外科心法要诀》中有"白疕，俗名蛇虱，生于皮肤，形如疹疥，色白而痒，搔起白皮"。《外科大全》《外科证治全书》有"皮肤燥痒起如疹疥而色白，搔之屑起，渐至肢体枯燥，折裂血出痛楚"的描述。

二、现代医学认识

本病是一种慢性复发性皮肤病，不易根治，严重影响患者的身心健康。患者以青壮年居多，且男性多于女性，具有一定的遗传倾向。病因不明，多认为与免疫、细菌病毒感染、遗传等有关。临床上把银屑病分为四型：寻常型、关节病型、红皮病型和脓疱型。寻常型最常见，占95%以上。根据临床表现可分为进行期、静止期、退行期三期。关节病型、红皮型、脓疱型病情相对较重，在临床上四型往往相互并见。

三、治疗关键

治疗以凉血、活血、养血为法，内外治结合，积极控制症状，减缓皮损的全身性发展，减轻红斑、鳞屑等局部症状，避免复发和不良反应。

四、转归与预后

本病病程长，且反复发作，不易根治。多数患者冬季复发或加重，夏季缓解。

五、名医经验

本病多由风湿热毒蕴郁肌肤，或血虚风燥，肌肤失养，或情志抑郁，化热生风而发病。在治疗方面，除怡性悦情外，需集中祛风解毒、泄热散结之品，始可获效。朱师选用关白附、白花蛇舌草各20g，白蒺藜、白芍药、白僵蚕各40g，共研细末，每服6g，1日2次，名之曰"五白散"。其中白僵蚕散风泄热、解毒疗疮，白花蛇搜风通络，关白附辛散祛风，白蒺藜辛散苦泄，白芍药养血柔肝，所以对初、中期的牛皮癣甚为合拍。保证足够的睡眠，是有助于痊愈的。

[鄂永安. 朱良春论治皮肤病经验举要. 四川中医，2003，10：3-4]

第七节　风　热　疮

【病例资料】

张某，女，20岁，未婚。

主诉　胸背部及上肢皮疹伴瘙痒半月余。

【诊疗思路】

一、中医四诊

局部：

望1　皮疹分布特点

——皮损分布以躯干和四肢近端为主，部分皮损与皮纹走向一致，皮疹间为正常皮肤，手足心未见皮疹。

望2　单个皮损形态、颜色及鳞屑特点

——皮损为椭圆形的黄红色斑块，大小不等，基底红，并有细小白色糠秕状鳞屑，无渗液。

问1　皮疹初起情况

——半个月前自觉左腹部起一椭圆形指甲盖大小红斑，上覆少量银白色鳞屑，有痒感。

问2　皮疹发展情况

——数日后，胸背部及两侧上肢突然发起类似样红色皮疹，色红，粟粒至黄豆大小，痒感更加明显。

问3　皮疹反复情况及诊疗经过

——此次为第1次发病前来就诊，就诊前未用药。

按1　皮疹压之是否褪色

——皮疹压之褪色。

按2　鳞屑是否容易刮去，有无点状出血

——鳞屑易刮之，刮之无点状出血。

全身：

望1　神、色、形、态

——得神，面色潮红，体形偏瘦，步态自如。

望2　舌质、舌苔

——舌红，苔薄黄。

闻1　呻吟、太息、谵语、呃逆、嗳气

——无

闻2　气味

——无。

问

——无恶寒发热，无汗；无头晕头痛，无周身疼痛不适；小便略黄，大便秘结；纳食尚可，胸闷气短，无腹痛腹泻；无耳鸣耳聋，心烦口渴；素体体健，无明显诱因。

切　脉象

——脉浮数。

二、辅助检查

血常规 白细胞 $4.8 \times 10^9/L$；血红蛋白：123g/L；血小板计数：$192 \times 10^9/L$。

大便常规 隐血（-）。

三、诊断及辨证

诊断 中医：风热疮。
　　　西医：玫瑰糠疹。

辨证 风热蕴肤证。

四、鉴别诊断

圆癣 一般皮疹数目不多，中心有自愈倾向，四周有红晕、丘疹、小水疱等，真菌镜检可见到菌丝。

紫白癜风 多发于胸背、颈侧、肩胛等处；皮损为黄豆至蚕豆大小的斑块，微微发亮，先淡红或赤紫，将愈时呈灰白色斑块。

白疕 皮损为大小不等的红色斑块，其上覆有较厚的银白色鳞屑，搔抓后有露珠样点状出血，病程较长，易在冬季复发。

面游风 多见于头皮、颜面，有油腻性鳞屑，躯干部皮损排列无特殊性，亦可在腋窝、外阴、肩胛区发疹，痒感较著。

五、病因病机

主症分析 本例主症是胸背部及上肢皮疹伴瘙痒，其特点是以躯干和四肢近端为主，有细小白色糠秕状鳞屑，无渗液，有痒感，基底色红，说明病情为风热外袭，郁闭肌肤，闭塞皮肤腠理，肌肤失却濡养发而为病。

次症分析 津液不足，心神失养，故心烦。津液不能上滋，故生口渴。舌红，苔薄黄，脉浮数为风热外邪闭塞腠理的征象。

病机归纳 风热外袭，血热内蕴，风热血热凝滞，闭塞腠理，以致营血失和，热邪化燥伤津，肌肤失养而生皮疹。

六、治法方药

治法 祛风清热，凉血解毒。

方药 凉血消风散加减。生地 20g，金银花 20g，连翘 10g，知母 10g，赤芍 10g，丹皮 10g，生石膏 20g，千里光 10g，地肤子 10g，白鲜皮 10g，甘草 6g，蝉蜕 6g，胡麻仁 15g。7 剂。每日 1 剂，水煎，早晚 2 次分服。

七、预防和调护

1. 保持心情舒畅，不食辛辣及鱼腥发物。

2. 注意皮肤清洁卫生，忌用热水烫洗。

3. 多饮水，保持大便通畅。

【评述】

风热疮是一种斑疹色红如玫瑰、脱屑如糠粃的急性自限性皮肤病。亦称风痒。相当于西医的玫瑰糠疹。其特点是：初发多在躯干部先出现玫瑰红母色斑，上有糠粃样鳞屑，继则分批出现较多、形态相仿而较小的子斑。本病多见于青年人，以春秋两季好发。

一、中医学认识

本病乃中医六癣中之"风癣"。一般认为主要因血热内蕴，外感风邪，致风热客于肌肤，腠理闭塞，营血失和而发病；或风热日久化燥，灼伤津液，肌肤失养而致。风热疮以实证阳证者居多，以血热风盛型最常见，但亦有少数迁延数月而表现为虚证者。其发病系由血热内蕴，外受风邪而致腠理闭塞，郁久化热而生燥。血热内蕴为其本，风热邪毒外侵为其标。

二、现代医学认识

玫瑰糠疹病因至今不明，因为本病有季节性发作，皮疹有自限性，很少复发。玫瑰糠疹与病毒感染的关系众说纷纭，但多数学者认为和病毒感染有关。有关本病与变态反应的关系，目前已有许多研究直接或间接地表明本病患者体内存在着免疫学方面的异常改变，如国内外有许多关于紫外线照射可以减轻玫瑰糠疹的报道。Alba 等对玫瑰糠疹进行组织学和免疫学研究，发现皮损真皮浅层血管周围有大量抗 HLA – DR 单克隆抗体、抗 T 细胞抗体相关的淋巴细胞浸润，提示皮损部位表皮内存在免疫反应。近年有关玫瑰糠疹的免疫学表现，已经证实的有：皮损内浸润的细胞主要为辅助（诱导）T 淋巴细胞；表皮、真皮乳突内朗格汉斯细胞明显增多；角质形成细胞出现 HLA – DR 抗原的表达等。大量的流行病学和实验室研究认为：玫瑰糠疹可能存在病毒感染，机体感染某种病毒后，通过体液免疫或细胞免疫引起组织损伤，但确切的病原体和发病机制还不明确，本病的病因在病毒感染和免疫异常方面仍有广阔的探讨和研究的空间。

三、治疗关键

本病以疏风清热止痒为主要治法。初期以疏风清热为主；后期以养血活血为主。

四、转归与预后

本病具有自限性，一般 2 个月痊愈，少数患者病程可达半年，因而治疗本病重在缩短病程。

五、名医经验

贺某，男，28 岁。

主诉：全身瘙痒起红疹已 10 天。

现病史：10 天前发现胸背两胁部起红色黄状皮疹，瘙痒，很快发展至四肢，剧痒。曾经本单位卫生所及某医院治疗无效。检查：躯干、四肢近端散发红色米粒至高粱大的丘疹，两腋下及胁部有明显稍大之横列椭圆形之皮疹，边缘有菲薄鳞屑，皮疹之间可见正常皮肤。

西医诊断：玫瑰糠疹。

中医辨证：血热外受风毒。

立法：凉血疏风，清热解毒。

方药：赤白芍各 12g，当归 9g，茜草根 9g，白茅根 30g，蝉衣 6g，浮萍 3g，白鲜皮 30g，刺蒺藜 15g，金银花 15g，生枳壳 9g，生甘草 9g。外用寒水石面 15g，炉甘石面 15g，滑石粉 30g，冰片 1.5g，加水至 200mL 混匀外用。

前方连续服用 8 剂而治愈。

（选自《赵炳南临床经验集》）

第八节　天　疱　疮

【病例资料】

王某，男，43 岁。

主诉　背部起红斑水疱半年余。

【诊疗思路】

一、中医四诊

局部：

望 1　皮疹部位、大小、数量

——面部两颊有融合成片的红斑，表面隐约可见水疱，前胸、背部可见散在红斑、水疱，部分融合成片。

望 2　是否正常皮肤上起疱

——正常皮肤黏膜上起水疱。

望 3　皮损是否易破，有无渗液、结痂

——皮损部皮肤有轻度水肿，水疱易破，伴有渗出、糜烂、结痂，并掺杂有色素沉着。

望 4　口腔有无损坏

——无。

闻　渗液有无臭秽

——无。

问 1　病程长短

——起红斑水疱半年余。

问 2　是否伴瘙痒或疼痛

——伴轻度瘙痒，无明显疼痛。

问 3　水疱是否易破，是否伴有渗液，渗液有无异味

——易破，伴渗液，无明显异味。

问4 皮损演变情况及诊疗过程

——半年余前右背部起一樱桃大小的水疱，发痒，有渗出液和结痂。10 天前皮损发展到腋下及前胸，约 4~5 块，鼻两侧也陆续出现红斑、水疱、破溃、结痂，口腔内无损害。经某医院确诊为"天疱疮"后，曾服用氨苯砜等多种西药，但未能控制病情的发展；后又给予静滴氢化考的松针、维生素 C 针 1 周，症状稍有减轻，停药后症状复发，新水疱出现；改服用地塞米松，肌肉注射促肾上腺皮质激素，剂量不详，病情时轻时重，未能控制，新疱不断发生。

按 尼氏征

——阳性。

全身：

望1 神、色、形、态

——得神，面色略黄少华，体形正常，步态自如。

望2 舌质、舌苔

——舌质红，舌体胖，苔薄黄。

闻 气味

——无。

问

——无高血压、糖尿病、消化道溃疡、肝炎、结核病史及家族史。无恶寒发热，无汗；无头晕头痛，无周身疼痛不适；大便溏；纳食尚可，无胸闷气短，无腹痛腹泻；无耳聋耳鸣，无口干口渴；素体体健。

切 脉象

——脉沉细缓。

二、辅助检查

血常规 白细胞计数：9.8×10^9/L；血红蛋白：121g/L；血小板计数：132×10^9/L。

皮肤组织病理 右背部新发水疱组织切片 HE 染色显示基底层上方水疱、棘层松解，疱内可见浆液及少量棘层松解细胞，表皮未见角化不良细胞，真皮浅层见少量炎症细胞浸润；直接免疫荧光检查显示表皮细胞间 IgG 和 C_3 呈网状沉积，基底膜带未见 IgG 及 C_3 沉积。

三、诊断及辨证

诊断 中医：天疱疮。

西医：天疱疮（红斑型）。

辨证 脾虚湿蕴证。

四、鉴别诊断

类天疱疮 多发生于老年人，水疱紧张，不易破溃，糜烂面较易愈合，尼氏征阳性，口腔受累少见。组织病理示表皮下的水疱，直接免疫荧光是表皮基底膜带有 C_3 或 IgG 线状沉积。

重症多形红斑型药疹 发病突然，病情发展迅速，有较重的前驱症状，全身情况严重。有水肿性红斑、水疱、血疱、淤斑等，眼部损害发生率高且严重，多有用药史，组织病理表现为表皮下水疱形成。

五、病因病机

主症分析 本例主症是背部红斑水疱半年，其特点是，皮肤黏膜上水疱易破，伴渗液。病由脾虚不能运化水湿，湿邪内蕴，久而化热，湿热交阻浸淫肌肤而成。

次症分析 湿热之邪蕴于肌表，以致气机不畅，疏泄障碍，熏蒸皮肤，故而皮肤水肿、渗液；舌质红，舌体胖，苔薄黄，便溏，脉沉细缓乃是脾虚湿郁的具体表现。

病机归纳 脾虚不运，湿阻中焦，水湿内蕴，郁久化热，复感外邪，内外之邪搏结于肌肤，发而为病。

六、治法方药

治法 健脾利湿，清热解毒。

方药 生白术 10g，生枳壳 10g，生薏米 30g，生扁豆 10g，茯苓皮 15g，冬瓜皮 30g，车前子 15g，泽泻 15g，丹皮 10g，赤芍 10g，白茅根 30g，重楼 15g，白花蛇舌草 30g，鱼腥草 30g。7 剂。每日 1 剂，水煎，早晚 2 次分服。

七、外治法

局部外用化毒散膏加去炎松膏混匀薄敷。

八、预防与调护

1. 进食高热量、高维生素、高蛋白质、清淡易消化的食物。鼓励患者多饮水，以补充热量和水分的消耗，选择半流质食物，如鸡蛋羹、牛奶、水果、蔬菜汁、软米饭等。另外，注意食物温度适宜，质软，应减少食物对患者口腔黏膜的不良刺激。

2. 睡前、晨起、进食前后，用生理盐水或漱口液交替漱口，同时注意观察口腔有无霉菌感染；指导患者饭前便后洗手，注意饮食卫生，进食生冷食物。

3. 指导患者睡前用 1:5000 的高锰酸钾溶液清洗外阴，使用后用 1:2000 洗必泰擦洗肛门。勤换内衣，穿着棉质柔软衣服，注意避免划伤、擦伤。

4. 保持心情舒畅，积极配合治疗，若治疗规律，多数患者可逐渐停药达到痊愈，平均需要 5 年以上。部分患者需要终身维持治疗。

【评述】

天疱疮是一组由表皮松解引起的自身免疫性慢性大疱性皮肤病。特点是皮肤及黏膜上出现松弛性水疱或大疱，疱易破呈糜烂面，棘细胞松解征（尼氏征）阳性，组织病理为表皮内水疱，血清中和表皮细胞间存在 IgG 型的抗桥粒芯糖蛋白抗体（天疱疮抗体）。

一、中医学认识

中医亦称为"火赤疮"。中医学认为，本病由心火旺盛，脾湿内蕴，复感风湿热毒之邪，以致火毒夹湿，内不得泄，外不能出，流溢肌肤之间而成。久病湿热毒邪化燥，耗气伤阴，则致气阴两伤。

二、现代医学认识

病因未明，可能为抗天疱疮抗原抗体介导的器官特异性自身免疫疾病。好发于中年人，男性多于女性。临床多数患者表现为寻常型天疱疮，此外还有增殖型天疱疹、落叶型天疱疮、红斑型天疱疮和特殊类型天疱疮如副肿瘤性天疱疮、药物诱导性天疱疮、IgA 型天疱疮、疱疹样天疱疮等。

三、治疗关键

注重中西医治疗相结合，内治外治相结合，局部和全身相结合，辨证与辨病相结合。治疗目的在于控制新皮损的发生，防止继发病变，同时防止并发症。

四、预后与转归

预后不良。目前天疱疮死亡的主要原因是继发感染，预防的关键一是避免不必要的超量给予糖皮质激素等免疫抑制剂，二是尽可能早地找到感染依据，给予抗生素。

五、名医经验

孙某，女，38 岁，1990 年 10 月 26 日初诊。病史：1 年前患者反复在躯干四肢出现大疱，大疱以前胸居多，疱破后形成糜烂面，久不愈合，口腔亦有类似损害，曾在某医院诊为"寻常型天疱疮"。住院服泼尼松治疗 5 个月，水疱基本控制，出院时右大腿仍有一小片糜烂面，泼尼松维持量 30mg/d，后减至 15mg/d。近 2 周水疱逐渐增多，遵医嘱泼尼松量增至 30mg/d，病情未能控制而来就诊。患者平素体弱，乏力倦怠，口干引饮，心慌气短，纳可，二便调。诊查：躯干四肢可见散在蚕豆大小的水疱，部分水疱易破，形成糜烂面，皮损以前胸较多，未破水疱液清，尼氏征阳性，双侧臂外各有一块手掌大小的糜烂面，表面潮湿有腥臭气，口腔内可见片状糜烂面。血尿常规检查未见异常。舌体胖，舌质红，苔薄白略腻，脉沉细缓。

西医诊断：寻常型天疱疮。

中医诊断：天疱疮。

辨证：脾虚湿毒内蕴。

治法：健脾益气，除湿解毒。

处方：白术 10g，茯苓 15g，枳壳 10g，薏米 30g，白鲜皮 30g，车前子 15g，泽泻 15g，茵陈 10g，藿香 10g，黄连 10g，黄芩 10g，鱼腥草 15g，重楼 15g，白花蛇舌草 30g。

原用泼尼松每日 30mg，继续服用。局部外用湿敷散调甘草油加 1% 氯霉素粉。对未破大疱用消毒空针将疱液吸出，外涂 1% 甲紫。

二诊：服药14剂，新疱未见增多，糜烂面部分干燥，自觉轻微瘙痒，睡眠欠安。前方加首乌藤30g，继服14剂。泼尼松每日量减5mg。

三诊：未见疱疹再发，原皮损基本消退，患者口干渴不欲饮，舌质红苔少，自觉手足心发热。前方去黄芩、黄连、藿香、鱼腥草，加南北沙参30g，石斛15g，旱莲草15g。继服中药，以巩固疗效。

（选自《朱仁康临床经验集》）

第九节 葡 萄 疫

【病例资料】

杨某，男，10岁。

主诉 双下肢瘀点瘀斑半月。

【诊疗思路】

一、中医四诊

局部：

望1 发生部位、大小、颜色、形态

——双下肢伸侧及臀部密布暗红色瘀点瘀斑，针尖到黄豆大小，皮损间皮肤正常，未见血疱，无明显渗液及脱屑。

望2 分布情况

——皮损对称分布。

问 发病诱因及诊疗情况

——感冒发烧、咽喉部疼痛，在当地医疗所输液后烧退（具体用药不详）。

按1 皮损是否高出皮面

——皮损部略高出皮面，抚之不碍手。

按2 皮损是否压之褪色

——压之不褪色。

全身：

望1 神、色、形、态

——精神萎靡，面色略黄，体形正常，步态自如。

望2 舌质、舌苔

——舌质红，舌形、舌态未见明显异常，苔黄厚腻。

闻 言语是否清晰、音量、音质

——语声低微、言语清晰。

问

——伴有腹痛腹泻，以脐周疼痛为主，无关节疼痛；无便血及肉眼血尿；食欲不振，溲赤，便滞。

切 脉象

——脉濡细。

二、辅助检查

血常规 白细胞计数：$9.8 \times 10^9/L$。

大便常规 隐血（－）。

尿常规 蛋白（＋），红细胞 5~6 个/HP；肝肾功能正常；补体 C_3、C_4、CH_{50} 正常；抗 DNA、RNA 抗体（－），ENA 多肽抗体七项（－）；IgA、IgG、IgM 正常；出血和凝血时间正常、APTT 正常。

三、诊断及辨证

诊断 中医：葡萄疫。

西医：过敏性紫癜（胃肠型）。

辨证 湿热蕴结，瘀阻脉络证。

四、鉴别诊断

血小板减少性紫癜 除皮肤紫癜外，常有鼻出血，牙龈等黏膜和内脏出血，脾常肿大，血小板数目减少，出血时间、凝血时间延长。

维生素 C 缺乏症 齿龈肿胀、糜烂，口腔黏膜常见出血，皮肤稍经碰伤，即出现瘀斑，维生素 C 治疗有效。

血友病 有家族遗传史，可因轻微外伤而有严重出血，凝血时间延长。

五、病因病机

主症分析 本例主症是双下肢皮疹，为暗红色瘀点瘀斑，未见血疱，无明显渗液及脱屑。病前有明显诱因，提示湿热（毒）邪侵犯人体，蕴而化热，湿与热蕴结，而致血行不畅，迫血妄行，血不循经，溢于脉外。审证求因，充分说明本症是湿热蕴结，瘀阻脉络所致。

次症分析 湿热蕴结中焦，故腹痛腹泻。舌质红，苔黄厚腻，脉脉濡细，说明该病为湿热蕴结之证，苔脉与证相符。

病机归纳 由于禀赋不耐，湿热（毒）邪侵犯人体，风热相搏或热毒炽盛，扰动血络，导致迫血妄行，离经之血外溢肌肤而发斑。

六、治法方药

治法 清热利湿，凉血消斑。

方药 白花蛇舌草 30g，半枝莲 15g，当归 15g，苍术 15g，白茅根 30g，生地 15g，紫草 15g，赤芍 15g，小蓟 30g，藕节 15g。7 剂。每日 1 剂，水煎，早晚 2 次分服。

七、预防与调护

1. 避免服用可致敏的食物和药物，忌食辛辣发物。

2. 预防上呼吸道感染，如有感染病灶，应该加以去除。

3. 注意适当休息，加强皮肤护理，防治外伤。

4. 保持心情舒畅，积极配合治疗。

【评述】

葡萄疫相当于西医学的过敏性紫癜，是一种常见的血管变态反应性疾病。是由于机体对某些致敏物质发生变态反应，引起广泛小血管炎，导致毛细血管通透性和脆性增加而引起渗出性出血和水肿。临床特点除皮肤紫癜外，常有过敏性皮疹、关节肿痛、腹痛、便血和血尿等。常发于 2~8 岁的儿童，男性多于女性，冬春季发病多。

一、中医学认识

葡萄疫属中医"血证"范畴，《医宗金鉴·外科心法要诀》有"此证多因婴儿感受疠疫之气，郁于皮肤，凝结而成"的记载。《诸病源候论》云："斑毒之病，是热气入胃，而胃主肌肉，其热夹毒蕴积于胃。毒气熏发于肌肉，状如蚊蚤所啮，赤斑起，周匝遍体。""凡荣卫大虚，脏腑伤损，血脉空竭，因而恚怒失节，惊恐过度，暴气逆溢，致令腠理开张，血脉流散也。"唐宗海于《血证论》中指出"既然是离经之血，虽清血、鲜血，亦是瘀血"，"瘀血在经络脏腑之间，则周身作痛，以其阻塞气之往来，故滞碍而痛，所谓痛则不通也"。《丹溪心法》在总结以往外感发斑的基础上，又明确提出了内伤发斑的理论，认为发斑有"伤寒发斑""温毒发斑""内伤发斑""阴证发斑"的不同。

二、现代医学认识

本病病因复杂，细菌、病毒、食物和药物等均可导致发病，恶性肿瘤和自身免疫疾病亦为可能病因。发病机制可能为Ⅲ型超敏反应，抗原抗体结合形成的循环免疫复合物在血管壁沉积，激活补体，导致毛细血管和小血管壁及其周围产生炎症，使血管壁通透性增高，从而产生各种临床表现。

三、治疗关键

本病中医治疗的总法则是清热解毒、凉血止血、化瘀消斑，使热清血宁，瘀血得化，血行常道，则病得以痊愈。在治疗方法上应该内治和外治相结合，标本兼顾，才能达到较好的效果。

四、预后与转归

紫癜性肾炎是影响过敏性紫癜预后的关键。对于出现较多肾外症状的患儿，应反复多次地动态观察尿常规变化，警惕过敏性紫癜性肾炎的发生。国内报告约 25%~60% 小儿患者病程中有尿检异常；如以肾活检为准，则 90% 以上有程度不等的肾受累。

五、名医经验

郭某，男，15 岁。2006 年 5 月 7 日初诊。皮肤紫癜反复出现 3 月余。3 个月来患儿皮肤反复出现紫癜，前医诊断为过敏性紫癜，给予激素治疗 8 天，用药则紫癜消，停药复出。为求中医治疗而来我院，诊断为"紫斑（过敏性紫癜性肾炎）"。症见皮肤紫癜，不痒，大便日一行，紫癜出则胃痛，紫癜消则痛止。查其双下肢皮下出血，咽部充血，舌质红，苔薄白，诊其脉滑数。

实验室检查尿 Rt：Pr（＋）；BLD（＋＋＋）；RBC：10～15 个/HP。

此为毒热蕴结，迫血妄行之紫斑，法当清热解毒，凉血止血，以中药自拟方治疗。处方：紫草 15g，牡丹皮 15g，侧柏叶 20g，茜草 20g，仙鹤草 30g，白茅根 30g，生地黄 15g，焦山栀 10g，小蓟 30g，蒲黄 15g，海螵蛸 15g，白芍 20g，当归 15g，桂枝 15g，玄参 15g，麦冬 15g，金银花 30g，连翘 20g，甘草 15g。14 剂。水煎 200mL，每服 100mL，早晚各 1 次。嘱其忌海鲜、鸡蛋等，避免外感。

二诊：服药 14 剂后，紫癜未出，晨起服药后胃脘不适。舌质红，苔薄白，脉滑。尿常规：RBC：10～15 个/HP；BLD（＋＋），Pr（－）。病人脾气虚，胃中寒，故服寒凉药后胃脘不适。治以健脾温中为主，兼凉血收敛止血，以中药自拟方投之。处方：白术 15g，茯苓 15g，砂仁 10g，陈皮 15g，仙鹤草 20g，茜草 20g，蒲黄 15g，桂枝 10g，白芍 15g，三七粉 10g，小蓟 30g，水牛角 20g，焦山栀 10g，炮姜 10g，藕节 15g，地榆炭 15g，贯众炭 15g，棕榈炭 15g，当归 20g，甘草 15g。14 剂。水煎 200mL，每服 100mL，早晚各 1 次。

三诊：服药 14 剂后，皮肤紫癜新出 3～4 天，散在分布，较以前少。舌质红，苔薄白，脉滑。尿常规：RBC：24～30 个/HP；BLD（＋＋＋）；Pr（－）；WBC：2～4 个/HP。本病病程较长，紫癜反复出现，此乃气血亏虚，气不摄血，脾不统血，血溢脉外所致。故治拟于清热凉血治标的基础上，益气养血治本，标本同治。方拟小蓟饮子合黄芪建中汤。处方：侧柏叶 20g，藕节 20g，小蓟 30g，白茅根 30g，生地黄 15g，蒲黄 20g，焦山栀 15g，仙鹤草 30g，地榆 20g，牡丹皮 15g，黄芪 30g，桂枝 10g，白芍 15g，当归 20g，甘草 15g。14 剂。水煎 200mL，每服 100mL，早晚各 1 次。

四诊：服药 14 剂后，无明显自觉症状，紫癜未复出，耳根部有红斑、渗出。尿常规：RBC：1～3 个/HP；BLD（＋＋＋）；Pr（－）；WBC：0～1 个/HP。病情好转，但耳根部有红斑、渗出，说明病人热毒之邪未去，上攻于耳。治拟清热凉血解毒，佐以养血。处方：侧柏叶 20g，藕节 20g，小蓟 30g，蒲黄 15g，仙鹤草 30g，金银花 30g，连翘 20g，焦山栀 15g，牡丹皮 15g，桔梗 15g，白芍 15g，甘草 15g，当归 20g，蒲公英 20g，天花粉 15g。水煎 200mL，每服 100mL，早晚各 1 次。

［刘淑红．国医大师张琪教授辨治小儿过敏性紫癜验案赏析．光明中医，2011，26（2）：212－214］

第十节 粉 刺

【病例资料】

程某，男，20 岁，未婚。

主诉 反复额面部皮疹 6 余年，加重 1 周。

【诊疗思路】

一、中医四诊

局部：

望1　皮疹部位、形态、大小、颜色

——额面部密布小疹，红肿，米粒大小，数十颗；面色潮红，皮肤油腻。

望2　面部是否有脓疱、水疱、囊肿

——面部有两个小脓疱，无水疱及囊肿。

望3　有无溃口，溃口数目，溃口流滋情况，流滋的量、色、质

——有一处溃破口，溃口处流出脓液，白色脂质样，质稀，量较少。

望4　有无疮口凹陷畸形以及分泌物

——面颊部见3个干性凹陷性疤痕，无分泌物。

望5　血痂及结节，分布情况

——有。分布在额部，面颊部少许。

望6　颜面部皮肤色泽变化

——以前疮口处见部分色素沉着。面色潮红，皮肤油腻。

闻　流滋有无臭秽

——无。

问1　皮损大小范围有无变化

——6年间额部只偶见小丘疹及脓疱，近1周波及全额及面颊。

问2　小丘疹及脓疱反复发作情况

——6年间额部只偶见小丘疹及脓疱，未经治疗自愈，留有色素沉着，部分脓疱挤压愈后留有凹陷性疤痕，不久他处又发。一周前吃火锅后又熬夜，次日额面部密布小疹，红肿灼热疼痛，3日之后见脓疱。

问3　诊疗经过

——从未用药物治疗，只用抗痘洁面乳，近周加重后服抗生素未见效。

问4　皮疹处有无破溃流滋

——脓疱溃破后有流滋，或挤压后有白色或淡黄色脂栓流出。

问5　是否有疼痛灼痒

——自觉轻度瘙痒，挤压溃破时感觉疼痛，痛痒交作。

问6　是否有饮食偏嗜及其他不良生活习惯

——平素喜吃烧烤及甜食，经常熬夜，每于吃烧烤或火锅后即起小脓疱。

问7　其他部位是否还有疹子

——除面额部外，偶见背部、颈部少许。

按　患处触痛感、肤温

——用棉签触皮疹有疼痛感，患处皮肤温度较正常者高。

全身：

望1　神、色、形、态

——得神，面色潮红，皮肤油腻，体形正常，步态自如。

望2　舌质、舌苔

——舌质红，苔薄黄。

闻1　呃逆、嗳气、太息

——无。

闻2　气味

——无。

问

——发热，不恶寒，无汗；无头晕头痛，无周身疼痛不适；大小便正常；纳食尚可，无胸闷气短，无腹痛腹泻；无耳聋耳鸣，口干口渴；素体体健，无明显诱因。

切　脉象

——脉细稍数。

二、诊断及辨证

诊断　中医：粉刺。

　　　　西医：痤疮。

辨证　相火偏旺，风热邪毒证。

三、鉴别诊断

酒渣鼻　又名玫瑰痤疮，是一种发生于面部中央的慢性皮肤炎症，因鼻色紫红如酒渣，故名酒渣鼻。其发病特点是：好发于中年人，损害为面部中央及鼻尖弥漫性红斑、丘疹、脓疱及毛细血管扩张，皮疹以鼻准、鼻翼为主，两颊、前额也可发生，但绝不累及其他部位，晚期形成鼻赘。

职业性痤疮　是指在生产劳动中接触矿物油类或某些卤代烃类等引起的皮肤毛囊、皮脂腺系统的慢性炎症损害。常发生于接触沥青、石蜡、机油的工人。其发病特点是：丘疹密集，痤疮样皮损，伴毛囊角化，除面部外，常侵犯手背、前臂、肘及膝等接触部位。

颜面播散性粟粒性狼疮　又称面部粟粒性狼疮、毛囊性粟粒性狼疮。多见于成年人；皮损好发于眼睑、颊部及鼻附近，常对称分布；基本损害为2～3cm 直径孤立散在或相互融合的结节，皮疹呈淡红、紫红或淡褐色，以玻片压之可见苹果酱色。质软、光滑、半透明状。

四、病因病机

主症分析　本例的主症是额面部反复皮疹。额面皮疹多为红色粟粒大小丘疹及脓疱，触之有疼痛感。究其原因不外乎素体相火偏旺，肺经郁热，湿毒互结，上蒸于颜面部而致。

次症分析　本例患者素体相火偏旺，喜辛辣肥甘厚味，故而易致湿热内蕴；面色潮红，皮肤油腻乃是毒邪循经上逆头面的表现。复受风热之邪，熏蒸于面部，则起红色小丘疹，痛痒交作；舌质红，苔薄黄，脉细稍数均是相火偏旺，风热邪毒的表现。

病机归纳　本病多由于素体相火偏旺，肺经郁热，复受风热之邪，熏蒸于面部，加之过食辛辣肥甘厚味，助湿化热，湿毒互结，循经上蒸于颜面部，致使病情加重，皮疹增多。

五、治法方药

治法　滋阴降火，凉血解毒。

方药　知柏地黄丸加减。知母 20g，黄柏 15g，赤芍 10g，泽泻 15g，生地 15g，虎杖 12g，茯苓 15g，地肤子 9g，紫花地丁 12g，薏苡仁 10g，蝉衣 15g。7 剂。每日 1 剂，水煎，早晚 2 次分服。

六、外治法

留少许中药汤汁，用纱布醮药汁涂擦面部。

七、预防与调护

1. 经常用温水、硫黄肥皂洗脸，皮脂较多时，可每日洗 3～4 次，以减少油脂附着面部堵塞毛孔。

2. 禁止用手挤压皮损，以免引起感染、愈后留有凹陷性疤痕。

3. 忌食油腻、辛辣及糖类食品以及含咖啡类饮料，多吃新鲜蔬菜、水果，保持大便通畅。

4. 生活起居有规律，忌过度紧张和夜寝过迟。

【评述】

粉刺相当于西医的痤疮，是由于毛囊及皮脂腺阻塞、发炎所引发的一种慢性炎症性皮肤病，是美容皮肤科的最常见的病种之一。因典型皮损能挤出白色半透明状粉汁，故称之粉刺。本病好发于面部、颈部、胸背部、肩膀和上臂；多见于青春期男女。其临床特征为皮肤散在性白头粉刺，黑头粉刺，炎性丘疹、脓疱、结节、囊肿，伴皮脂溢出。青春期多见，但也不完全受年龄阶段的限制，除儿童外，发病率约有 80%～90%。

一、中医学认识

粉刺又称痤疮，早在两千多年前，《内经》对粉刺已有论述，《素问·生气通天论》曰："汗出见湿，乃生痤弗。""劳汗当风，寒薄为皶，郁乃痤。"张介宾注："形劳汗出，坐卧当风，寒气薄之，液凝为皶，即粉刺也，若郁而稍大，乃成小节，是名曰痤。"揭示了粉刺的病因及发病机理。晋·葛洪《肘后备急方》云："年少气充，面生疱疮。"认识到发病与年龄有关，乃青春期气盛阳旺使然。《医宗金鉴·外科心法要诀》谓："肺风粉刺，此症由肺经血热而成，每发于鼻面，起碎疙瘩，形如黍屑，色赤肿痛，破出白粉汁。日久皆成白屑，宜内服枇杷清肺饮，外敷颠倒散，缓缓自收功也。"由此可见，前人认为粉刺病位在肺，由风热、湿热、血热所致，每以清热、利湿、凉血等法治疗，枇杷清肺饮是其代表方。

二、现代医学认识

痤疮病因复杂，目前认为与雄性激素、皮脂腺功能亢进，及毛囊皮脂腺导管角化异常、毛囊皮脂单位中微生物（如痤疮棒状杆菌、糠秕孢子菌）的作用等有关。其中，痤疮丙酸杆菌是定居在人类皮肤毛囊皮脂腺滤泡中最主要的微生物，在皮肤正常状态及痤疮形成时均存在，在痤疮的多个致病因素中起核心作用，形成粉刺、丘疹、脓疱、结节等损害。

临床上根据皮损的主要临床表现可以分为丘疹性痤疮、囊肿性痤疮、脓疱性痤疮、结节性痤疮、聚合性痤疮等类型。

三、治疗关键

去除诱发因素，改善皮肤损害，避免留下碍容性瘢痕，中医以内外结合治疗为主。

四、转归与预后

通过中医的辨证论治，合理用药，再加上四时调理，痤疮是完全可以预防和治愈的。需要注意的是：避免乱用化妆品，不要挤压，以免感染，或引起炎症扩散。

五、名医经验

刘某，男，21 岁。主诉：脸面出现痤疮疙瘩成囊症状，已 3 年。现病史：3 年前脸面经常出现痤疮，开始起黑头粉刺，面部油多发亮，并起脓疱及囊肿，痒痛相间，挤出脓后形成瘢痕疙瘩，时轻时重，缠绵不断，屡治无效。检查：面颊部可见密集之黑头粉刺，散在脓疱、囊肿，成萎缩性瘢痕；两颊部可见瘢痕疙瘩，皮脂溢出明显；颈部、前胸、后背亦见多数类似之损害。脉弦滑，舌质红绛。中医诊断：面疱；西医诊断：囊肿性痤疮。治疗：清热凉血，消痰软坚。药用：生地 30g，丹皮 9g，赤芍 9g，公英 15g，蚤休 9g，夏枯草 9g，昆布 9g，海藻 9g，炒三棱 9g，炒莪术 9g。先后服 21 剂，逐渐趋轻，囊肿较平，已不常起脓肿，后即改制成丸剂，便于长期服用。方如：生地 60g，丹参 60g，赤芍 60g，昆布 30g，海藻 30g，炒莪术 60g，公英 60g，蚤休 60g，夏枯草 60g。研末，水泛为丸，日服 2 次，每次服 9g。服丸 2～3 月后，面部囊肿，大致趋平，明显改善。

（选自《朱仁康临床经验集》）

第十一节　油　风

【病例资料】

张某，男，65 岁，已婚已育。

主诉　脱发 2 年余。

【诊疗思路】

一、中医四诊

局部：

望1 脱发区的形状、数量及部位，占头皮总面积的比例

——头顶及后枕部见散在三块圆形脱发区，大小可见 $2 \times 2cm$，$1.5 \times 1.5cm$，$3 \times 3cm$，小于头皮总面积的 20% 。

望2 脱发区皮肤情况

——脱发区边界清楚，皮肤光滑，无炎症，无萎缩，无鳞屑。

望3 脱发区有无毳毛生长

——无。

望4 整体头发的量、色泽

——头发花白，枯槁无光泽。

望5 全身其他毛发有无脱落

——正常。

问1 脱发是否为突发的片状脱落，脱发区面积是否越来越大

——突然出现头发大片均匀脱落，脱发区由原来的一块指甲盖大小变成现在的三块。

问2 脱发区头皮有无瘙痒或刺痛感

——局部脱发前有瘙痒感，无明显的疼痛。

问3 脱发反复情况及诊疗经过

——此次为第一次发病前来就诊，就诊前曾口服半胱氨酸片、维生素 B_6、锌片，外用5% 米诺地尔酊，未见明显疗效。

按 脱发区局部是否有凹陷，拉发试验

——无凹陷，拉发试验（＋）。

全身：

望1 神、色、形、态

——得神，面色发白，体形偏瘦，步态自如。

望2 舌质、舌苔

——舌淡，苔薄。

闻1 呻吟、太息、谵语、呃逆、嗳气

——无。

闻2 气味

——无。

问

——无恶寒发热，无汗；入睡困难，易醒；小便清长，大便秘结；纳差；头昏、耳鸣、目眩、腰膝酸软；素体一般。

切 脉象

——脉细。

二、辅助检查

血常规　白细胞计数：$5.8 \times 10^9/L$；血小板计数：$194 \times 10^9/L$。
大便常规、尿常规　未见异常。
T 淋巴细胞亚群　CD_4^+ 下降，CD_8^+ 升高。

三、诊断及辨证

诊断　中医：油风。
　　　西医：斑秃（活动期）。
辨证　肝肾不足证。

四、鉴别诊断

面游风　头发呈稀疏、散在性脱落，脱发多从额角开始，延及前头及头颅部；头皮覆有糠秕状或油腻性鳞屑；常有不同程度的瘙痒。

白秃疮　好发于儿童。为不完全性脱发，毛发多数折断，残留毛根，附有白色鳞屑和结痂。继发中易查到真菌。

肥疮　多见于儿童。头部有典型的碟形癣痂，其间有毛发穿过，头皮有萎缩性的瘢痕。真菌检查阳性。

五、病因病机

主症分析　本例主症是脱发，其特点片状脱发，面积由小变大，且头发花白，枯槁无光泽。就其病因而言不外乎肝肾不足，不能化生阴血，致使生化少源，而致脱发。

次症分析　精血不足，则空窍失养，出现眩晕耳鸣；筋骨失养，则腰膝酸软；小便清长和大便秘结乃是肾虚则温化及推动无力，舌淡，苔白，脉细皆为肝肾不足之象。

病机归纳　肝藏血，发为血之余，毛发的润养来源于血；肾藏精，主骨主髓，其华在发，发为肾之外候，发虽由血滋养，但其生机则根源于肾中精气。年老体衰，肾精不足，则精虚不能化生阴血，致使毛发生化少源，突然出现头发片状脱落。

六、治法方药

治法　滋补肝肾，养血生发。
方药　七宝美髯丹加减。制首乌15g，黑芝麻20g，女贞子15g，黄精20g，菟丝子15g，山萸肉10g，枸杞子15g，桑寄生10g，当归10g，牛膝10g，茯苓15g，瓜蒌仁15g，炙甘草6g。7剂。每日1剂，水煎，早晚2次分服。

七、预防与调护

1. 劳逸结合，畅情志，避免烦躁、忧愁、动怒等，保证睡眠质量，不能熬夜。
2. 加强营养，多食富含维生素、微量元素、胱氨酸的食物，纠正偏食的不良习惯。
3. 注意头发卫生，加强头发护理，不用碱性强的肥皂洗发，少用电吹风吹烫头发。

【评述】

油风是一种头部毛发突然脱落的慢性皮肤病，俗称"鬼舐头""鬼剃头"。相当于西医学的斑秃。

一、中医学认识

中医认为"发为血之余"，血虚生风、血热生风或肝肾亏损为油风病因所在，历代医家从这些方面对油风病因病机进行了论述。《外科正宗》记载："油风乃血虚不能随气荣养肌肤，故毛发根空，脱落成片……此皆血热乘虚攻注而然。"《外科大成》曰："油风则毛发成片脱落，皮肤光亮，痒如虫行者是也，由风热乘虚攻注，血不能荣养所致。"《医宗金鉴》认为油风乃"毛孔风袭致伤血"。《诸病源候论》曰："人有风邪在头，有偏虚处，则发脱落，肌肉枯死，或如钱大，或如指大，发不生，亦不痒，故为鬼舔头。"此外该书中还指出"足少阳胆之经也，其荣在须，足少阴肾之经也，其华在发。冲任之脉，为十二经之海，谓之血海，其别络上唇口。若血盛则荣于须发，故须发美；若血气衰弱，经脉虚竭，不能荣润，故须发秃落"。

此外，斑秃的发生还与情志因素有关。中医理论认为喜则伤心、怒则伤肝、思则伤脾、悲则伤肺、恐则伤肾，情志伤所致病证以心、肝、脾三脏为多。心在人体的情志变化中起主导作用，心伤则不能推动气血上行滋养头发，易使头发干枯、脱落。忧思伤脾，脾胃为气血生化之源。郁怒伤肝，肝藏血而主疏泄，肝气郁结则失于疏泄，气血不能持续荣养头发，以致脱落。此外悲伤肺、恐伤肾，同样会影响头发的生长发育，造成脱发。

二、现代医学认识

油风，西医称为"斑秃"。病因尚不清楚，目前认为可能与遗传、情绪应激、内分泌失调、自身免疫等因素有关，可能属于多基因疾病范畴。相当多的证据提示，本病的发病与免疫机制相关，如斑秃常与一种或多种自身免疫性疾病并发，桥本甲状腺炎、糖尿病、白癜风患者及其亲属患本病的几率比正常人明显增高；斑秃患者体内存在自身抗体；在进展期或早期脱发及再生毛发毛囊周围区有以 Th 细胞为主的炎症细胞浸润；糖皮质激素对部分斑秃患者暂时有效等。

三、治疗关键

本病总的治疗原则是：实证以清热除湿通瘀为主，湿热除则血循其经，血瘀祛则新血易生，毛发得以濡养；虚证以补摄为要，补可填精，摄可密精，精血得补则毛发易生。在治疗方法上应辨证与辨病、内治与外治相结合，标本兼顾，以达到较好的治疗效果。

四、预后与转归

本病须长期用药、积极治疗，以期维持在现有水平。

五、名医经验

中医认为精血同源，精血互生，精足则血旺。"发为血之余"是说毛发的润养来源于血；"发为肾之外候"则说明发虽由血滋养，但其生机则根源于肾。总之，毛发生长与脱落、润泽与枯槁，均与肾的精气旺盛和血的充盈有关。斑秃、全秃、普秃多因精血不足，肝肾亏虚，心肾不交，血虚不能荣养；复因腠理不固，风邪乘虚而入，致使风盛血燥，发失所养所致，故患者多有五心烦热、腰膝酸软、夜寐不安等症状。本病治以滋补肝肾，养血填精生发。

（选自《跟名师学临床系列丛书·张志礼》）

第十二节　黧黑斑

【病例资料】

李某，女性，40岁，已婚已育。

主诉　面部出现色素斑3年。

【诊疗思路】

一、中医四诊

局部：

望1　斑块位置、范围、颜色

——两颊部、额颞部，对称分布淡褐色色素沉着斑。

望2　斑块大小、形状，边界是否清晰

——大小不一，形状不规则，部分斑块融合成片，边界清晰。

望3　有无脱屑、渗液，局部皮肤是否增厚

——无脱屑、渗液，局部皮肤未见增厚。

问1　面部斑块大小范围有无变化

——颜面部斑块范围起初约绿豆大小，两年内逐渐变大，斑块逐渐增多，最大者约5×5cm，近1年内斑块范围未有变化。

问2　诊疗过程

——面部斑块出现3月后前往当地医院就诊，口服维生素C 2周，略有好转；半年后块颜面部斑块逐渐变大，再予维生素，未见疗效，予活血化瘀之中药口服1月，斑块颜色转淡，但范围未见明显缩小。

全身：

望1　神、色、形、态

——得神，面色略黄少华，两颧潮红，体形正常，步态自如。

望2　舌质、舌苔

——舌暗红，苔白。

闻　呃逆、嗳气、太息等

——无。

问 1 月经是否正常，有无痛经、月经不调病史

——月经错后，月经量少，有血块、色暗红。

问 2 慢性肝病、结核病、肿瘤等疾病

——平素体健。

问 3 睡眠状况如何，是否失眠，是否多梦

——患者平素夜寐不安，多有梦扰。

问 4

——无恶寒发热，手足心热，无汗；无头晕头痛，无周身疼痛不适；小便不黄，大便正常；纳食尚可，无胸闷气短，无腹痛腹泻；无耳聋耳鸣，偶有口干口渴；素体体健，无明显诱因。

切 脉象

——脉弦缓。

二、辅助检查

肝胆脾胰 B 超 未见异常。

肝功能 未见明显异常。

三、诊断及辨证

诊断 中医：黧黑斑。

西医：黄褐斑。

辨证 肝肾阴虚，气滞血瘀证。

四、鉴别诊断

雀斑 发生在日晒部位皮肤上的黄褐色色素斑点，皮疹分散而不融合，斑点较小；且夏重冬轻；有家族史。

Riehl 黑变病 片状色素沉着斑，轻度角化，色素斑上常有糠状鳞屑，好发于颧部、前额、颈侧。一般无自觉症状。

焦油黑变病 有长期煤焦油接触史，皮损主要在面颈等暴露部位，呈弥漫性色素沉着，往往伴有痤疮样炎症反应。

五、病因病机

主症分析 本例主症是面部出现色素斑，色斑逐渐变大，其特点是呈淡褐色。病程有两年之久，盖因肝肾不足，水火不济，虚火上炎，局部气血运行不畅，气滞血瘀，面失所养而致。

次症分析 阴虚失润，虚热内盛，则手足心热，两颧潮红；虚火上扰，心神不宁故而睡眠状况欠安；气血运行不畅，血脉瘀阻，故而面色略黄少华，月经错后，色暗红、量少、有血块；舌质暗红，脉弦缓亦是肝肾不足，气滞血瘀的表现。

病机归纳 肝肾不足，水火不济，虚火上炎，灼伤面部阴血，营卫不和，气血运

行不畅，气滞血瘀，面部肌肤失却濡养而成色斑。

六、治法方药

治法 滋补肝肾，理气活血。

方药 六味地黄丸合二至丸加减。熟地 15g，山萸肉 15g，山药 15g，女贞子 30g，旱莲草 15g，当归 10g，白芍 15g，牡丹皮 15g，茯苓 10g，柴胡 10g，枳壳 10g，益母草 10g，香附 10g。7 剂，每日 1 剂，水煎，早晚 2 次分服。

七、预防与调护

1. 心情舒畅，保持乐观情绪，避免忧思恼怒。
2. 注意劳逸结合，睡眠充足，避免劳损。
3. 避免日光暴晒，慎用含有香料和药物的化妆品，忌用刺激性药物及激素类药物。
4. 多食含有维生素 C 的蔬菜、水果，避免辛辣，忌烟酒。

【评述】

黧黑斑是指由于皮肤色素改变而在面部呈现局限性褐色斑的皮肤病，相当于西医学的黄褐斑。其特点是：对称分布，无自觉症状，日晒后加重。多发生在孕期或者经血不调的妇女，部分患者可伴有其他慢性疾病，涂擦不适当化妆品及日晒可加重本病。

一、中医学认识

《诸病源候论》云："五脏六腑十二经血，皆上于面，夫血之行俱荣表里，或痰饮渍脏，或腠理受风，致气血不和，或涩或浊，不能荣于皮肤，故发生黑斑。"《医宗金鉴·外科心法要诀》载："忧思抑郁，血弱不华，火燥结滞而生于面上，妇女多有之。"《外科正宗》曰："黧黑斑者，水亏不能制火，血弱不能华肉，以致火燥结成斑黑，色枯不泽。"

二、现代医学认识

黧黑斑即黄褐斑。现代医学认为，黄褐斑与人体内的色素沉淀有关，提示体内黑色素增多，且堆积在皮肤的基底细胞所致。这种黑色素来自于酪氨酸，在酪氨酸酶的催化氧化下聚合而成。如肾上腺皮质功能低下的人，皮肤就比较黑。本病亦与消化道疾病、盆腔炎、内分泌失调等因素有关。此外，精神刺激、紫外线照射、不良化妆品的使用以及长期服用避孕药或经常性服用治疗高血压、糖尿病类药物等也可导致黄褐斑的发生。

三、治疗关键

本病中医主要治法是疏肝理气、健脾化湿、滋阴养肾、养血活血等。应内治与外治相结合，内外合治，标本兼顾，才能达到较好的治疗效果。

四、转归与预后

黄褐斑病因复杂，因而治疗比较困难。同时要配合日常防护，调摄情志，避免滥用化妆品及紫外线照射等。

五、名医经验

何某，女，45 岁，2009 年 2 月 12 日初诊。

面部黄褐斑三年余，近年来明显加重，面色萎黄，双颊及太阳穴处散在分布暗黑色斑片，边界清楚。畏寒肢冷，月经延后 3～4 天，4 天干净，经量少、色暗，痛经，伴腰痛及经期恶寒等症。纳可，小便调，大便量少难解，眠欠安，多梦，舌体小，边有齿印，苔薄黄，脉沉细弱。

辨证：脾肾不足，气血亏虚。

治法：温肾健脾，养血益气。

方药：党参、黄芪、鸡血藤、熟地各 30g，菟丝子、杜仲各 20g，当归 20g，泽泻 15g，白僵蚕 10g，冬瓜仁、白术、茯苓、枳壳、炒麦芽、珍珠母各 30g，陈皮 10g，炙甘草 3g。

二诊：服上方 7 剂，睡眠、大便均有好转。上方去杜仲、泽泻、枳壳、炒麦芽，加枸杞子、怀山药各 30g，女贞子、旱莲草各 20g，郁金 10g。

三诊：服上方 2 周，月经基本规则，两颊和太阳穴处色斑明显淡化。续服 3 个月，半年后随访，黄褐斑基本消退，未再复发。

按　本病治疗多从活血化瘀着手。本案则认为黄褐斑的病机为本虚标实，治疗宜补肾健脾、益气养血为主，自拟八物祛斑汤。药用党参 30g，黄芪 30g，鸡血藤 30g，菟丝子 20g，枸杞子 30g，制何首乌 30g，黄精 30g，熟地 30g。方中党参、黄芪健脾益气，生化气血；黄精健脾益肾、补气养阴，《本草纲目》称其可补诸虚，填精髓；制何首乌补益精血，《开宝本草》称其可黑髭鬓，悦颜色；配熟地黄、菟丝子、枸杞子补益肾精，温肾助阳；鸡血藤补血行血。诸药合用，共奏益气健脾、滋肾填精、益气养血之功，使气血调和而瘀去斑消。

［陈蓓蓓. 段渠治疗女性颜面部黄褐斑经验. 实用中医药杂志，2011，2（217）：116］

第十三节　白　驳　风

【病例资料】

刘某，女，23 岁。

主诉　面部及背部白斑 6 年，加重半年。

【诊疗思路】

一、中医四诊

局部：

望 1　皮损部位、颜色、形态、大小，边界是否清晰

——背部有两块乳白色色素脱失斑，左约 5cm×8cm 大小，右约 4cm×6cm 大小，左额部有一块约 3cm×4cm 大小的白斑，周围有十几处黄豆大小白斑。白斑边界清楚、色素加深，部分白斑中央可见色素岛，以额部和面颊部居多。

望 2　脱屑及红肿

——无。

望 3　患部毛发是否有改变

——患部体毛变白，头部小白斑处头发也有部分变白、无光泽。

问 1　白斑初起及发展过程

——出现白斑后不久增大，半月后发展为两块均 5cm×8cm 大小，左额部开始有白斑点。近半年额部开始出现小白斑点数十个，感觉明显加重。

问 2　白斑处有无痒痛等皮肤感觉异常

——初起有瘙痒感，后白斑处无明显感觉异常。

问 3　诊疗经过

——病初用百灵酊外擦患处一个月，特种电磁波治疗半月，无效。

全身：

望 1　神、色、形、态

——得神，面色少华，形体消瘦，步态自如。

望 2　舌质、舌苔

——舌淡红，苔薄白。

闻 1　呃逆、嗳气、太息等

——无。

闻 2　气味

——无。

问

——无恶寒发热，无汗；偶有头昏，无头痛，偶感腰膝酸软；大小便正常；纳食尚可，无胸闷气短，无腹痛腹泻；耳鸣，无耳聋，口不渴；月经经期延长，量少，色淡红。素体虚弱，无明显诱因。

切　脉象

——脉细弦。

二、辅助检查

Wood 灯　见白斑。

三、诊断及辨证

诊断　中医：白驳风。
　　　　西医：白癜风（局限型）。

辨证　肝肾亏虚证。

四、鉴别诊断

贫血痣　贫血痣为一种先天局限性色素减退斑，一般单侧分布或局限在某一部位。

在出生后或儿童时期发生，也可晚发，男女发病率相等。发病后很少继续扩大，形状不变，好发于面部、颈部或臀部等处，色泽为色素减退而不是色素脱失，用力摩擦或加热后，局部不发红，而周围正常皮肤变红，用玻片压诊后，皮损边缘更模糊不清；为单个或多个圆形、卵圆形或不规则形状的浅色斑，终生不消退，皮肤质地无改变。贫血痣冬季重、明显，夏季轻、不明显。

紫白癜风　又名汗斑，以皮肤出现紫斑、白斑或紫白相间、边界清楚的斑点，小如针头，或大如钱币，斑内毛发颜色不变为特征的传染性皮肤病。相当于西医学的花斑癣。本病初起皮肤上出现黄豆到豌豆大小的斑片，色淡红或赤紫，或棕黄，或淡褐，继则游走成片，上有细小糠秕状鳞屑，刮之更明显，微微发亮，将愈时呈灰白色斑片。多发于颈侧、胸背、肩胛、腋窝、下部躯干、乳下、会阴等处，亦可蔓延全身。一般无自觉症状，或稍有瘙痒，经过缓慢，冬轻夏重，或入冬自愈，至夏又发。

白色糠疹　又名单纯糠疹，为多见于儿童的表浅性干燥鳞屑性减色斑。皮损好发于颜面，尤其是双颊及额部，亦可见于颈部、躯干及四肢。发病特点为一个或数个圆形或椭圆形、钱币大小的斑片，颜色较周围正常皮肤浅，呈苍白色，表面干燥，附有少量细碎灰白色鳞屑，基底炎症轻微或缺乏。损害可逐渐扩大，邻近者可相互融合；损害亦可自然消退，或遗留轻度色素减退；自觉微痒或无自觉症状。本病多见于儿童或青少年，也可见于成年人；春季发生较多，亦可见于初夏及冬季。

五、病因病机

主症分析　本例主症是面部及背部白斑，盖因气血不足，久病耗伤营血，阴血亏虚，肌肤失养而成。

次症分析　面色少华，腰膝酸软，耳鸣，月经经期延长，量少，色淡红亦均是肝肾亏虚之征象。

病机归纳　本患者素体不健，病初复感风邪，营卫失调，气血失和而致皮肤瘙痒；肝肾亏虚，气血不足，不能濡养肌肤，则肌肤色素减退成白斑。疾病日久，局部气血运行不畅，以致筋脉阻塞，气血瘀结，肌肤失养而迁延难愈。

六、治法方药

治法　养血祛风，滋阴补肾。

方药　六味地黄丸加减。熟地 30g，山药 20g，山萸肉 30g，女贞子 15g，泽泻 15g，丹皮 15g，茯苓 10g，当归 12g，白芍 15g，僵蚕 9g，白蒺藜 12g，蝉蜕 30g，桂枝 9g。7剂。每日 1 剂，水煎，早晚 2 次分服。

七、外治法

用蟾酥水擦患处皮肤，每日 2～3 次。

八、预防与调护

1. 避免乱用外涂药物，尤其是刺激性过强的药物，以防止损伤皮肤，尤其颜面，更需慎重。

2. 忌食辛辣鱼腥发物，少吃含维生素 C 高的蔬菜和水果，多食黑木耳、动物肝、胡桃、黑豆、黑芝麻、丝瓜。

3. 适当进行日光浴及理疗，有助于本病的恢复，但夏季不宜暴晒。

4. 精神愉悦，心情舒畅，有信心，坚持治疗。

【评述】

白驳风相当于西医学的白癜风，是指以大小不同、形态各异的皮肤变白为主要临床表现的局限性色素脱失性皮肤病。其发病特点是：皮肤白斑可发生于任何部位、任何年龄，单侧或对称，大小不等，形态各异，边沿清楚；亦可以发生于全身；慢性病程；易诊难治，影响美容。发病与遗传、精神、自身免疫功能及内分泌代谢失调有关。日光暴晒、外伤可诱发或加重病情。据统计，世界发病率为 0.3% ~ 3.9%，一般肤色浅的人群发病率低，而肤色深的人群发病率高。

一、中医学认识

白驳风在中医古代文献中又有"白癜""斑白""白驳""斑驳"等名称。最早记载"白癜"之名的是隋代巢元方所著的《诸病源候论·白癜候》："白癜者，面及颈项身体皮肉色变白，与肉色不同，亦不痒痛，谓之白癜。"古代医家对白癜风病机的认识大多从风邪相搏、气血失和立论。《素问·风论》曰："风气藏于皮肤之间，内不得通，外不得泄，久而血瘀，皮肤失养变白而成此病。"《诸病源候论》："白癜者……此亦是风邪搏于肌肤，血气不和所生也。"《医宗金鉴·外科心法要诀》："此证面及颈项，肉色忽然变白，状类斑点，并不痒痛，由风邪相搏于皮肤，致令气血失和。"《太平圣惠方》："夫肺有壅热，又风气外伤于肌肉。热与风交并，邪毒之气，伏留于腠理，与卫气相搏，不能消散，令皮肤皱起生白斑点，故名白癜风也。"气血失和，荣卫无畅达之机，肌肤失之濡煦或滋养，酿成皮肤色素脱失而现白斑。亦有"怫郁"之说，《丹溪心法·六郁五十二》指出"气血冲和，万病不生。一有怫郁，诸病生焉。故人生诸病，多生于郁"。七情内伤，五志不遂，可致气机紊乱，气血失和，失其濡煦，复受风邪外袭，阻滞经脉，形成白斑。王清任的《医林改错》则明确指出白癜风是血瘀于皮里所致。瘀血阻滞，凡跌仆损伤，积而为瘀，怒伤肝而致气滞血瘀，经脉阻滞则新血不生，或久病失治，以致血瘀皮里膜外，肌肤失濡养而成。"肝肾不足"论，素体肝肾虚弱，或久病失养，气血失和，损伤精血，伤及肝肾，以致精血不能化生，皮毛失其所养而发病。

二、现代医学认识

西医学认为，白癜风的发生可能是由于遗传素质的个体，在各种内外因素的激发下，诱导了免疫功能、神经精神及内分泌代谢等异常，从而引起酪氨酸酶系统抑制或黑色素细胞的破坏，最终导致皮肤色素脱失。

本病为后天发生，可发生于任何年龄，多见于青年人，据白斑的形态、部位、范围及治疗反应，临床上将其分为四型：①局限型白癜风，白斑单发或群集于某一部位；②散发型白癜风，白斑散发、大小不一，多对称性分布；③泛发型白癜风，常由上述两种类型发展而来，病损面积大于体表的 1/2；④节段型白癜风，白斑按神经节段或皮节分布。

根据白癜风病情发展状况又可分为两期：①进展期：是指白斑不断扩大，而且有新发白斑，同形反应阳性（就是在外伤或其他皮肤病的基础上形成新的白斑）；②稳定期：白斑停止发展，境界清楚，白斑边缘色素加深。

白癜风患者可并发甲状腺疾病，以及恶性贫血、糖尿病、支气管哮喘、异位性皮炎等病。

三、治疗关键

注重内治外治相结合，局部和全身相结合，内治以祛风活血、疏肝理气、补益肝肾为主。

四、转归与预后

白癜风在临床非常多见，且病程较长，易诊难治。迄今为止，国内外治疗白癜风尚无确切有效的方法。现以积极治疗，预防病情进展，稳定病情为主。

五、名医经验

一妇人患白癜风，误以为是大麻风，服蛇酒等药，患处焮肿，经水两三月一行。曰：此肝血伤而内风也，误服风药，必筋脉拘急。不信，乃作风治，果身起白屑，四肢拳挛，始信。先用八珍汤四剂，又用四君子汤二剂，月余仍用四君子汤，又用八珍汤二剂，又月余，诸症渐退，元气渐复。又以四君子汤为主，以逍遥散为佐，将两月，疮脱落，又月余而愈。

（选自《续名医类案》）

第九章　乳腺科疾病

【诊疗关键】

1. 运用中医望闻问切的方法，采集病史，完善专科检查，以达到四诊合参。
2. 询问病史及专科检查时，应充分考虑疾病的良恶性、急慢性等特点。
3. 分析病史、专科检查以及辅助检查，以全面了解疾病的发生发展和转归。
4. 运用中医八纲辨证，分析病因病机，整理各病治法方药及预防调护。

第一节　乳　　痈

【病例资料】

朱某，女，29 岁，已婚初产。

主诉　产后 12 天，左乳结块伴红肿热痛 3 天。

【诊疗思路】

一、中医四诊

局部：

望 1　结块处有无红肿，范围有多大

——结块处红肿，色鲜红，红肿范围约 5.0cm×3.0cm，主要位于左乳内上象限。

望 2　排乳是否通畅，乳汁量、色、质怎样

——右侧乳房排乳比较通畅，左侧乳房排乳不畅，尤以内上乳头为甚；量较多，色淡偏黄，质稠。

望 3　有无溃口，是否流脓

——无。

望 4　有无乳头畸形及分泌物

——左乳头比较短小，未见异常分泌物溢出。

闻　乳汁有无臭秽或血腥味

——无。

问 1　结块大小范围变化

——结块范围起初约蚕豆大小，3 天内范围迅速变大，现约鸭蛋大小。

问 2　结块红肿伴发症状及诊疗过程如何？

——3 天前，暴食排骨汤后左乳突然排乳难畅，继而出现结块，当天傍晚结块处出

现红肿及轻度胀痛，伴恶寒发热，T：39.2℃。遂急至当地医院就诊，青霉素类抗生素静滴至今，发热有所好转，T：37.5℃。但结块红肿范围反而迅速变大，左乳头内上乳管基本不排乳，胀痛明显加重。

问3　红肿处有无疼痛，疼痛时间和性质怎样

——左乳红肿处每于婴儿哭泣或哺乳前胀痛难忍。

问4　是否初产妇，产后哺乳情况如何

——曾流产1次，但此次为初产；产后因神疲乏力，哺乳不定时，每次哺乳时间超过1小时，夜间基本未哺乳。

问5　平素是否有乳头畸形

——素有左乳头短小畸形。

按1　结块质地、边界、光滑度、活动度、触痛感、波动感、肤温等如何

——结块僵硬，界不清，欠光滑，无明显活动度，触痛明显，结块处未触及明显波动感，肤温较高。

按2　腋下淋巴结质地、边界、光滑度、活动度等如何

——左腋下可及三枚淋巴结，约黄豆大小，质中，界尚清，尚光滑，活动可，轻度触痛。

全身：

望1　神、色、形、态

——得神，面色略红，体形偏胖，步态自如。

望2　舌质、舌苔

——舌质红，苔黄略腻。

闻1　呻吟、呃逆、嗳气、太息

——产后太息不断，偶有呃逆及嗳气。

闻2　气味

——无。

问

——无恶寒，发热，T：37.8℃，无汗；头痛时作，无头晕，无周身疼痛不适；小便略黄，大便干结，3日未行；食欲不振，无胸闷气短，无腹痛腹泻；无耳聋耳鸣，时作口干口渴；素体体健，无明显诱因；产后恶露未净，量较少，暗红色，有血块。

切　脉象

——脉滑略数。

二、辅助检查

血常规　白细胞计数：12.1×10⁹/L；中性粒细胞百分数：86%。

C反应蛋白　65mg/L。

乳房B超　双乳腺增厚，左乳内上可见片状低回声区，范围约3.32cm×2.57cm，边界欠清，回声内光点分布不均匀。诊断：左乳低回声团块，考虑炎性病变可能。

三、诊断及辨证

诊断 中医：外吹乳痈（郁滞期）。

西医：急性乳腺炎。

辨证 气滞热壅证。

四、鉴别诊断

乳岩 相当于西医学的炎性乳腺癌。多发于青年妇女，尤其是妊娠期和哺乳期。局部征象明显，发病后患乳迅速增大，常累及乳房的一半以上，尤以乳房下半部为明显。病变皮肤呈橘皮样改变，暗红或紫红色，局部轻触痛或不痛，但未扪及明显肿块。同侧淋巴结肿大，质硬固定。全身无炎症反应或较轻微，体温正常，白细胞总数和分类计数不高，抗炎治疗无效，病情进展迅速，预后不良。病理切片检查可明确诊断。

粉刺性乳痈 多发于非哺乳期妇女，肿块初发于乳晕部，并大多伴有先天性乳头凹陷内缩，乳头内有粉刺样带臭味分泌物，经治消退或治愈后反复发作，或在溃后疮口经久不愈，与乳头相通形成瘘管。

五、病因病机

主症分析 本例主症是左乳结块伴红肿热痛。患者产后 12 天，左乳房形成结块并伴红肿热痛 3 天。女子乳头属肝，肝主疏泄、喜条达。该患属初产妇，产后精神紧张，焦虑不安，情志不遂，郁闷忧思，致肝气不舒而失条达，则乳汁排出不畅；加之女子乳房属胃，产后暴食肥甘厚腻，胃经积热，阻滞乳络，则乳汁淤积，致乳房结块；久则化热，不通则痛，故出现局部红肿热痛。审证求因，充分说明该证属气滞热壅。

次症分析 本例次症是食欲不振，大便干结，此为肝胃失和，气机不畅，通降失常所致；发热，头痛，舌红，苔黄略腻，脉滑略数，均是热象。

病机归纳 产后精神紧张，情志抑郁，肝失疏泄，加之产后暴食肥甘厚腻，胃中积热，阻滞乳络，而成气滞热壅之证。

六、治法方药

治法 通乳消肿，疏肝清热。

方药 瓜蒌牛蒡汤加减。全瓜蒌 30g，牛蒡子 12g，柴胡 9g，青皮 12g，蒲公英 15g，鹿角片（先煎）12g，王不留行子 12g，路路通 12g，枳实 12g，当归 9g，益母草 15g，皂角刺 15g，生甘草 6g。7 剂。每日 1 剂，水煎，早晚 2 次分服。

七、外治法

手法通乳，外敷金黄膏，每日 1 次。

八、预防与调护

1. 妊娠 5 个月后，尤其是初产妇，应经常用温水擦洗乳头，以坚韧其皮肤，以免产后婴儿吸吮而发生乳头皲裂。乳头如有破损或皲裂，可用麻油、蛋黄油或白玉膏外敷。

2. 乳头内陷者，产前应经常挤捏提拉矫正之。

3. 乳母应注意休息，避免过度劳累；心情舒畅，保持情绪安定、乐观，忌恼怒、忧郁等不良精神刺激。

4. 产后饮食宜清淡而富于营养，如鲜藕、丝瓜、牛奶、鲫鱼汤、瘦肉汤等；忌辛辣、刺激、油腻之品，以免过于油腻的食物使乳汁变得过于浓稠，造成乳腺导管的堵塞。

5. 哺乳期要养成良好的哺乳习惯，保持乳头清洁，定时哺乳，避免当风露胸哺乳。每次哺乳应将乳汁吸空，如有郁积，可用热毛巾热敷，再以手法推拿按摩，排除积乳；或用吸奶器帮助排乳。

6. 注意婴儿口腔清洁，及时治疗口腔炎症。切不可让婴儿含乳而睡。

7. 回乳时应先逐渐减少哺乳的次数，延长两次哺乳间隔的时间，然后再行回乳。回乳前用麦芽、山楂或生枇杷叶煎汤代茶饮；如乳房部结块胀痛，则配用芒硝外敷，促其消散。

【评述】

乳痈是发生在乳房部的最常见的急性化脓性疾病。在哺乳期发生的，名"外吹乳痈"；在怀孕期发生的，名"内吹乳痈"；除了上述两种情况外而发生的，名"不乳儿乳痈"。相当于西医学的急性乳腺炎。其临床特点是乳房结块，红、肿、热、痛，伴有发热等全身症状，容易发生传囊等变证。本病多发生于产后尚未满月的哺乳期妇女，尤以初产妇为多见。临床上以外吹乳痈为最多，约占95%，内吹乳痈较少，不乳儿乳痈更少。

一、中医学认识

乳痈之名首见于晋·皇甫谧《针灸甲乙经》："乳痈有热，三里主之。"历代文献还有称本病为"妒乳""吹乳""乳毒"等。《肘后备急方》曰："凡乳汁不得泄，内结名妒乳，乃急于痛。"《诸病源候论·妒乳候》指出"乳汁蓄结与血气相搏"而成痈，"壮热大渴引饮，牵强掣痛，手不得近"，提到了本病的病因病机及临床表现。《圣济总录·乳痈》："然此病产后而有者，以冲任之经，上为乳汁，下为月水，新产之人，乳脉正行，若不自乳儿，乳汁蓄结，气血蕴结，即为乳痈。"说明乳汁淤积是致病因素之一。《丹溪心法》曰："乳子之母，不知调养，忿怒所逆，郁闷所遏，厚味所酿，以致厥阴之气不行，故窍不得通，而汁不得出，阳明之血沸腾，故热盛而化脓。"详细阐述了本病的病因病机。明·汪机《外科理例》认识到本病不切开有传囊之变，丰富了临床辨病内容。明·陈实功《外科正宗》中记载了证治方剂，"又有忧郁伤肝，肝气滞而结肿，宜牛蒡子汤主之；厚味饮食，暴怒肝火妄动，结肿者，宜橘叶散主之"。明·赵宜真《仙传外科集验方》指出初期不能过用寒凉之药。清·高锦庭《疡科心得集》曰："凡初起当发表散邪，疏肝清胃，速下乳汁，导其壅塞，则自当消散，若不散成脓，宜用托里；若溃后肌肉不生，脓水清稀，宜补脾胃；若脓出反痛，恶寒发热，宜调营卫。"对乳痈的辨证治疗论述较详。

二、现代医学认识

本病的发生，除产后抵抗力下降外，主要有细菌侵入和乳汁郁积两个因素。细菌多通过破损的乳头经淋巴道侵入乳腺组织，或通过输乳孔潜伏于乳腺导管内，一旦有各种原因导致乳汁淤积就易发生感染。也有因身体其他部位有感染灶通过血循环传播到乳腺组织内而发病的。致病菌以金黄色葡萄球菌和链球菌为常见，偶见大肠杆菌。乳腺组织发生炎症后，如未能消散，则可形成脓肿。脓肿可以局限于某一腺叶，也可能穿破腺体间纤维间隙，引起多个腺叶内脓肿。严重者甚至引起败血症。

三、治疗关键

及早治疗。乳腺以通为用，以堵为逆，以塞为因，以消为贵。消散及痊愈的时间与病程长短、就诊是否及时有关，否则化脓穿溃，容易引起乳痈变证。

四、转归与预后

本病初期治疗得当，则邪散块消，肿痛皆除，是为痊愈。初起大量使用抗生素或过用寒凉中药，导致局部结块质硬不消，迁延日久，如邪热鸱张，可发展为乳发、乳疽。

未能消散则进入成脓期，溃后脓出稠厚，多能身热渐退，肿消痛减，逐渐愈合。若脓出不畅，肿痛不减，身热不退，可能袋脓，或脓液旁侵其他乳囊形成传囊乳痈；部分僵块可再次染毒，邪热蕴蒸，也能导致酿脓。

溃后如有乳汁从疮口溢出，或正虚无力托毒生肌，久难收口，可形成乳漏。

极少数患者因治疗不当，或妄加挤压，以致毒邪扩散，出现热毒内攻脏腑的危象。

五、名医经验

乳痈初起，表证正盛者，须用解表之剂，其热晚退，其病易愈。初诊方是从《医宗金鉴》荆防牛蒡汤化裁而出。三诊时表证已解，故去荆、防、蒡、薄。胸闷呕恶，故加二陈汤以和胃气。《局方》逍遥散为解郁之主方，故乳房疾患，因情绪不畅而起者，最为相宜。今于原方之中去白术、茯苓、薄荷、生姜，加香附、青皮、橘叶以疏肝，公英以消痈，甲片、木通、漏芦以通乳，郁结解、乳汁通，则乳痈自消。又乳痈初起，漫肿无根，按之无显著硬块者，宜用围药，红肿热者用敷药或金黄散；若初起按之有硬块者，宜用薄贴（膏药），再加消散药粉，如万应膏加八将丹盖贴，则收效更显。治疗乳痈，不论乳汁蓄积或排乳不畅，必须设法将乳汁排出，才有消散希望，否则用药虽当，终将成脓；不仅初起如此，溃脓之后，亦须将乳汁吸出，才能早期愈合，并能防止传囊，此为治疗乳痈之关键。寒热头痛，脉来浮数，此为表证，故用薄荷、牛蒡子、柴胡以散其风邪，公英、银、翘以清其热毒；然得力处不尽在此，如瓜蒌、贝母、青皮、橘叶之化痰理气，归尾、赤芍之活血散瘀，漏芦、甲片、王不留行之通络下乳，更足以相辅成功。同时用吸奶器吸出奶汁，外敷青敷药清热消肿。内外并治，是以见效甚捷。此证大多由急性期用清热解毒药或抗生素后，热毒虽退，余邪未净，致使气血凝滞，形成僵块，既不消散，亦不化脓。此时清余毒、和气血，固与病机相符，但气血凝滞已甚，若不加用味辛性热、善行疾增之附子，不足以使阳气宣通，络脉和畅；且清解药中加用热药，亦不致余烬复燃而再化脓。

（选自《许履和外科医案医话集》）

治疗本病强调产后气血不足、气阴两虚，故治时多在清热解毒、散结通乳药物中，配以益气、补血、养阴生津之药，以达扶正祛邪之功效。初期热偏盛者，多以《外科发挥》仙方活命饮加减；后期局部炎症明显者，以《外科正宗》透脓散为主方加减。常用黄芪、当归、白芍、天花粉益气补血、养阴生津，皂角刺、穿山甲、王不留行、漏芦、通草、路路通通经下乳、消肿软坚，鹿角、乳香、丹参、赤芍活血散瘀消肿，金银花、连翘、蒲公英、牛蒡子、黄芩、甘草清热解毒，柴胡、白蒺藜、陈皮、枳实疏肝理气化滞，知母、大黄、肉苁蓉润肠通便泻火。

（选自《刘惠民医案》）

乳痈分为3型：表热型：为早期未成脓时，药用荆芥、牛蒡、大豆卷、连翘、苏梗、蒲公英、王不留行、路路通、通草等煎服，外敷如意膏；胃热型：为中期成脓时，药用生石膏、黄芩、蒲公英、芦根、丹参、赤芍、红梅消、皂角刺，外敷冲和膏；郁热型：为发病时间长，乳房结块多未成脓的，药用柴胡、苏梗、秦皮、王不留行、棉叶、丝瓜络、当归、丹参、蒲公英等，外敷消散膏。

（选自《施梓桥内外科疾病诊治经验拾零》）

第二节　粉刺性乳痈

【病例资料】

章某，女，33岁，已婚已育。
主诉　右乳结块伴红肿破溃流滋反复发作5月。

【诊疗思路】

一、中医四诊

局部：
望1　结块处有无红肿热痛，范围有多大
——结块处略有红肿，范围约15cm×10cm，主要位于右侧乳晕及外上象限。
望2　有无溃口，溃口数目，流滋情况，量、色、质
——有三处溃口，均位于右乳晕处，溃口可见灰白色肉芽高突，流滋色黄、质稀、量较少。
望3　有无乳头凹陷畸形以及乳头分泌物
——右乳头"一"字形凹陷畸形，分泌白色脂质样物，质稠厚。
闻　流滋有无臭秽
——流滋略带臭味。

问1　结块大小范围有无变化

——右乳结块范围起初约蚕豆大小，5个月内逐渐变大，现约拳头大小。

问2　红肿热痛反复发作情况及诊疗过程

——右乳结块1周后，出现红肿热痛，当地医院就诊，静滴头孢唑啉等抗生素1周，红肿热痛略有好转；2周后，结块逐渐变大，红肿热痛反甚，再予头孢唑啉等抗生素，未见疗效。口服清热解毒之中药1月，结块未见缩小，红肿热痛时轻时重，反复不断。2月前，右乳结块破溃，乳晕旁出现三处溃口，再次到当地医院就诊，予扩疮引流换药，但溃口流滋难敛。

问3　结块处有无破溃流滋

——右乳结块红肿热痛2月后，出现红肿处破溃流滋，量较多，色黄，质较稠，溃破三处，时溃时敛。

问4　乳头溢血溢液及分泌物

——3年前，患者右乳头间歇性溢液，色淡黄，浆液样，量较少，质较稀；2年前，右乳头溢液乳管分泌白色脂质样分泌物，带有臭味。

按1　结块质地、边界、光滑度、活动度、触痛感、波动感、肤温

——结块僵硬，界不清，欠光滑，无明显活动度，轻度触痛，结块中央略有波动感，肤温不高。

按2　腋下淋巴结质地、大小、边界、光滑度、活动度

——右腋下可及两枚淋巴结，大小均约1.2cm×0.8cm，质中，界尚清，尚光滑，活动可。

全身：

望1　神、色、形、态

——得神，面色略黄，体形正常，步态自如。

望2　舌质、舌苔

——舌质红，苔薄黄略腻。

闻1　呻吟、呃逆、嗳气、太息

——结块初期常有太息，现无太息、呃逆及嗳气。

闻2　气味

——无。

问

——无恶寒发热，无汗；无头晕头痛，无周身疼痛不适；小便略黄，大便略干结；纳食尚可，无胸闷气短，无腹痛腹泻；无耳聋耳鸣，时作口干口渴；素体体健，无明显诱因。

切　脉象

——脉滑略数。

二、辅助检查

乳房B超　右乳导管内径增宽，约0.3cm，内有较高回声物流动，以乳晕部及外上象限为著。右乳见多个液性暗区，较大者位于10点处，距乳头3.0cm，约8.0cm×

5.0cm；右乳晕处见稍高回声光团，界较清，内部回声不均，范围约 10.0cm×8.0cm，包块周边血流较丰富，其旁另见数个相似回声光团。右腋窝淋巴结稍肿大。诊断：右乳腺低回声团块，考虑炎症性病变可能。

三、诊断及辨证

诊断 中医：粉刺性乳痈（脓肿期→瘘管期）。

西医：右侧浆细胞性乳腺炎。

辨证 正虚邪恋，余毒未清证。

四、鉴别诊断

乳岩 多发于 35～70 岁女性，绝经期前后妇女发病率较高。其发病特点是乳房肿块质地坚硬，边界不清，推之不移，按之不痛，表面凹凸不平，或见乳窍溢血，晚期溃烂则凸如泛莲或菜花，渗流血水。其中炎性乳腺癌多发生于妇女妊娠期或哺乳期，乳房迅速增大，皮肤呈弥漫性红色或紫红色水肿，触摸不到明显肿块，对侧乳房很快被侵及，预后不良。

乳痨 是发生在乳房部的慢性特异性化脓性疾病，多发于 20～40 岁已婚体弱妇女，尤其在妊娠期和哺乳期。其临床特点是起病缓慢，初起乳房内有一个或数个结块，状如梅李，边界不清，皮核相亲，日久破溃，脓液清稀且夹有败絮样物，多呈潜行性空腔，溃后形成的窦道多位于乳房部，常与胸壁固定，一般不与乳头孔相通。可伴有午后低热、颧红、盗汗等症状。常有肺痨、瘰疬等病史。

乳衄 多发于 40～50 岁女性，偶见男性。其临床特点是单侧乳房单个或多个乳孔溢出血性液体，部分可触及肿块。大多数无乳头凹陷畸形，乳窍无粉刺样物排出，肿块不会化脓。

五、病因病机

主症分析 本例主症是右乳结块伴红肿破溃。患者右乳结块伴红肿破溃流滋反复发作 5 月。该患者素有乳头凹陷畸形，乳络不畅，故右乳头间歇性溢液，分泌白色脂质样分泌物。病情迁延难愈，肝失疏泄，气机郁滞，经络阻塞，聚结成块；郁久化热酿脓，则溃破流滋，容易成瘘；过用清热解毒之品，加之扩创引流不畅，余毒未清，则红肿溃破时发时敛，病情反复。

次症分析 本例次症是结块初期常有太息，此为情志抑郁，肝气不舒，气机不畅所致，与主症初期一致；面色少华，口干口渴，小便略黄，大便略干结，舌红，苔薄黄略腻，脉滑略数，均是病程日久，正气渐耗，余热未清之象，舌脉与证相符。

病机归纳 正虚邪恋，余毒未清。

六、治法方药

治法 扶正托毒，佐以疏肝清热。

方药 托里消毒散加减。生黄芪 30g，炒白术 9g，茯苓 12g，生地黄 15g，当归 12g，赤芍 15g，金银花 12g，蒲公英 15g，鹿衔草 15g，皂角刺 15g，柴胡 9g，生甘草

6g。7 剂。每日 1 剂，水煎，早晚 2 次分服。

七、外治法

手术切开病灶及与乳头相通的瘘管，彻底清除坏死组织，八二丹纱条拖线法引流，红油膏纱布盖贴。待腐脱新生时，改用生肌散，白玉膏盖贴。

八、预防与调护

1. 婴幼儿时期纠正乳头凹陷。
2. 经常保持乳头清洁，清除分泌物。
3. 忌食辛辣鱼腥发物。
4. 保持心情舒畅，积极配合治疗。

【评述】

粉刺性乳痈是发生在非哺乳期或非妊娠期的乳房慢性化脓性疾病。相当于西医的浆细胞性乳腺炎，又名乳腺导管扩张、粉刺性乳腺炎、非哺乳期乳腺炎等。其临床特点是多在非哺乳期或非妊娠期发病，常有乳头凹陷或溢液，初起肿块处于乳晕部，化脓溃破后脓液夹有粉刺样物质，易反复发作，形成瘘管，经久不愈，全身症状轻。发病率占乳房良性疾病的 4%～5%，而临床误诊率高于 40%。

一、中医学认识

中医学历代文献中未查阅到有关本病的明确记载，似属"不乳儿乳痈"范畴。1958 年，顾伯华对本病瘘管期采用中医挂线法、切开法和外用药治疗，取得满意疗效。1985 年，顾伯华、陆德铭等将本病命名为"粉刺性乳痈"，并对其病因病机、临床表现及治疗方法等作了较系统的阐述。近年来，临床单纯瘘管期病例比较少见，所见病例的病变范围较前扩大，治疗方法也从单纯外治或内治发展到多种治疗方法综合运用。

二、现代医学认识

本病的发生与乳头乳管先天性畸形、炎症、外伤、内分泌紊乱、导管退行性变及厌氧菌感染有关。由于乳头凹陷或乳腺导管堵塞，乳腺导管上皮细胞脱落及大量脂类分泌物积聚于导管内而导致其扩张，积聚物分解产生化学性物质刺激导管壁而引起管壁炎性细胞浸润和纤维组织增生。病变逐渐扩展累及部分腺叶而形成肿块，炎症呈急性发作时可形成脓肿，脓液中常夹有脂质样物质，脓肿破溃后可形成通往输乳孔的瘘管。

本病病变呈慢性经过，病程长达数月或数年，临床表现复杂。分为溢液期、肿块期、脓肿期、瘘管期等四期。

三、治疗关键

注重内治外治相结合，局部和全身相结合，辨证与辨病相结合。未溃偏重内治，已溃偏重外治，而且药物外治、手术切开或扩创或拖线法及垫棉绑缚等方法配合使用。

四、转归与预后

中医中药对本病的治疗具有良好效果。对溢液期患者，应寻找原因，适当对症处理，轻者也可不予处理，定期随访。肿块期尚未成脓时，积极治疗可望消散。本病化脓后容易形成瘘管，如未能切开通向乳头孔的瘘管或有残留，则可能反复发作。

五、名医经验

在顾伯华治疗经验上，采用手术切开脓腔后，充分刮除坏死组织，并将通向乳头孔的瘘管壁切开，创面用外用药换药直至愈合的方法，共总结了116例，取得痊愈114例，好转2例的满意疗效。

［陆德铭，唐汉钧．顾伯华治疗浆细胞性乳腺炎形成瘘管的经验．上海中医药杂志，1989，（9）：9］

第三节　乳　　少

【病例资料】

王某，女，26岁，已婚初产。

主诉　产后9天，排乳少3天。

【诊疗思路】

一、中医四诊

局部：

望1　双乳有无红肿

——双乳呈哺乳期状，未见明显红肿。

望2　排乳是否通畅，排乳的量、色、质

——双乳排乳不畅，点滴而出，排乳量少，乳白色，质较稠。

望3　乳头有无畸形

——双侧乳头比较短小。

闻　乳汁异味

——无。

问1　双乳是否有结块，分布范围情况

——双乳胀硬不适，结块散在，主要分布于外上象限及近乳晕处。

问2　排乳少的诊疗过程

——3天前，双侧乳房突然出现排乳不畅，出现胀满结块、乳汁减少，无恶寒发热。急予手法排乳及鹿角片煎服，未见明显效果，反之双乳结块胀硬，排乳更少。

问3　结块处有无红肿热痛

——双乳结块处未见明显红肿，但结块胀痛不适，每于婴儿啼哭或哺乳前更甚。

问 4　乳头是否畸形

——生育前双乳头短小，乳晕小。

按 1　结块的大小、质地、边界、光滑度、活动度、触痛感、肤温等如何

——结块呈片状，散在分布，双乳外上象限和乳晕处为著，质较硬，界不清，欠光滑，无明显活动度，触痛明显，肤温不高，无波动感。

按 2　腋下淋巴结大小、质地、边界、光滑度、活动度等如何

——双腋下可及多枚淋巴结，大小不等，0.8cm～1.2cm，质中，界尚清，尚光滑，活动可，轻度触痛。

全身：

望 1　神、色、形、态

——神疲，面色红，体形胖，步态自如。

望 2　舌质、舌苔

——舌质红偏暗，苔薄黄。

闻 1　呃逆、嗳气、太息

——产后太息不断，无呃逆及嗳气。

闻 2　气味

——无。

问

——无恶寒发热，无明显汗出；无头晕头痛，无周身疼痛不适；小便略黄，大便干结；纳呆，时有胸闷不适，无腹痛腹泻；无耳聋耳鸣；素体体健，产后因家庭琐事，急躁易怒，夜寐欠安，有时彻夜不眠。

切　脉象

——脉弦略数。

二、辅助检查

乳房 B 超　双乳呈哺乳期状，双侧乳导管明显增宽，约 0.3cm，内有乳汁样物流动。诊断：双乳处于哺乳期，可见散在积乳样结块。

三、诊断及辨证

诊断　中医：乳少。

　　　西医：产后缺乳病。

辨证　肝郁气滞证。

四、病因病机

主症分析　本例主症是排乳量少。患者产后 9 天，排乳少 3 天。女子乳头属肝，肝主疏泄、喜条达。该患者素有乳头短小、乳晕小，加之产后因家庭琐事，情志不遂，肝气郁结，乳络不通，导致乳汁运行受阻，则胀满结块、乳汁减少；积乳化火伤津，故乳汁点滴而出，排乳量少，质稠。审证求因，充分说明该症是肝郁气滞所致。

次症分析　急躁易怒，胸闷不适，太息，此为肝失疏泄，肝气郁结所致，与主症

一致；夜寐欠安为肝火扰乱心神之故；纳呆，大便干结，此为肝胃失和，气机不畅，通降失常所致；小便略黄，舌红偏暗，苔薄黄，脉弦略数，均是里热之象，说明有肝郁化火之证，舌脉与证相符。

病机归纳　肝郁气滞化火。

五、治法方药

治法　疏肝解郁，通络下乳。

方药　通肝生乳汤加减。柴胡9g，郁金6g，香附9g，生地黄12g，赤芍12g，黄芩9g，合欢皮9g，远志12g，蒲公英15g，瓜蒌子12g，通草9g，王不留行子15g，漏芦12g，生甘草6g。7剂。每日1剂，水煎，早晚2次分服。

六、外治法

1. 葱白100g煎汤熏洗乳房，每日1次。
2. 针灸治疗：取穴膻中、乳根、肩井、期门穴，平补平泻。留针15～20分钟，每日1次。

七、预防与调护

1. 产妇宜保持乐观舒畅的心情，生活规律，睡眠充足。
2. 合理安排食谱，既要加强营养，又不宜过分油腻。多食猪蹄、鲫鱼、鸡汤、排骨汤、淡菜等食物。
3. 养成良好的哺乳习惯，及早开乳，定时哺乳，注意排空乳汁。
4. 发现乳汁较少，要及早治疗。

【评述】

乳少是指产后乳汁甚少或全无，不够喂哺婴儿，又称产后缺乳。本病多发生在产后2～14日内，也可发生在整个哺乳期。

一、中医学认识

隋·巢元方《诸病源候论》中就有"产后无乳汁候"，首先提出了津液暴竭，精血不足可导致无乳汁。唐·孙思邈《千金要方》列出了"治妇人乳无汁共二十一首下乳方"，其中通草、漏芦、瓜蒌根，以及猪蹄、鲫鱼等催乳食物至今临床上仍沿用。宋·陈自明《妇人大全良方》云："妇人乳汁，乃气血所化。若元气虚弱，则乳汁短少；初产乳房焮胀，此乳未通；若怒气乳出，此肝经风热……"明·张景岳《景岳全书·妇人规》曰："若产后乳迟乳少者，由气血不足；而犹或无乳者，其为冲任之虚弱无疑也。"进一步分析了不同程度的乳少在病因病机上的区别，并提出"肥胖妇人痰气壅盛，乳滞不来"的观点。清《傅青主女科》对本病的治法和方药有独到见地，对临床治疗乳少具有重要指导意义。《傅青主女科·产后气血两虚乳汁不下七十六》："气旺则乳汁旺，气衰则乳汁衰，气涸则乳汁亦涸，必然之势也。世人不知大补气血之妙，而一味通乳。岂知无气则乳无以化，无血则乳无以生……治法宜补气以生血，而乳汁下，不必利窍以通乳也。方名通乳丹。"《傅青主女科·产后郁结乳汁不通七十七》曰：
"壮妇产后，虽云亡血，而阳明之气，实未尽衰。必得肝木之气以相通，始能化成乳
汁，未可全责之阳明也。盖乳汁之化，全在气而不在血。治法宜大舒其肝木之气，而
阳明之气血自通，乳亦通矣，不必专去通乳也。方名通肝生乳汤。"

二、现代医学认识

先天性乳腺发育不良或手术创伤等损伤乳腺，均可导致产后乳汁分泌障碍。哺乳
方法不正确，如产后开乳过迟，或哺乳不定时，或乳汁不能排空，或未成熟儿吸吮力
差对乳头吸吮刺激弱等，降低了垂体的反射性刺激，导致垂体分泌催乳素减少，而乳
汁潴留腺腔内可使腺上皮受压而萎缩变性，均可造成乳汁分泌减少。再者，产妇焦虑、
恐惧等不良情绪，可抑制垂体释放催乳素，既可使乳汁分泌减少，同时又使乳腺腺泡
和导管壁肌上皮细胞收缩力减弱，影响乳汁的排出，导致乳汁不足。另外，产妇体虚
或产后调理不当，营养不良，则乳汁生成减少，致产后乳少。缺乳的程度和情况各不
相同，有的开始哺乳时缺乏，以后稍多但仍不充足；有的全无乳汁，完全不能喂哺；
有的正常哺乳，突然高热或七情过极后，乳汁骤少，不足以喂养婴儿。产后乳房多无
任何不适，也可有胀痛，或伴乳房结块。

三、治疗关键

治疗以通乳为原则，虚者补而通之，实者疏而通之。

四、转归与预后

一般在产后半月内治疗疗效较好，若时间过长，乳腺腺上皮细胞萎缩，再做治疗
往往效果不佳。由于乳房发育不良或损伤导致乳少者，药物治疗常难奏效，须改为人
工喂养婴儿。

五、名医经验

虚证乳汁不足若单用行乳药疏通，无济于事，必须在调养气血中，稍佐一二味行
血通乳药即效，用黄芪八物汤（《医略六书》方：熟地、黄芪、白术、茯苓、当归、白
芍、川芎、炙草）加郁金、枳壳、路路通、通草。除服药外尚可配合食疗作为辅助，
如用猪蹄煎汤或多饮赤豆汤。还可多饮米汤，有和胃生津、充养乳汁之功。实证乳汁
少，治宜理气通乳，可用涌泉散（《医宗金鉴·妇科心法要诀》方：王不留行、白丁
香、漏芦、天花粉、僵蚕）加香附、砂仁、枳壳、合欢皮等。

（选自《朱小南妇科经验选》）

第四节　乳　　泣

【病例资料】

张某，女，35 岁，已婚已育。

主诉　左乳头溢液反复发作 7 月余。

【诊疗思路】

一、中医四诊

局部：

望 1　溢液是否双侧乳头，是否多孔，具体部位、量、色、质

——左乳头多孔溢液，主要位于中央孔，浆液性，量较少，淡黄色，质较稠。

望 2　乳头畸形

——无。

望 3　红肿及溃口

——无。

闻　溢液气味

——溢液略带臭味。

问 1　乳头溢液的量、色、质有无变化

——溢液始终为多孔；量时多时少；颜色从无色逐渐变为淡黄色；质逐渐变稠。

问 2　乳头溢液反复发作情况及诊疗过程

——7 月前，因工作压力过大，与同事吵架后，出现左乳头多孔溢液，量较少，清水样，无色，质稀，并伴有双乳胀痛不适。遂至当地医院就诊，诊为"左乳头溢液"，予口服"溴隐亭"治疗半月，未见疗效，反而出现头晕目眩、恶心欲吐等症状。随后到当地中医院就诊，口服逍遥散、小金丹等治疗半月，双乳胀痛明显缓解，但左乳头溢液未见好转。随后每于情绪激动、烦躁不安时，左乳头溢液明显，量少，质逐渐变稠，色逐渐变黄。

问 3　左乳头乳晕有无红肿热痛及破溃

——无。

按　双乳肿块

——双乳外上象限可触及散在颗粒状增生颗粒，质中，界欠清。

全身：

望 1　神、色、形、态

——得神，面色红润，体形正常，步态自如。

望 2　舌质、舌苔

——舌质红，苔薄黄。

闻 1　呃逆、嗳气、太息

——时作太息，每每急躁不安时加重，无呃逆及嗳气。

闻 2　气味

——无。

问

——无恶寒发热，无明显汗出；无头晕头痛，无周身疼痛不适；小便黄，大便尚调；纳食尚可，急躁易怒，胸闷不舒，无腹痛腹泻；无耳聋耳鸣，口干口苦；素体体

健，每每情绪不佳时加重。

切　脉象

——脉弦数。

二、辅助检查

乳房 B 超　左乳头下局部导管扩张，导管内径增宽，约 0.3cm。诊断：左乳乳管扩张。

电子乳管镜　左乳主导管扩张明显，导管内未见明显占位。诊断：左乳乳管扩张。

乳管造影　左乳乳管有所扩张，未见明显充盈缺损。诊断：左乳乳管扩张。

头颅 MRI　未见垂体肿瘤。

血性激素（黄体期）　卵泡生成素 1.6mIU/L；黄体生成素：1.9mIU/L；雌二醇：157pg/mL；睾酮 1.3ng/mL；泌乳素：11.2ng/mL；孕酮：0.45ng/mL。

三、诊断及辨证

诊断　中医：乳泣。

西医：左乳头溢液。

辨证　肝经郁热证。

四、鉴别诊断

乳岩　乳房肿块质地坚硬，边界不清，推之不移，按之不痛，表面凹凸不平，渐见疼痛，中期可有乳头溢血性液体，而非白色乳汁，晚期溃烂则凸如泛莲或菜花，渗流血水。

乳衄　单侧乳房单个或多个乳孔溢出血性液体，部分乳晕部可触及可活动的、质软无痛肿块。

粉刺性乳痈　多有乳头内陷畸形，乳头中有粉渣样物排出，乳晕或乳房有肿块，伴有红肿疼痛，可化脓溃破。

五、病因病机

主症分析　本例主症是乳头溢液。患者左乳头溢液反复发作 7 月余。女子乳头属肝，肝主疏泄。患者工作压力过大，焦虑不安，肝气失职，脉络瘀阻，不通则痛，故乳房胀痛；郁久化热，则迫乳上行而外溢；病程迁延，灼伤溢乳，故溢液量少，质稠。审证求因，充分说明该症是肝经郁热所致。

次症分析　急躁易怒，胸闷不舒，太息，此为肝失疏泄，肝郁气滞所致；口干口苦，小便黄，舌红，苔薄黄，脉弦数，均是里热之象，说明该病为肝郁化火之证，舌脉与证相符。

病机归纳　肝经郁热。

六、治法方药

治法　疏肝清热，佐以固摄。

方药 丹栀逍遥散加减。炒山栀 12g，牡丹皮 9g，柴胡 9g，郁金 9g，制香附 9g，当归 6g，赤芍 12g，黄芩 9g，夏枯草 15g，生黄芪 15g，五味子 9g，芡实 12g，仙鹤草 15g，生甘草 6g。7 剂。每日 1 剂，水煎，早晚 2 次分服。

七、预防与调护

1. 保持情绪稳定，乐观开朗，避免争吵、发怒等。
2. 产前、产后均宜合理安排饮食，注意调养，增强体质。
3. 发生乳汁自出，要积极诊治。同时勤换衣衫，避免因乳汁浸渍皮肤而发生湿疹或疱疹。

【评述】

乳泣是指非哺乳时乳汁自行流出。相当于西医学所称的"乳汁溢出症"。

一、中医学认识

在历代文献中记载了"乳泣""乳涌""漏乳""乳汁自涌""产后乳汁自出"等病证。宋·陈自明《妇人大全良方》云："亦有未产前乳汁自出者，谓之乳泣。"《景岳全书》有所发挥，进一步完善了产后乳汁自出的病因病机和治法方药。《景岳全书·妇人规》曰："产后乳自出，乃阳明胃气不同，当分有火无火而治之，无火而泄不止，由气虚也，宜八珍汤、十全大补汤；若阳明血热而溢者，宜保阴煎或四君子汤加栀子；若肝经怒火上冲，乳胀而溢者，宜加减一阴煎；若乳多胀痛而溢者，宜温帛熨而散之。"清·冯兆张《冯氏锦囊秘录》将乳汁自流不禁的原因归纳为：胃气虚而不能敛摄津液；气血大虚，气不卫外，血不荣里而为妄泄；未产而乳自出者，谓之乳泣；产妇劳役，乳汁涌下，此阳气虚而厥也。至今仍有临床指导意义。近代也有学者认为产前或终止哺乳后出现乳汁溢出的皆可称为乳泣。

二、现代医学认识

甲状腺功能低下、胸壁损伤、带状疱疹、肾衰竭、过度刺激乳头、精神紧张，或脑垂体肿瘤等因素均可导致高泌乳素血症而发生泌乳。一侧或两侧乳头溢出乳汁，滴沥不止，有如屋漏，或涓涓而下，湿透衣服，饮水多则溢乳更多，质稀薄或正常，乳房松软无结块，亦无压痛。部分患者伴有脑垂体肿瘤，有不同程度的泌乳和闭经。挤压乳房后有少量乳汁溢出，或自行溢出。并表现为月经稀发，或长期闭经。

三、治疗关键

引起本病的原因比较复杂，应明辨虚实寒热，分证施治，并结合相应检查观察疗效。

四、转归与预后

单纯产后乳汁自出者，中医中药辨证论治效果较理想。而泌乳闭经综合征的原因复杂，应根据不同病因针对治疗，常需中西医结合治疗。

五、名医经验

朱南孙治疗乳泣，方拟参芪四物气血双补，合川断、制狗脊、石楠叶、鹿角片、巴戟肉温肾填精，加三棱、莪术、红花、生蒲黄理气活血，经水即行，乳汁亦少。

（选自《名老中医经验集》）

第五节 乳 疬

【病例资料】

李某，男，71岁，已婚。

主诉 发现右乳晕隆起伴疼痛3月余。

【诊疗思路】

一、中医四诊

局部：

望1 隆起处有无红肿，范围有多大

——隆起主要位于右乳晕后方深部，范围以右乳头为中心半径约2.5cm，无红肿。

望2 双乳溃口

——无。

望3 双乳头有无畸形、赘生物以及分泌物

——右乳头乳晕略大，肤色较深；双乳头无畸形、赘生物及分泌物。

问1 乳晕处隆起大小范围有无变化

——隆起范围起初约硬币大小，3月内范围逐渐变大，现约杯口大小。

问2 乳晕隆起处是否疼痛

——隆起处时作胀痛，每于情绪激动或劳累时加重。

问3 隆起及疼痛诊疗过程

——3月前，无明显诱因下突感右乳晕部疼痛不适，随后触及乳晕处硬币大小隆起。至社区医院就诊，静滴抗生素1周，隆起处疼痛略有好转，但隆起范围未见缩小，反而逐渐增大；再次到社区医院就诊，口服清热解毒散结之中药1月，右乳隆起仍未见缩小。

按 乳晕处隆起的质地、边界、光滑度、活动度、触痛感、肤温

——隆起处质中偏韧，界尚清，尚光滑，活动尚可，轻度压痛，肤温正常。

全身：

望1 神、色、形、态

——得神，两颧略红，体形瘦弱，步态自如。

望2 舌质、舌苔

——舌质红，苔少。

闻1 呃逆、嗳气、太息

——时作太息，无呃逆及嗳气。

闻2 病体气味

——无。

问

——无恶寒发热；无汗出；头晕头痛，无周身疼痛不适；小便略黄，大便调；纳食尚佳，无胸闷气短，无腹痛腹泻；耳聋耳鸣，五心烦热，时作口渴；素体瘦弱，无肝功能异常及睾丸等疾病；半年前有过食壮阳营养品史。

切 脉象

——脉细略数。

二、辅助检查

乳房B超 右乳头乳晕下类似腺体回声，范围约3.67cm×3.35cm×0.62cm，边界尚清，内部回声偏低，分布均匀。CDFI：未见明显血流显示。双侧睾丸大小正常，包膜光整，实质回声光点细密，分布均匀，未及明显异常血流信号。双侧附睾形态正常，回声分布均匀，未见增厚；CDFI：未见异常血流信号。诊断：右侧男性乳房发育；睾丸附睾未见异常。

血性激素 卵泡生成素：1.2mIU/L；黄体生成素：2.3mIU/L；雌二醇：61pg/mL；睾酮：2.1ng/mL；泌乳素：8.9ng/mL；孕酮：0.42ng/mL。

肝肾功能 未见异常。

三、诊断及辨证

诊断 中医：乳疬。

西医：右侧男性乳房异常发育。

辨证 肝肾阴虚火旺证。

四、鉴别诊断

男性乳岩 少见，多为单侧。乳晕部可触及无痛性结节状肿块，坚硬如石，界限不清，表面高低不平，活动度差，乳头有血性溢液，腋窝淋巴结肿大。

男性乳痈 多有局部外伤、感染史，局部红肿热痛，且有畏寒、发热等全身症状，溃后创口容易愈合。

肥胖性乳房隆起 多见于肥胖者，乳房呈弥漫性脂肪堆积，按之柔软无压痛。

五、病因病机

主症分析 本例主症是乳晕隆起伴疼痛。患者发现右乳晕隆起伴疼痛3月余。男子乳头属肝，乳房属肾。《素问·上古天真论》："丈夫八八，天癸竭，精少，肾藏衰。"患者年老肾亏，水不涵木，气郁化火，灼津炼液成痰，痰火互结，阻于乳络，则乳房隆起结块，隐隐作痛。审证求因，充分说明该症是肝肾阴虚，痰火互结所致。

次症分析 头晕头痛，耳聋耳鸣，此为肝肾阴虚，不得荣养上窍所致；两颧略红，五心烦热，口干口渴，此为阴虚火旺，津亏液少所致，与主症一致；小便黄，舌红，苔少，脉细数，均是阴虚内热之象，说明该病为阴虚火旺之证，舌脉与证相符。

病机归纳　患者年过七旬，体衰肾亏，水不涵木，肝郁化火，日久灼津，炼液成痰，痰火互结，阻于乳络，不通则痛，则乳房结块，隐隐作痛；阴虚火旺，津亏液少，不能润养上窍，则头晕耳聋，五心烦热，口干口渴；舌红，苔少，脉细略数，均属肝肾阴虚火旺之象。

六、治法方药

治法　滋阴降火，化痰软坚。

方药　知柏地黄汤加减。熟地黄 24g，山萸肉 12g，山药 12g，知母 12g，黄柏 9g，泽泻 9g，丹皮 9g，茯苓 9g，夏枯草 12g，生牡蛎（先煎）30g，赤芍 12g，制香附 9g，浙贝母 12g，生甘草 6g。7 剂。每日 1 剂，水煎，早晚 2 次分服。

七、外治法

1. 阳和解凝膏外敷。
2. 如保守治疗无效，考虑行手术切除乳晕部隆起组织。

八、预防与调护

1. 保持心情舒畅，避免恼怒忧思。
2. 平时应忌烟酒及辛辣刺激性食物，慎食滋补营养之品。
3. 避免服用对肝脏有损害的药物。有肝病者适当进行保肝治疗有助于本病的康复。

【评述】

乳疬是指在乳晕部一侧或两侧出现疼痛性结块的疾病。相当于西医学的乳房异常发育症。男、女儿童或中老年男性在乳晕部出现疼痛性结块，称为乳疬。其特点是好发于青春发育期前女性（10 岁以前）、青春发育期男性（13～17 岁），中老年男性（50～70 岁）也可发生。

一、中医学认识

乳疬之名始见于宋·窦默《疮疡经验全书》："奶疬，是十五六岁女子，经脉将行，或一月二次，或过月不行，多生寡薄，形体虚弱，乳上只有一核，可治，若串成三四个难治。"指女子青春发育期的发病情况。至明代后，有关男性乳房发育的记载渐增。明·汪机《外科理例》和明·薛己《薛氏医案》中均记载有类似本病的医案。清·余听鸿《外证医案汇编·乳胁腋肋部》曰："男子之乳房属肾，何也？男以气为主，女以血为先，足少阴肾之脉经膀胱，其直者从肾上贯肝膈，入肺中，水中一点真阳，直透三阴之上。水不涵木，木气不舒，真阳不能上达。乳中结核，气郁，无血液化脓，比女子更甚。虽云肝病，其本在肾。"强调了肾在男子乳疬发病中的重要性。清·沈金鳌《妇科玉尺》曰："其有乳疬者……宜服败毒散加生地，再服黄矾丸，通用逍遥调经汤。"

二、现代医学认识

本病的发生，有生理性和病理性之分。生理性者，多见于新生儿时期、青春期；病理性者，多因下丘脑－垂体疾病、甲状腺疾病、糖尿病、肺部疾病（肺癌、肺结核）、肾衰透析后、性发育分化异常、慢性结肠炎、心血管疾病（冠心病、高血压）、B族维生素缺乏症、手术创伤、睾丸外伤、肿瘤病变、甲状腺疾病、肝脏疾病、药物使用不当等诱发。若发生于男性青春期，与先天性睾丸发育不全有关者，则患者可有女性化征象，如声音变尖、面部无须、臀部变宽等；有时伴有生殖器畸形。性早熟女性可伴有第二性征提早出现、月经来潮等表现；中老年男性患者往往有睾丸疾病、肝脏疾病史；或长期使用激素等药物史等。药物引起者，一般停药数月后常能自愈。

三、治疗关键

生理性乳房发育一般无需治疗；病理性的应针对其病因，积极治疗原发病，同时应辨证治疗。如保守治疗无效，乳房过大，胀痛剧烈，或疑有癌变可能者，可手术切除，但女性早熟性的乳房发育不宜手术。

四、转归与预后

中医药辨证论治对单纯性乳房发育、体质性性早熟性乳房发育、原发性青春期男性乳房发育及内分泌激素紊乱或由于肝脏功能减退等引起的乳房异常发育疗效较好。对于肿瘤等疾病引起者宜积极手术治疗。

五、名医经验

多数患者都有急躁易怒，病后情绪紧张、胸闷胁痛等症，可能系肝气郁结、气郁化火、炼液成痰、气滞痰凝、痰气互结、络脉失和而致。肾阴不足者较少，出现腰酸膝软、遗精、眼眶黑是其主要特征。取叶天士的"男妇乳病方"（香附、青皮、橘叶、夏枯草）重在疏肝理气，再合入二陈汤以和胃化痰，加牡蛎软坚，组成"加味乳病方"（如肝气郁结过甚者，可加柴胡、当归、白芍），配合外贴八将膏，取得了较为满意的效果。同时，本组病例中，有3例兼有肝肾阴虚证，用加味乳病方无效，转用归芍地黄汤而得消散。

（选自《许履和外科医案医话集》）

第六节　乳　　癖

【病例资料】

刘某，女，45岁，已婚已育。

主诉　双乳胀痛反复发作2年余。

【诊疗思路】

一、中医四诊

局部：

望1　双乳红肿及皮屑

——无。

望2　双乳溃口

——无。

望3　双乳头有无畸形、赘生物以及乳头分泌物

——双乳头无畸形及赘生物；双乳头可见多孔溢液，呈浆液性，量少，色淡黄。

闻　乳头分泌物气味

——无。

问1　双乳胀痛诱因

——双乳胀痛经前加重，经后缓解；情绪激动时加重。

问2　双乳胀痛处肿块

——双乳胀痛加重时，双乳胀痛处可触及范围较广散在的肿块。

问3　双乳胀痛反复发作情况及诊疗过程

——2年前，因工作紧张，过度疲劳，出现月经不调，继而出现双乳隐痛不适，遂至当地医院就诊，诊为"双乳腺增生病"，予三苯氧胺及疏肝理气之中成药等治疗，但效果不佳。再到中医院就诊，口服调摄冲任之中草药，有所缓解，但每于身心疲惫时双乳胀痛反复。

切　双乳肿块范围、质地、边界、活动度、肤温

——双乳胀痛处可触及增厚腺体为主的肿块，主要位于整个外上象限，质中，界欠清，活动尚可，肤温正常。

全身：

望1　神、色、形、态

——得神，面色红略暗，体形偏瘦，步态自如。

望2　舌质、舌苔

——舌质淡红，苔薄黄。

闻1　呃逆、嗳气、太息

——时作太息，无明显呃逆及嗳气。

闻2　气味

——无。

问

——无恶寒发热；无明显汗出；无明显头晕头痛；小便略黄，大便尚调，每日1行；纳食尚佳，夜寐安，偶有胸闷胁胀，经后出现腰酸乏力，神疲倦怠，无腹痛腹泻；时有耳聋耳鸣，无明显口干口苦；育双胞胎女儿，曾流产4次，近半年来月经先后不定期，量时多时少。

切　脉象

——脉弦细。

二、辅助检查

乳房 B 超　双乳腺体增厚，腺体回声分布不均匀，结构略紊乱，局部可见条索状偏低回声区，回声不均，CDFI 未见血流信号。诊断：双乳腺增生症伴偏低回声区。

钼靶　双乳腺体增生，BI－RADS－2 级。

血性激素（黄体期）　卵泡生成素：2.6mIU/L；黄体生成素：3.0mIU/L；雌二醇：158pg/mL；睾酮：2.10ng/mL；泌乳素：8.9ng/mL；孕酮：0.42ng/mL。

三、诊断及辨证

诊断　中医：乳癖。

　　　西医：双乳腺增生病。

辨证　冲任失调证。

四、鉴别诊断

乳岩　多见于中老年女性，常为偶然发现肿块，逐渐增大，按压不痛，肿块质地坚硬如石，表面高低不平，边界不清，常与皮肤粘连，活动度差，患侧淋巴结可肿大，晚期肿块溃呈菜花样，渗流血水。

乳核　多见于 20～25 岁女性，乳房肿块形如丸卵，质地坚实，表面光滑，边界清楚，活动度好，病程进展缓慢。

乳痨　好发于 20～40 岁女性，乳房肿块有 1 个或数个，初起肿块质地中等，边界不清，可与皮肤粘连，肿块脓成时变软，溃破后形成瘘管，经久不愈。

五、病因病机

主症分析　本例主症是乳房胀痛。患者双乳胀痛反复发作 2 年余。冲任二脉起于胞中，任脉上关元至胸中，冲脉夹脐上行至胸中而散。患者年近半百，肝肾渐衰，加之流产过多，伤及阴血，冲任失调，则双乳胀痛，月经先后不定期，量时多时少。审证求因，充分说明该症是冲任失调所致。

次症分析　双乳头溢液，此为冲任失调，固摄无力所致；腰酸乏力、耳聋耳鸣，此为肝肾不足，失去濡养所致，与主症一致；胸闷胁胀，时作太息，此为情志不遂，肝失疏泄，肝郁之象；舌淡红，苔薄黄，脉弦细，均是里虚之象。说明该病为冲任失调之证，舌脉与证相符。

病机归纳　肝肾不足，冲任失调。

六、治法方药

治法　调摄冲任，佐以疏肝活血。

方药　二仙汤合四物汤加减。仙灵脾 15g，肉苁蓉 12g，生地黄 15g，当归 12g，白芍 15g，怀牛膝 15g，郁金 9g，制香附 12g，八月札 12g，陈皮 9g，莪术 15g，生甘草

6g。7 剂。每日 1 剂，水煎，早晚 2 次分服。

七、外治法

乳房肿块处用阳和解凝膏盖贴。

八、预防与调护

1. 保持心情舒畅、情绪稳定。
2. 适当控制脂肪类食物的摄入。
3. 及时治疗月经失调等妇科疾患和其他内分泌疾病。
4. 对发病高危人群要重视定期检查。

【评述】

乳癖是因情志内伤、冲任失调、痰瘀凝结所致的乳腺组织的既非炎症也非肿瘤的良性增生性疾病。相当于西医的乳腺增生病。其特点是单侧或双侧乳房疼痛并出现肿块，乳痛和肿块与月经周期及情志变化密切相关。乳房肿块大小不等，形态不一，边界不清，质地不硬，推之活动。本病好发于 25～45 岁的中青年妇女，其发病率占乳房疾病的 75%，是临床上最常见的乳房疾病。根据研究资料发现，本病有一定的癌变危险，尤其是有乳腺癌家族史的患者，更应引起重视。

一、中医学认识

乳癖之名首见于汉·华佗《中藏经》。宋《圣济总录》曰："妇人以冲任为本，若失于将理，冲任不和，或风邪所客，则气壅不散，结聚乳间，或硬或肿，疼痛有核。"对本病的病因病机及症状作了具体描述，明确提出了冲任不和在发病中的重要性。明清两代对乳癖的认识较为全面。明·陈实功《外科正宗》曰："乳癖乃乳中结核，形如丸卵，或坠垂作痛，或不痛，皮色不变，其核随喜怒消长。"指出其临床特点是肿块可随情志改变而变化，认为本病"多由思虑伤脾，恼怒伤肝，郁结而成也"。清·顾世澄《疡医大全·乳疬门主论》曰："盖以瓜蒌、半夏专治胸中积痰，痰去肿尤易消也。"清·高锦庭《疡科心得集》从病因病机、临床表现及治疗方药等方面，对乳癖作了较详细的论述："良由肝气不舒郁结而成"。"肝气有所不舒，胃见木之郁，唯恐来克，伏而不扬，气不敢舒，而肿硬之形成，胃气不敢舒，而畏惧之色现，不疼不赤，正见其畏惧也"。"治法不必治胃，但治肝而肿自消矣。逍遥散去姜、薄，加瓜蒌、半夏、人参主之"。对乳癖的预后，清·邹岳《外科真诠》云："年少气盛，患一二载者"可消散，"若老年气衰，患经数载者不治，宜节饮食，息恼怒，庶免乳岩之变。"

二、现代医学认识

本病城市妇女的发病率高于农村妇女。社会经济地位高或受教育程度高、月经初潮年龄早、低经产状况、初次怀孕年龄大、未哺乳和绝经迟的妇女为本病的高发人群。

乳房疼痛以胀痛为主，可有刺痛或牵拉痛。疼痛常在月经前加剧，经后减轻，或随情绪波动而变化，痛甚者不可触碰，行走或活动时也有乳痛。乳痛主要以乳房肿块处为甚，常涉及胸胁部或肩背部。有些患者还可伴有乳头疼痛和作痒，乳痛重者影响工作或生活。乳房肿块可发生于单侧或双侧，大多位于乳房的外上象限，也可见于其他象限。肿块的质地中等或硬韧，表面光滑或颗粒状，活动度好，大多伴有压痛。肿块的大小不一，直径一般在 1～2cm 左右，大者可超过 3cm。肿块的形态可分为：片块型、结节型、混合型、弥漫型。

三、治疗关键

止痛与消块是治疗本病之要点。根据具体情况进行辨证论治。对于长期服药而肿块不消反而增大，且质地较硬，边缘不清，疑有恶变者，应手术切除。

四、转归与预后

本病部分患者不经治疗，通过适当调护可自愈；大部分患者通过治疗可获痊愈，预后良好。少部分患者可发展成为乳岩，预后较差。

五、名医经验

乳癖病机侧重在"肝"。因为乳癖患者均有多怒善郁等精神因素，肝气郁于胃中，所以肿块常随喜怒而消长。亦有月经来潮时乳房胀痛明显，经行则症状减轻者，此亦与肝气郁结有关。因冲为血海，隶于肝肾，肝气不舒，冲亦失调，经水一行，肝气得舒，故症状暂减，两者见症虽有不同，而其根源则一。治疗悉以疏肝解郁为主，和胃化痰为辅，用逍遥散合二陈汤化裁，常用药物如柴胡 8g，当归 10g，白芍 6g，青陈皮各 6g，茯苓 10g，制香附 10g，制半夏 6g，橘叶 6g，夏枯草 10g，全瓜蒌 10g。大便溏薄者去瓜蒌，加白术 6g；乳房痛甚者，加金铃子、延胡索各 10g；乳房胀痛时自感灼热，或伴有低烧者，加丹皮 6g，炒山栀 10g。

（选自《许履和外科医案医话集》）

第十章 疮疡和周围血管疾病

【诊疗关键】

1. 根据中医望闻问切的诊疗思路，全面采集病史，以达到四诊合参。

2. 全面了解患者病史、专科检查以及相关辅助检查，以预判疾病的发展、转归和预后。

3. 应准确分辨疾病的分期，以确定合理的内、外治方案。

第一节 疖

【病例资料】

杨某，男，12 岁，学生。

主诉 头部泛发化脓性肿物反复发作 1 年。

【诊疗思路】

一、中医四诊

局部：

望 1 肿块处有无红肿热痛，范围有多大

——肿块处略有红肿，肿块范围直径约 4cm，位于头部。

望 2 有无溃口，溃口数目，溃口流滋情况，流滋的量、色、质

——有两处溃破口，流滋，脓水稀薄。

望 3 溃口形状及其分泌物

——溃破如蝼蛄串穴之状，脓性分泌物。

闻 流滋气味

——流滋略带臭味。

问 1 肿块大小范围有无变化

——肿块初起较小约 3cm，化脓时稍增大至 4cm。

问 2 红肿热痛反复发作情况及诊疗过程

——1 年之前患处出现红肿热痛，日久结块，化脓溃破，当地医院就诊治疗，注射青霉素，红肿热痛略有好转，但溃口无好转。

问 3 之前结块处有无破溃流滋

——之前结块红肿热痛后，出现红肿处破溃流滋，量较多、色黄、质较稠。日久

结块，迟不化脓，或溃破脓出，日久不敛，过一时期还会复发，往往一处未愈，他处又生。

按1　结块质地、边界、活动度、触痛感、波动感、肤温

——结块僵硬，界不清，无明显活动度，轻度触痛，结块中央略有波动感，肤温不高。

按2　局部淋巴结质地、边界、光滑度、活动度等如何

——颌下、耳后可及少许肿大淋巴结，轻压痛，质中，界尚清，尚光滑，活动可。

全身：

望1　神、色、形、态

——失神，面色略萎黄，体形正常，步态自如。

望2　舌质、舌苔

——舌质淡，苔薄。

闻　气味

——头部有少许腥臭味。

问

——无恶寒，无汗，微热；无头晕头痛，但患处略痒，稍肿痛，无周身疼痛不适；小便正常；纳食欠佳，无胸闷气短，无腹痛，有便溏；无耳聋耳鸣，但口干口渴；素体消瘦，神疲乏力，无明显诱因。

切　脉象

——脉细数。

二、辅助检查

血常规　白细胞计数：$11.2 \times 10^9/L$；中性粒细胞百分数：75%。

C反应蛋白　12mg/L。

三、诊断及辨证

诊断　中医：蝼蛄疖。

　　　西医：头皮穿凿性脓肿。

辨证　正虚毒蕴证。

四、鉴别诊断

发际疮　四季皆可发，好发于项后发际处，皮损为红色的毛囊性丘疹，继而出现脓疱，四周有红晕，反复发作，不损伤骨。

痈　是临床常见的外科感染之一，中年以上好发，以老年者居多。其发病特点是好发于皮肤厚韧的项、背部，常为单发，局部光软无头，面部顶高色赤，表皮紧张光亮，肿势范围较大，结块范围多在6~9cm大小。发病迅速，易肿、易溃、易敛，或有恶寒、发热、口渴等全身症状。

颜面疔疮　是一种发生于颜面部，发病迅速，易于变化而危害较大的急性化脓性疾病，相当于西医学的颜面部疖、痈。其发病特点是初起有粟粒样脓头，疮形虽小，

但根脚较深，有如钉丁之状，肿势散漫，肿胀范围显著大于疖，出脓时期较晚而且有脓栓，且病情变化迅速，容易造成毒邪走散，大多数患者初起即有明显全身症状。

五、病因病机

主症分析　本例主症是头部泛发化脓性肿物，反复发作日久。患者患病后处理不当，疮口过小引起脓毒潴留，或搔抓染毒，导致脓毒旁窜，在头部皮肉较薄处易蔓延、窜空而成蝼蛄疖。病程较久，反复发作耗气伤血，气虚不足，正气不能驱邪外出，邪气留恋，蕴于肌肤。伴舌质淡，苔薄，脉细数。属正虚毒蕴证。

次症分析　患处略痒稍肿痛，伴有便溏，纳食欠佳，有口干口渴，素体消瘦，神疲乏力，失神，面色略萎黄，微热。与主症相佐，共为正虚毒蕴之证。

病机归纳　本病多由外感风邪，内郁湿火，两邪相搏，蕴阻肌肤；或因夏秋季节感受暑毒；或因天气闷热汗出不畅，暑湿热邪蕴阻肌肤，引起痱子，复经抓搔，破伤染毒等而成疖肿。疖肿形成后，多由治疗不当、疮口太小、脓液引流不畅，致使脓液潴留；或因护理不当，搔抓碰伤，以致脓毒旁窜，又因头皮肌肉较薄，而头皮坚厚，脓毒潴留则腐蚀肌肉，因头皮较厚，故脓毒不得穿溃外泄，而在头皮下蔓延，致使头皮窜空，并且与体虚有关。

六、治法方药

治法　扶正托毒，透脓外出。

方药　透脓散加减。金银花 30g，蒲公英 30g，生地黄 15g，当归 12g，白芍 15g，炒白术 9g，川芎 9g，生黄芪 30g，皂角刺 15g，生甘草 6g。7 剂。每日 1 剂，水煎，早晚 2 次分服。

七、外治法

扩创手术：将相互串通的空壳做"十"字形切口，用垫棉法以压迫止血。外用太乙膏掺九一丹，每日换药 2～3 次，脓尽改用生肌散收口。

八、预防与调护

1. 应当早期治疗，防止发生变化。
2. 饮食应清淡，忌辛辣发物，忌烟酒，多饮水，保持大小便通畅。
3. 应静卧休息，并减少患部活动。
4. 保持心情舒畅，积极配合治疗。
5. 忌灸法，忌早期切开及针挑，忌挤脓，以免疔毒走散入血。

【评述】

疖是指发生在肌肤浅表部位、范围较小的急性化脓性疾病。此病多发生于夏秋季节，尤以小儿、青年多患，全身各处皆可发生。根据病因、症状不同，又可分为有头疖、无头疖、蝼蛄疖、疖病、暑疖等。相当于西医学的疖、头皮穿凿性脓肿、疖病等。其临床特点是肿势局限，范围多在 3cm 左右，突起根浅、色红、灼热、疼痛、易脓、易溃、易敛。现代研究多以疖病为重点，中医治疗上强调补虚托毒与解毒祛瘀，这与现代研究从免疫学角度来认识其病因病理是一致的，可供临床参考。

一、中医学认识

中医学对本病记述较为详细。南齐·龚庆宣《刘涓子鬼遗方》言其"又名热疖、石疖，俗称疖子"。唐代孙思邈《备急千金要方》："凡肿，根广一寸以下名疖，一寸以上名小痈，如豆粒大者名疱子。"明·汪机《外科理例》谓："疖者，初生突起，浮赤无根脚，肿见于皮肤，止阔一二寸，有少疼痛，数日后微软，薄皮剥起，始出青水，后自破脓出。"明·申斗垣《外科启玄》："夏日受暑热而生，大者为毒，小者为疖。令人发热作胀而痛，别无七恶之证……"

明·王肯堂《证治准绳》："《鬼遗》云：左右发际，起如粟米头，白肉赤热痛，如锥刺，此疾妇人患多，丈夫患少，始因风湿上攻发际，亦宜出脓无伤。或问发际生疮何如？曰：此名发际疮也，状如芡实，漫肿寒热，或痛、或痒者，发际疽也。此由风热上壅所致。宜服防风通圣散、紫金丹、夺命丹汗之。"明·陈实功《外科正宗》："蟮拱头，俗名犸猪也。患小而禀受悠远，皆父精母血蓄毒而成。生后受毒者，只发一次，其患肿高，破之又肿，皆禀受时原有衣膜相裹，毒虽出而膜未除，故愈又发。肿甚脓熟者，用针刺破，以三品一条枪插入孔内，化尽内膜自愈。又有肿而不收口者，此必风袭患口，则败铜散搽之，兼戒口味自愈。"

二、现代医学认识

疖与疖病的病原菌多为金黄色葡萄球菌与白色葡萄球菌，为致病菌侵入毛囊深部和毛囊周围的急性化脓性感染。皮肤不洁、高温、潮湿多汗及局部皮肤擦伤等为发病诱因。身体抵抗力降低、体弱、贫血、糖尿病、长期应用皮质激素及免疫抑制剂等容易并发。蟮蛄疖多为金黄色葡萄球菌或表皮白色葡萄球菌感染后，机体对自身破坏组织的一种特异性免疫反应，系多数聚集的毛囊炎及毛囊炎在深部融合，相互贯通形成的脓肿，即脓肿性穿掘性头部毛囊周围炎。该病常与聚合性痤疮、化脓性汗腺炎同时发病，而称为毛囊性闭锁性三联征。

三、治疗关键

及时治疗，以清热解毒为主。暑疖需兼清暑化湿。疖病多虚实夹杂，必须扶正固本与驱邪并施，或兼益气养阴或健脾和胃。应坚持治疗，达到足够疗程，以减少复发。对伴有消渴病、便秘、营养不良等慢性病者，必须积极治疗相关疾病。

四、转归与预后

暑疖、有头疖、无头疖的预后与转归相对较好，通过合理的治疗和调护，及时去除诱发因素，多可治愈。蟮蛄疖、疖病的预后相对较差，且易反复发作，持续数月，迁延难愈，甚至引起发热、乏力、败血症等全身反应。蟮蛄疖容易导致病损部毛发稀少，治愈后遗留萎缩性瘢痕和不规则脱色斑。

五、名医经验

用大甘草，刮去皮切细晒干，勿用火焙，研成细粉末（细小甘草无粉），以纯洁芝麻油（或纯洁菜子油亦可，其他杂油花生油俱不可用），用瓷缸或玻璃缸，将香油盛入缸内，再纳入甘草粉，浸泡三昼夜，即可使用。

（选自《蒲辅周医案》）

用金黄散外用、芩连解毒汤治疗多发性疖肿 75 例，其中续发 54 例，多发 15 例，复发 6 例，观察有效率在 75% 以上。并认为单纯的化脓性毛囊炎（可找到脓菌）一般外敷金黄散，内服芩连汤，不难治愈。如并有脂溢性皮炎或由于脂溢性续发毛囊炎，治疗比较困难。穿掘性毛囊炎，中医称为蝼蛄疖，亦称鳝头，用黑千捶膏或绿膏药均有效。

（选自《朱仁康临床经验集》）

第二节　疔

【病例资料】

黄某，男，15 岁，学生。

主诉　面部红肿及发热 3 天，伴神志不清 1 天。

【诊疗思路】

一、中医四诊

局部：

望 1　疔疮发生部位，局部皮肤是否有红肿

——颜面红肿，左侧口角处有一黄豆大小之肿物，周围肿硬，暗红。

望 2　是否破溃，是否有渗液，渗液的量如何

——中心已破溃，有少量渗出液，量较少。

望 3　疮顶有无凹陷，疮顶颜色如何

——疮顶凹陷，顶黑。

望 4　疔疮肿势如何，边界是否清晰，是否有脓液

——肿势软漫，边界不清，未见脓液。

望 5　全身是否有瘀斑、瘀点、风疹块、黄疸等

——无。

闻　臭秽或血腥味

——无。

问 1　疔疮大小范围变化

——左侧口角疔疮范围起初为粟粒大小，后逐渐变大，现在约为黄豆大小。

问 2　疔疮发作情况及诊疗过程

——三天前忽于左口角生一形小质坚之肿物，麻痒不舒，自疑为"粉刺"而用手挤压，翌晨即感恶寒发热，且颜面红肿，痛如火燎。在当地医院使用青霉素等药物后，红肿热痛加剧，一天前肿势向四周扩散，皮疹转为暗红，现神志不清，行走飘浮。

按1　疔疮质地、波动感、触痛感、肤温

——局部皮肤硬结，无波动感，触痛明显，触之烫手。

按2　全身淋巴结质地、边界、光滑度、活动度如何

——颌下触及两枚淋巴结，质中，界尚清，尚光滑，活动可。

全身：

望1　神、色、形、态

——神志昏愦，烦躁不安。

望2　舌质、舌苔

——舌绛红，苔黄厚燥。

闻1　呻吟、嗳气、太息

——伴有呻吟、嗳气、太息。

闻2　气味

——无。

问

——全身寒战，高热，汗出；伴有头痛烦躁，大便干结，小便黄赤，无尿血。无胸闷气短，无恶心呕吐，无腹痛腹泻，伴关节肌肉疼痛，乏力明显；无耳聋耳鸣，伴口干口渴；素体体健，有局部挤压史。

切　脉象

——脉弦滑数。

二、辅助检查

血常规　白细胞计数：$25 \times 10^9/L$；中性粒细胞百分数：83%。

C反应蛋白　15mg/L。

X线　未见明显异常。

三、诊断及辨证

诊断　中医：疔疮走黄。

　　　　西医：脓毒败血症。

辨证　火毒内陷证。

四、鉴别诊断

疖　突起根浅，肿势局限，无明显根脚，一般无全身症状。

有头疽　初起即有粟粒样脓头，脓头逐渐增多，溃后呈蜂窝状，红肿范围大，多发生于项背部，发展缓慢，病程较长。

疫疔　初起皮肤患处为一小片红斑丘疹，痒而不痛，其后周围迅速肿胀，中央呈暗红色或黑色坏死，坏死周围有成群灰绿色小水疱，形如脐凹，很像种的牛痘；并有

严重的全身症状；具有传染性；从事畜牧业者发病为多。

五、病因病机

主症分析 本例主症是面部红肿及发热，伴神志不清。该患为青少年男性，平素恣食膏粱厚味、辛辣炙煿之品，脏腑蕴热内生，复因皮肤破损挤压染毒。火热之毒蕴蒸肌肤，以致气血凝滞，火毒结聚，热盛肉腐，疮顶凹陷，肿势软漫，边界不清，局部皮肤硬结，无波动感，触痛明显，触之烫手，伴有头痛烦躁，大便干结，小便黄赤。火毒炽盛，内燔营血，则成走黄，以致皮疹转为暗红，神志不清，行走飘浮。

次症分析 大便干结，小便黄赤，口干口渴，伴舌绛红，苔黄厚燥，为火热之毒炽盛，灼耗津液，不能濡养上、中、下三焦，出现上述症状，舌脉与证相符。发热，头痛烦躁，神昏谵语，舌质红绛，苔黄燥，脉象弦滑数，此乃疔毒走散，发为走黄之象。

病机归纳 由疔疮火毒炽盛，早期失治毒势不得控制，又因挤压造成毒邪扩散，入于营血，内攻脏腑而成走黄之证。

六、治法方药

治法 清营解毒。

方药 犀角地黄汤合五味消毒饮及六神丸加减。金银花30g，蒲公英30g，鹿衔草15g，生地黄15g，当归12g，白芍15g，炒白术9g，茯苓12g，生黄芪30g，皂角刺15g，生甘草6g等。7剂。每日1剂，水煎，早晚2次分服。

七、外治法

治以箍围消肿，用玉露散以水调敷。

八、预防与调护

1. 本病危重，应严密观察病情。病室要保持清洁卫生，注意通风，保证病员充分休息。

2. 绝对卧床休息，减少活动，设专人陪护，固定患部，原发灶的肢体应固定在便于引流的体位。

3. 饮食宜清淡，忌荤腥发物及甜腻之品，给予素半流质饮食。

4. 切忌挤压、碰伤、过早切开。

5. 壮热、不恶寒、头昏烦躁、气急脉数者，头部用冰袋降温。

【评述】

疔是一种发病迅速而且危险性较大的急性感染性疾病，多发生在颜面和手足等处。若处理不当，发于颜面者易引起走黄危证而危及生命，发于手足者则可损筋伤骨而影响功能。孙思邈《备急千金要方·疔肿》云："初起必先痒后痛，先寒后热，热定则寒，多四肢沉重，头痛，心惊眼花，若大重者，则呕逆，呕逆难治……经五六日不瘥，眼中见火，神昏口干，心烦即死也。"陈实功《外科正宗·疔疮论》云："夫疔疮者，乃外科迅速之病也。有朝发夕死，随发随死……"疔的范围很广，名称很多，原因亦殊，但很多以其发病部位、局部形态颜色命名。发于颜面部者证治大致相同，故统以颜面部疔疮类之；发于手足部名之为手足部疔疮。另有红丝疔、烂疔、疫疔，因其性质不同，证治各异，皆以类别之，分别论述。疔包括西医的疖、痈、坏疽的一部分以及皮肤炭疽及急性淋巴管炎等。

一、中医学认识

疔疮在《内经》中称"丁"，《素问·生气通天论》说："膏粱之变，足生大丁。"这是疔疮最早的文字记载，但此处"丁"字泛指一切外疡。《中藏经·卷中·论五疔状候第四十》始将面部疮疡定名为疔，并以白、赤、黄、黑、青五种颜色命名，对病因、病理、预后方面均有阐明，指出："五疔者，皆由喜怒忧思，冲寒冒热，恣饮醇酒，多嗜甘肥，青鱼酢浆，色欲过度之所为也。蓄其毒邪，浸渍脏腑，久不攄散，始变为疔。"并告诫："五疔之候，最为巨疾。"《诸病源候论·丁疮候》则云："初作时，突起如丁盖，故谓之丁疮。"该书除列论十疔的临床表现外，并记述了疔疮走黄的症状和预后，曰"犯丁疮，谓丁疮欲瘥，更犯触之……则更剧，乃甚于初。更令热焮肿，先寒后热，四肢沉重，头痛心惊，呕逆烦闷，则不可治"。《备急千金要方》将本病分为十三种，各立疮名，并首次对"烂疔"作了较为详细的描述。元·齐德之《外科精义》总结前人各家之说，指出本病"青、黄、赤、黑，无复定色"，但以疮形初起如丁盖，兼见憎寒壮热、烦躁闷乱等全身症状者，"即其候也"。后来诸家按其部位、形态命名，种类繁多，但其病因学说一直局限于内因火毒。明《医学入门·卷六·疔疮》中记载："因感死畜、蛇虫、毒气而发者，其死尤速。"《医宗金鉴·外科心法要诀·疔疮》指出："盖疔者，如丁钉之状，其形小，其根深，随处可生，由恣食厚味或中蛇蛊之毒，或中疫死牛、马、猪、羊之毒，或受四时不正疫气，致生是证。"后来医家在大量临床实践中认识了竹木刺伤、皮肤破损、感染邪毒，是引起疔疮之外因，逐步完善了疔疮的病因学说。清·高锦庭《疡科心得集·辨龙泉疔、虎须疔、颧骨疔论》云："……其轻者，多因风热而结……其重者，或因七情内伤，或因膏粱厚味，醇酒炙煿，五脏蕴毒，邪毒结聚而发。"清·顾世澄《疡医大全·卷十四·唇疔门主论》亦说："有唇上生疔者，或口角旁，或上下唇，不论大小，大约皆脾胃火毒也。"具体地说明了本病病因与致病的特点。

二、现代医学认识

疖相当于西医的疖、痈、气性坏疽、皮肤炭疽、急性淋巴管炎等，关于疖、痈的认识已在前面章节论述，这里不再赘述。

气性坏疽的病变是由于各种气性坏疽杆菌侵入伤口后引起的广泛性的肌肉坏死的一种发展迅速的严重性感染，伴随着肌肉广泛性坏死，可有气体或无气体产生，伴随着严重的毒血症，通常发生于开放性骨折、深层肌肉广泛性挫伤，伤口内有死腔和异物存在或伴有血管损伤以致局部组织供血不良的伤病员，偶也可发生于择期手术，尤其是下肢、结肠和胆囊手术后。本病是由于细菌在局部生长繁殖并分泌多种外毒素和酶，主要是 α 毒素（是一种致命的坏死性溶血性毒素，也是一种卵磷脂酶，可引起溶血、尿少、肾组织坏死等）。尚有一些酶能液化组织，使病变迅速扩散、恶化，但细菌很少侵入血流引起败血症。由组织糖、蛋白质的分解，气体大量产生，使组织膨胀，伤口恶臭。大量组织坏死和外毒素吸收，可引起严重的毒血症，故早期诊断极为重要。

皮肤炭疽，亦称恶性脓疱，病原菌为炭疽杆菌。患者多为从事肉类加工、皮毛制革等与畜产有关的职业者。常发生于暴露部位，特别是面颈部、手或前臂，多为单发。潜伏期2~3天，初发为红色小丘疹或水疱，1~2天后变为紫红色血疱或脓疱，疱破形成凹陷性坏死性溃疡，结炭末样黑痂，基底部呈暗红色坏疽，周围红肿明显但不疼痛，仅有微痒，1~2周后痂脱，愈后留有瘢痕。可伴有淋巴管炎及淋巴结炎，发生在眼睑、颈部等皮肤松弛部位时可仅有弥漫性水肿而无水疱，可迅速形成坏死。伴有轻重不等的全身症状，重症者可有高热、呕吐、全身不适及全身中毒症状。中毒症状严重者可引起败血症和脑膜炎，于数天内死亡。

急性淋巴管炎多数是由于溶血性链球菌通过皮肤破损处或其他感染源蔓延到邻近淋巴管所引起，其主要病理变化为淋巴管壁和周围组织充血、水肿、增厚，淋巴管腔内充满细菌、凝固的淋巴液及脱落的内皮细胞。本病多见于四肢，往往有一条或数条红色的线向近侧延伸，有压痛，所属淋巴结可肿大、疼痛。严重者常伴有发热、头痛、全身不适、食欲不振及白细胞计数增多。故早诊断、早治疗是关键。

三、治疗关键

本病应坚持早发现、早诊断、早治疗、早隔离的原则。切忌自行挤压，过早切开排脓、触碰等，以免发生"走黄"。内治以清热解毒为主，火毒炽盛宜配合凉血药物。外治根据初起、成脓、溃后，分别采用箍毒消肿、提脓去腐、生肌收口治疗。

四、转归与预后

疔疮初起一般全身症状不明显，重者有恶寒发热等症状；中期则可伴发热、口渴、便干、溲赤、脉弦滑数、舌苔薄腻或黄腻等；后期热退肿消，病情痊愈。一般病程10~14天。凡颜面部疔疮，特别是生于鼻翼、上唇部疔疮，若处理不当，妄加挤压，或不慎碰伤，或过早切开等，可引起顶陷色黑无脓，四周皮肤暗红，肿势扩散，以致头面耳项俱肿。此时常伴壮热烦躁、神昏谵语、胁痛气急、苔黄糙、舌质红绛、脉象洪数等症状，是为"走黄"。少数患者在中期也可走黄。若疔毒走窜入络，出现恶寒发热，在躯干或四肢有明显痛处者，则为并发流注；若毒邪内传脏腑，可引起内脏器官转移性脓肿；若毒邪流窜附着于四肢长管骨，骨骼胖肿，可形成附骨疽。

五、名医经验

赵某，男，37岁，1966年8月2日以左侧嘴角疔5日来诊。疮顶有脓点七八点，未出脓，肿势散漫半颊，坚硬色紫，灼热疼痛，身壮热达39℃。胸闷、泛恶，大便2日未通，舌苔黄腻，脉数。乃阳明湿热，蕴热成毒，邪势鸱张，恐有走黄之势，治以清热解毒，和胃止呕。遣药芩连消毒饮加减：川黄连9g，黄芩9g，紫花地丁15g，野菊花9g，半枝莲9g，金银花9g，连翘9g，赤芍12g，陈皮9g，竹茹6g，生甘草6g。玉露膏外敷。2剂后，虽未出脓，但漫肿渐已局限，疮顶渐高，疼痛仍甚，脓点增多，热度高（下午体温达39.1℃），烦闷呕吐，大便4天未通，舌苔黄腻，脉洪数。乃肠胃湿热壅盛，热毒尚未完全控制，势将走黄，当急下阳明湿热，解毒托透，和胃止呕。药物：生大黄9g，川黄连3g，紫花地丁15g，野菊花9g，皂角刺6g，金银花12g，连翘9g，陈皮9g，竹茹6g，生甘草6g。外继以玉露膏外敷。1剂后，大解2次，干燥不爽，身热稍减，呕吐已止，但仍胸闷，泛泛不舒，局部疮顶高起，出脓，但不多。疮周漫肿较聚，色紫热痛，苔黄腻，脉数。辨证属大肠腑气畅通，但中焦积热未平，脓毒未泄，再以上方加玄明粉15g，以泻火和胃，清解托毒。当天大便得畅，脓出较爽，疼痛减轻，热度已退（体温37.16℃），泛恶已止。热毒既得外泄，症势已入坦途。两日后胸宇渐宽，出脓渐畅，但以芩连消毒饮去大苦大寒之芩连，加花粉15g，竹叶12g，芦根20g，以清润之品清余毒。逾十日而愈。本案辨证关键在于：证属阳明湿热壅盛，而腑气一通，热毒一得外泄，即扭转枢机，失之则会热入营血而走黄。

[吴峰. 顾筱岩论治疗疮经验. 河南中医，2002，22（1）：29-30]

第三节　痈

【病例资料】

崔某，男，48岁，已婚已育。

主诉　左侧腰背部红肿结块伴发热10天。

【诊疗思路】

一、中医四诊

局部：

望1　发病部位、有无红肿及脓头，范围大小、色泽如何

——腰背部偏左胁下处有一5cm×6cm大小红色肿块，光滑无头。

望2　有无溃口，溃口数目，溃口流滋情况，流滋的量、色、质如何

——无。

闻　臭秽或血腥味

——无。

问1　红肿热痛发生及发展过程

——10天前患者突感腰背部不适伴牵拉痛，第二日腰背左胁下红肿热痛，略有触痛。近日红肿范围扩大，触痛明显，并伴有恶寒发热、口渴等全身症状。

问2　肿块有无破溃、溢液及其他分泌物

——红肿无破溃、溢液及其他分泌物。

问3　结块红肿处有无疼痛，疼痛时间和性质怎样

——伴有持续性跳痛，疼痛较剧烈。

按1　肿块质地、边界、光滑度、活动度、触痛感、波动感、肤温

——肿块质软，界不清，光滑，无明显活动度，触痛明显，结块中央有波动感，

肤温较高。

按2　腋下、腹股沟淋巴结质地、边界、光滑度、活动度

——左腋下、腹股沟可及数枚大小不等的淋巴结，质中，界尚清，尚光滑，活动可。

全身：

望1　神、色、形、态

——少神，面色少华，体形偏胖，步态自如。

望2　舌质、舌苔

——舌质红，苔黄。

闻1　呻吟、嗳气、太息

——无。

闻2　气味

——无。

问

——伴有恶寒发热，无汗；无头晕头痛；小便黄，大便略干结；纳食尚可，无胸闷气短，无腹痛腹泻；无耳聋耳鸣，时作口干口渴；素体体健，嗜酒，喜肥甘厚味。

切　脉象

——脉洪数。

二、辅助检查

血常规　白细胞计数：$12.9 \times 10^9/L$；中性粒细胞百分数：88%。
C反应蛋白　82mg/L。

三、诊断及辨证

诊断　中医：痈。
　　　西医：皮肤浅表脓肿（成脓期）。
辨证　热毒炽盛证。

四、鉴别诊断

疖　与无头疖鉴别，根脚浅，范围局限，肿块及肿势均较小，多为2~3cm，2~3日化脓，溃脓后3~4日即能愈合，无明显全身症状。

脂瘤染毒　患处平素已有结块并与表皮相互粘连，但推之可动，其中心表面皮肤可有黑色粗大毛孔，挤压后有脂浆样分泌物溢出，伴有臭味，染毒后红肿较局限，化脓10日左右，夹有粉渣样物脓液溢出，并有白色包囊，愈合较为缓慢，全身症状较轻。

有头疽　发于肌肉间，初起皮肤上出现粟米大小样脓头，周围皮肤焮热红肿胀痛，继而迅速向深部及周围扩散，脓头相继增多并发生溃烂，状如蜂窝。易发于皮肤厚韧之处，如项后、背部等。全身症状明显，病程较长。

五、病因病机

主症分析　本例主症是左侧腰背部红肿结块伴发热。该患属中年男性，平素喜食肥甘厚味及嗜酒，易致湿浊内生，邪毒湿浊留阻肌肤，郁结不散，可使营卫不和，气血凝滞，经络壅遏，化火成毒而成痈肿。

次症分析　大便干结，小便黄，时作口干口渴，此为热邪炽盛，灼耗津液，致使津液不能上濡肺胃，下滋大肠。发热，头痛，舌红，苔黄腻，脉洪数，均是热毒炽盛之象，说明该病为热胜肉腐之证，舌脉与证相符。

病机归纳　湿浊内生，郁而化热生火；外感毒邪，凝聚经络，腐肉为脓。总属热毒炽盛。

六、治法方药

治法　和营清热，透脓托毒。

方药　仙方活命饮合透脓散加减。当归9g，赤芍9g，丹参15g，金银花9g，连翘12g，天花粉9g，黄芩9g，山栀9g，象贝母9g，炙山甲6g，皂角刺9g，生甘草3g。7剂。每日1剂，水煎，早晚2次分服。

七、外治法

成脓宜切开排脓；脓腐已尽，可外用生肌散、太乙膏、生肌白玉膏、生肌玉红膏等。

八、预防与调护

1. 经常保持局部皮肤干燥。
2. 平素少食辛辣及肥甘厚味，忌食辛辣鱼腥发物。
3. 高热时应卧床休息，减少患部活动，并多饮开水。

【评述】

痈是气血为毒邪壅塞，而发生于皮肉之间的急性化脓性疾病。可见于西医学的皮肤浅表脓肿、急性化脓性淋巴结炎、脐部感染或脐肠管异常、脐尿管异常、卵黄管残留症继发感染等。其特点是光软无头，红肿热痛（少数初起皮色不变、肿胀疼痛），结块范围多约6~9cm，发病迅速，易肿、易脓、易溃、易敛，或伴有恶寒发热、口渴等全身症状，一般不会损伤筋骨，也不会造成陷证。痈发无定处，随处可生，因发病部位不同，有各种不同的命名，但都具有一般痈的共性。

一、中医学认识

痈之名最早见于《内经》，《灵枢·痈疽》对痈的特点、病因病机、预后均有较详细的论述，如"夫血脉荣卫，周流不休，上应星宿，下应经数。寒邪客于经脉之中则血泣，血泣不通则卫气归之，不得复反，故痈肿……营卫稽留于经脉之中，则血泣而不行，不行则卫气从之而不通，壅遏而不得行，故热。大热不止，热胜则肉腐，肉腐则为脓。然不能陷肌肤，骨髓为焦枯，五脏不为伤，故命曰痈……痈者，其皮上薄以泽，此其候也。"《灵枢·脉度》又云："六腑不和，则留为痈。"而后历代医家对痈的论述颇丰。

《景岳全书》："痈者，热壅于外，阳毒之气，其肿高，其色赤，其痛甚，其皮薄而泽，其脓易化，其口易敛，其来速者，其愈亦速。"《证治准绳·疡医》："肘之内生痈，属三阴经，乃心、肺、胞络郁火。引经黄连、升麻、柴胡。肘之外生痈属三阳经，乃胃、大小肠积毒，引经藁本、升麻、柴胡，并用黄连消毒饮、活命饮，或乌金散、紫金丹、玉枢丹选用。壮实有里证者，一粒金丹、八阵散下之，老弱者，黄芪木香散、十全大补汤、千金内托散托之。"

二、现代医学认识

常见于现代医学的急性化脓性淋巴结炎和浅表脓肿等。多为金黄色葡萄球菌等引起多个相邻的毛囊和皮脂腺较多的部位发生急性化脓性感染，当炎症扩散到皮下组织，引起化脓性汗腺炎、急性淋巴管炎形成脓肿；或为溶血性链球菌等原发感染灶经血行、淋巴循环转移引起急性淋巴结炎，常见的有颈、腋窝、腹股沟部淋巴结肿大，多个淋巴结粘连成硬块，失治后形成脓肿。其形成机理：细菌产生的毒素使局部炎症组织坏死，继而中性粒细胞浸润、白细胞崩释出酶将坏死组织液化，形成脓液。脓液中渗出较多的纤维蛋白转变为纤维素，形成网状支架，使病变比较局限。其脓腔周围有明显的充血、水肿和白细胞浸润与肉芽组织增生，形成脓腔壁。浅表脓肿多数能向体表穿破，或经切开排脓后，逐渐形成肉芽组织修复，形成瘢痕愈合。

三、治疗关键

及时、分期治疗。治疗越及时，则疾病消退得越快。分期治疗采用"消、托、补"的治疗原则。初期清热解毒为主；已化脓者宜切开排脓，或托脓外出；后期化腐生肌为主。否则容易引发变证。

四、转归与预后

本病的转归与预后，与热毒的轻重，体质的强弱，诊治是否及时、得当等因素有关。凡能早期确诊，及时治疗，在初期即可截断病势的发展，不致成痈；若在成痈初期得到有力的清解消散，则病情较轻，疗程较短；凡老人、儿童、体弱和饮酒成癖者患本病，因正气虚弱或热毒炽盛，须防其病情迁延不愈或发生变证。若疮口位置较高，可导致袋脓。部分患者大量使用抗生素或苦寒药物治疗，形成慢性迁延性炎症者，需要很长时间才能消退，甚至再次出现红肿热痛等。极少数患者因治疗不当，或妄加挤压，以致毒邪扩散，出现热毒内攻脏腑的危象。

五、名医经验

余鹤龄医案：
陆某，男，33岁。
主诉：左臀部红肿热痛1周。

初诊：1 周前，左臀部皮肤瘙痒，2 天后有肿痛，在当地医务所诊治，予内服乙酰螺旋霉素。近 2 天左臀部红肿热痛日益加重，坐卧不安，特求治。查体：T：38℃，P：90 次/分，R：19 次/分，BP：120/75mmHg。左臀部红肿约手掌大，触诊灼热触痛明显，质硬。舌质偏红，苔薄腻，脉濡数。中医诊断：臀痈，膀胱经湿热火毒蕴结证。西医诊断：左臀部蜂窝织炎。

治疗：紫花地丁 15g，赤芍 10g，红花 10g，蒲公英 20g，金银花 15g，黄柏 10g，皂角刺 10g，乳香 6g，没药 6g。水煎服，每日 1 剂，共 3 日。

野菊花 15g，黄柏 10g，薄荷 8g，芒硝 10g，甘草 10g。水煎湿敷，每日 1 剂，共 3 日。

复诊：自诉左臀部肿痛减轻。T：37℃，P：80 次/分，R：18 次/分，BP：120/75mmHg。舌尖红，苔薄白。处理：①脓肿切开、排脓、引流。②每天用药 1 次，共 3 日。

三诊：自诉患处肿痛明显减轻，舌尖红，苔白。检查：脓液明显减少，蹲位见切口左上方有小硬块。处理：①蒲公英 20g，赤芍 12g，红花 8g，黄柏 10g，地榆 10g，川牛膝 8g，厚朴 8g，野菊花 10g，生甘草 6g。水煎服，每日 1 剂，共 3 日。②外用：雷佛奴尔纱条引流，每日 1 次，共 3 日。

四诊：自诉左臀部疼痛消失，只是切口处偶有痒痛。检查：引流纱条无脓液，但切口旁左上方轻按有白色粉渣样物排出，系原发脂瘤破溃。处理：药线引流，每日 1 次，共 5 日。

（选自《当代名老中医典型医案集·外伤科分册》）

第四节 发

【病例资料】

刘某，男，50 岁，已婚已育。

主诉 臀部结块红肿疼痛 5 天，加重伴发热 3 天。

【诊疗思路】

一、中医四诊

局部：

望 1 结块分布位置、数目、大小

——左侧臀部可见一个约鸡蛋大小结块。

望 2 结块颜色、质地

——颜色焮红，周围红肿，中央稍腐溃，边界不清。

望 3 是否有脓，颜色、量、质如何

——可见少量脓液渗出，呈黄色，质较稠。

闻 分泌物气味

——分泌物略带腥臭味，不明显。

问1 结块发作情况及诊疗过程

——5 天前左侧臀部注射后局部皮肤开始红肿，伴有疼痛，当时未予重视，后结块逐渐变大，多次就诊于当地医院，先后用抗生素及中药内服和外洗，未见好转，病情逐渐加重。

问2 结块有无破溃、溢液及其他分泌物

——结块中央有花生大小腐溃面，周围湿烂，有少许脓性分泌物。

问3 结块红肿处有无疼痛，疼痛时间和性质怎样

——时有间断性跳痛，触之疼痛较剧烈。

按1 结块周围皮肤、肤温、触痛感

——周边皮肤硬，肤温高，触痛感明显

按2 腹股沟淋巴结质地、边界、光滑度、活动度等如何

——腹股沟可及一枚黄豆大小淋巴结，质中，边界尚清，活动可。

全身：

望1 神、色、形、态

——得神，面色略黄少华，体形正常，步态自如。

望2 舌质、舌苔

——舌质红，苔黄厚腻。

闻1 呻吟、太息、谵语、呃逆、嗳气

——未闻及。

闻2 气味

——无。

问

——有恶寒发热，时有汗出；伴头痛、乏力，无头晕，左侧臀部疼痛不适；大便秘结，小便黄；睡眠尚可，纳稍差；无胸闷气短，无腹痛腹泻；无耳聋耳鸣，伴有口干口渴，不多饮。平素体健，否认高血压、糖尿病等病史。

切 脉象

——脉弦数。

二、辅助检查

血常规 白细胞计数：$12.5 \times 10^9 / L$；中性粒细胞百分数：82%。

C 反应蛋白 32mg/L。

B 超 病变区软组织肿胀，边界不清，内部呈弥漫非均质性回声减弱区，肌肉条纹增亮，模糊或不显示，多伴有团絮状稍强回声。

三、诊断及辨证

诊断 中医：发（臀痈）。

西医：臀部蜂窝组织炎。

辨证 湿火蕴结证。

四、鉴别诊断

有头疽　患处初起有粟粒样脓头，痒痛并作，溃烂时状如蜂窝。

流注　患处漫肿疼痛，皮色如常，不局限于臀部一处，有此处未愈他处又起的特征。

五、病因病机

主症分析　本例主症是左侧臀部见一约鸡蛋大小结块。臀部先痛后肿，颜色焮红，周围红肿，中央稍腐溃，边界不清。可见少量脓液渗出，呈黄色，质较稠。时有间断性跳痛，触之疼痛较剧烈。患者局部注射而感染湿火毒邪，湿火毒邪逆于肉理，营气不从，肉腐化脓。审证求因，充分说明该症是湿火蕴结所致。

次症分析　本例次症是食欲不振，大便秘结，小便黄，伴有口干口渴，不多饮；发热，头痛；舌质红，苔黄厚腻，脉弦数。说明该患者为湿火蕴结之证，舌脉与证相符。

病机归纳　湿热火毒相互搏结，逆于肉理，营气不从，腐肉化脓。

六、治法方药

治法　清热解毒，和营化湿。

方药　黄连解毒汤合仙方活命饮加减。黄连12g，黄柏12g，栀子12g，蒲公英15g，乳香6g，没药6g，鹿角胶12g，炒白术12g，党参12g，当归12g，金银花30g，玄参9g，赤芍9g，川芎9g，白芷10g，皂角刺10g，浙贝母15g，生甘草6g。7剂。每日1剂，水煎，早晚2次分服。

七、外治法

初起用金黄膏或玉露膏外敷；脓成则切开排脓，八二丹药线引流；脓尽改用生肌散、白玉膏。

八、预防与调护

1. 患病后应卧床休息，限制患肢活动，因臀部肌肉运动，可致病邪扩散，加重病情。

2. 肌肉注射应严密消毒，防止细菌感染，避免不洁药液注入而发病。

3. 调节饮食、情志，避免感受外邪而致病，注意锻炼身体，增强抵抗力。

【评述】

"痈之大者名发"，说明发的病变范围较痈为大。故一般把来势迅猛而病变范围大于痈的外疡称为发。《外科精义》云："夫五发者，谓疽发于脑、背、肩、髯、鬓是也。"其特点是在皮肤疏松的部位突然红肿漫延成片，灼热疼痛，红肿以中心最为明显，而四周较淡，边缘不清，有的3~5天后皮肤湿烂，随即变成褐色腐溃，或中软而不溃，伴有明显的全身症状。生于结喉处的，称为锁喉痈；生于臀部的称为臀痈；生于手背部的，称为手发背；生于足背的，称为足发背。

一、中医学认识

发在中医文献中常和痈、有头疽共同命名。《灵枢·痈疽》："发于足上下，名曰四淫，其状大痈。"《证治准绳·疡医·卷之三·手发背》："《鬼遗》云，两手背发痈疽，初生如木刺，无头脑，顽然满手背，肿满后聚毒成疮，深入至骨而为发手背。此属五种，皆发毒之类也。手背肿毒，乃三阳经风热郁滞而发，宜服活命饮加芩、连、山栀、桔梗、升麻，寒加桂枝，热加姜黄，水酒煎服。"

明·申斗垣《外科启玄·臀痈》："臀上乃足太阳经，多血少气，盖精肉气血罕来，最痛。因见虚弱，即当内补其血气，如疮少向胯骨环跳穴者，兼足少阳经，少血多气，更加引经药更妙。"

二、现代医学认识

本病为广泛的皮肤和皮下组织弥漫性化脓性炎症，多为溶血性链球菌感染，有时为金黄色葡萄球菌，也可以由流感嗜血杆菌、厌氧性或腐败性细菌所引起。大部分是原发的，细菌通过皮肤细小的创口侵入皮内。也可为继发性，由其他局部化脓性感染直接扩散而来，或由淋巴管、血行感染所致。蜂窝组织炎得不到有效治疗，可产生筋膜炎、肌炎、皮下脓肿、败血症等，甚至导致死亡。

三、治疗关键

早期治疗以清热利湿解毒为主，按病期注重和营化瘀、托毒、补虚。外治切开排脓时切口应取低位、够大够深，以排脓通畅为目的；溃后脓腔深者用药线引流，疮口有空腔者用垫棉法加压固定。

四、转归与预后

本病的转归与预后，与发病部位，毒邪的轻重，体质的强弱，诊治是否及时、得当等因素有关。凡能早期诊断，及时治疗，在初期即给予合理的治疗，大部分患者预后良好。老人、儿童、体质较差者等，因正气虚弱，无力抗邪，须防其病情迁延不愈或发生变证。

五、名医经验

王某，男。脚发背由家犬咬伤而引起，疮口腐烂剧烈，足背焮红肿胀，上及足胫，身热口渴，溲红便闭，脉数苔黄。此家犬咬伤后复感毒邪，下焦之湿热亦趁机窃发。须待腐肉脱去，才能渐入佳境。黄连9g，川柏5g，黑山栀9g，赤芍6g，丹皮6g，生大黄9g（后下），银花、连翘各9g，知母6g，赤芍12g，飞滑石15g，防己5g。共三剂，疮口掺小五虎丹，贴黄连解毒膏纱布。周围红肿处以青敷药围箍。复诊症状明显好转，仍以原法施治，后即痊愈。

（选自《许履和外科医案医话》）

第五节 丹 毒

【病例资料】

陈某，女，20 岁，未婚。

主诉 颜面部红肿、灼痛半天。

【诊疗思路】

一、中医四诊

局部：

望1 皮损特征

——鼻、脸部红肿，境界清楚，如掌心大小，高出皮肤，尤以左半侧脸为著，未见明显丘疹及水疱，无明显脱屑。

望2 皮损破溃或流脓

——无。

问1 皮疹初起情况

——初起颜面部皮肤见小片红斑，迅速蔓延成大片鲜红斑。

问2 皮疹诊疗经过

——此次为第一次发病前来就诊，就诊前未用药。

按1 皮疹压之是否退色

——皮疹压之退色，放手后立即恢复。

按2 皮疹触痛

——触痛（＋）。

全身：

望1 神、色、形、态

——得神，面色潮红，体形偏瘦，步态自如。

望2 舌质、舌苔

——舌质红，苔薄白。

闻1 呻吟、太息、谵语、呃逆、嗳气

——未闻及。

闻2 气味

——无。

问

——低热，伴恶寒，无汗；颜面部肿胀疼痛；无头晕头痛，无周身疼痛不适；小便略黄，大便秘结；纳食尚可，无胸闷气短、腹痛腹泻；无耳鸣耳聋，心烦口苦；素体体健，无明显诱因。

切 脉象

——脉浮数。

二、辅助检查

血常规 白细胞计数：$12.6 \times 10^9/L$；中性粒细胞百分数：84%。
C反应蛋白 15mg/L。

三、诊断及辨证

诊断 中医：抱头火丹。
　　　西医：丹毒。
辨证 风热毒蕴证。

四、鉴别诊断

发 局部红肿，但中间明显隆起而色深，四周肿势较轻而色较淡，边界不清，胀痛呈持续性，化脓时跳痛，大多发生坏死、化脓、溃烂，一般不会反复发作。

接触性皮炎 有过敏物接触史；皮损以红肿、水疱、丘疹为主，伴灼热、瘙痒，多无疼痛；一般无明显的全身症状。

五、病因病机

主症分析 本例主症是颜面部红肿灼痛。风为百病之长，与热合为风热之邪。风属阳邪，易侵犯阳位，夹热毒之邪侵犯头面部，肌肤郁阻而发丹毒。审证求因，充分说明该症是风热毒蕴所致。

次症分析 本例次症是低热，伴恶寒，无汗；小便略黄，大便秘结，伴心烦口苦；舌质红，舌形、舌态未见明显异常；苔薄白，脉浮数。均为风热之象，说明该病为风热毒蕴之证，舌脉与证相符。

病机归纳 素体血分有热，或肌肤破损，外邪乘隙侵入，风夹热毒之邪侵犯头面部，肌肤郁阻而发丹毒。

六、治法方药

治法 疏风清热，凉血解毒。
方药 普济消毒饮合牛蒡解肌汤加减。板蓝根15g，金银花15g，牛蒡子10g，连翘10g，赤芍10g，丹皮10g，黄连5g，黄芩6g，桔梗6g，薄荷3g。7剂。每日1剂，水煎，早晚2次分服。

七、外治法

外敷玉露膏或金黄膏，每日1~2次。

八、预防与调护

1. 卧床休息，床边隔离。
2. 保持心情舒畅，饮食宜清淡，进食时应少咀嚼。
3. 保持局部皮肤清洁，避免烫伤，避免碰撞，防止感染。

4. 多饮水，保持大便通畅。

【评述】

丹毒是由溶血性链球菌从皮肤或黏膜的细微破损处侵犯皮内网状淋巴管所引起的弥漫性炎症性疾病。其症皮色焮红如丹，界限分明，一般不化脓，但有复发倾向。丹毒根据其发病部位可分为抱头火丹、流火、内发丹毒、赤游丹毒等。其病机多为血热内蕴，郁于肌肤，复外感湿毒热之邪，内外之邪结于皮肤，客于络脉，使气血凝滞而发病。病发头面者，多为风热上扰，以散风凉血为主；病发于腰胁，多为肝脾湿火，以清肝利湿为主；病发下肢者，多为湿热化火，以利湿解毒为主。部分患者毒邪太盛，或正虚不能抗邪，以致红肿迅速蔓延，势如燎原，出现壮热神昏等毒热入营证。临床上可以配合西医的抗生素治疗，方可转重为轻，提高疗效。本病易复发，因此，应彻底治疗足癣、鼻窦炎等原发感染病灶。

一、中医学认识

中医学对本病早有记载，如隋·巢元方《诸病源候论》中说："丹者，人身体忽然焮赤如丹涂之状，故谓之丹，或发于手足，或发腹上，如手掌大。"宋《圣济总录》："热毒之气，爆发于皮肤间，不得外泄，则蓄热为丹毒。"

明·陈实功《外科正宗·火丹》："火丹者，心火妄动，三焦风热乘之，故发于肌肤之表，有干湿不同，红白之异，干者色红，形如云片，上起风寒，作痒发热，此属心脾二经之火，治以凉心泻肝，化斑解毒汤是也。"清·高锦庭《疡科心得集》："时毒，其候发于鼻、面、耳、项、咽喉，赤肿无头，或结核有根。初起状如伤寒，令人憎寒发热，头痛，肢体甚痛，恍惚不宁，咽喉闭塞，五七日乃能杀人；若至十日之外，则不治自愈矣。"《医宗金鉴·外科心法要诀》："诸丹总属心火，三焦风邪而成，如色赤亦干，发热作痒，形如云片者，即名赤游丹，属血分有火而受风也。"

二、现代医学认识

本病是由乙型溶血型链球菌侵入而引起。细菌从皮肤和黏膜的微小破损处侵入皮内网状淋巴管，从而引起急性弥漫性炎症。足癣所致的皮肤损伤是丹毒发病的重要诱因。此外鼻部、外耳、牙齿的感染病灶也是本病发病的常见因素。皮肤表面各种创伤，轻微的擦伤、抓伤均可成为致病菌侵入的缺口。丹毒是否发病以及症状的轻重与患者的易感性和对疾病的免疫力大小也有很大关系。任何使人体抵抗力下降的情况，如长期营养不良、糖尿病、尿毒症等均可成为本病的发病因素。另外，到过血吸虫病流行地区的反复发作的慢性丹毒患者，应考虑到伴有血吸虫病的可能。

三、治疗关键

坚持早发现、早诊断、早治疗的原则。根据不同发病部位、发病特点，辨证选择合适的内服及外用药物。积极治疗局部病灶如足癣、鼻炎、皮肤破损等，发于下肢者应抬高患肢。对于病情较重者可考虑联合青霉素等抗生素治疗。

四、转归与预后

本病相对预后较好，初期治疗得当，绝大部分患者可以治愈。但是，对于伴有鼻炎、足癣等基础疾病者或免疫力低下者，可形成复发性丹毒，引起慢性淋巴水肿，下肢反复发作可导致象皮肿。

五、名医经验

朱仁康先生治疗丹毒的主要经验是在急性发作控制后，继续常服苍术膏，认为苍术健脾燥湿，增强患者抗病能力，防止其发作，有一定的效果。此外二妙丸亦有相似的疗效。采用外治法：急性发作，红肿灼热疼痛时，外敷玉露膏或鲜板蓝根、鲜马齿苋、仙人掌、芭蕉根叶，选用一种，捣烂外敷。形成慢性，肿胀历久不退者，外敷金黄膏。

（选自《朱仁康临床经验集》）

第六节　有　头　疽

【病例资料】

王某，男，57岁，已婚已育。
主诉　右腿外侧中央皮肤红肿热痛3天。

【诊疗思路】

一、中医四诊

局部：
望1　肿块位于何处，有无红肿，范围有多大
——位于右侧大腿外部中央，结块红肿突起，肿块范围约3cm×3cm。
望2　肿块有无化脓，有无溃口，有无渗出
——肿块中央有多个粟米样脓头，无溃破口，无渗出。
闻　破溃流脓异味
——无。
问　红肿热痛发作情况及诊疗过程
——右大腿外侧突发红肿，上有粟米样脓头，痒痛并作，继日有逐渐向周围扩大之趋势。
按　肿块质地、边界、光滑度、活动度、触痛感、波动感、肤温
——肿块稍硬，界不清，外表光滑，无明显活动度，重度触痛，无波动感，肤温偏高。

全身：
望1　神、色、形、态
——得神，面色潮红，体形较胖，步态自如。

望2　舌质、舌苔

——舌质红，苔薄黄略腻。

闻1　呻吟、太息、谵语、呃逆、嗳气

——未闻及。

闻2　气味

——无。

问

——有低热，无明显恶寒，无汗出；有头痛，无头晕，无周身疼痛不适；小便黄，大便偏干；纳食差，无胸闷气短，无咳嗽、咳痰，无腹痛等；无耳鸣耳聋，有口苦口渴。有糖尿病病史10年，口服优降糖治疗。

按　手足、胸腹等情况

——四肢活动灵活，右下肢皮损处压痛明显，双下肢无水肿，腹部压痛（－）。

切　脉象

——脉洪数。

二、辅助检查

血常规　白细胞计数：20.5×10^9/L；中性粒细胞百分数：83.7%；血红蛋白：114g/L。

生化类　总蛋白：49.97g/L；葡萄糖：9.95mmol/L。

三、诊断及辨证

诊断　中医：有头疽。

　　　西医：痈（初期）。

辨证　火毒凝结证。

四、鉴别诊断

脂瘤染毒　患处平时已有结块，与皮肤粘连，其中心皮肤常可见粗大黑色毛孔，挤之有脂浆样物溢出，且有臭味。染毒后红肿较局限，脓出夹有粉渣样物，并有白色包裹，愈合较为缓慢，全身症状较轻。

发　局部红肿，但中间明显隆起而色深，四周肿势较轻而色较淡，边界不清，胀痛呈持续性，化脓时跳痛，大多发生坏死、化脓、溃烂，一般不会反复发作。

五、病因病机

主症分析　患者从3天前右下肢外侧出现白色脓头，焮热红肿胀痛，脓头逐渐增多，红肿范围扩大，疼痛加重。其特点是初起皮肤上即有粟粒样脓头，焮热红肿胀痛，继而迅速扩散，脓头相继增多。审证求因，提示热毒蕴结，凝聚肌肤，以致气血凝滞，经络阻隔而发病。

次症分析　发热为正邪相争，正盛邪实的表现。头痛为风热入侵，热性上炎，扰动清窍而引起。食欲不振表明邪毒伤及胃气，脾胃运化失司。舌苔脉象均支持感受风热之邪，邪留肌肤，气血运行失常之判断。

病机归纳　患者有消渴病史十余载，素体虚衰，正气不足，抗邪无力。且因消渴而致津液内耗，易发火毒。纳差，提示脾胃内伤，加其身体肥胖素有痰饮，致使脏腑蕴毒。外感风温之毒，与体内脏腑蕴毒相合，以致毒邪凝聚肌肤，营卫不和，经络阻隔，气血凝滞而成。

六、治法方药

治法　清热泻火，和营托毒。

方药　黄连解毒汤合仙方活命饮加减。黄连6g，黄柏9g，黄芩12g，栀子10g，当归9，赤芍9g，丹参15g，金银花9g，连翘12g，紫花地丁30g，陈皮6g，象贝母9g，炙山甲6g，皂角刺9g，生甘草3g。7剂。每日1剂，水煎，早晚2次分服。

七、外治法

外敷金黄油膏或玉露油膏清热解毒、消肿止痛。

八、预防与调护

1. 高热时应卧床休息，多饮开水。
2. 疮口皮肤保持清洁，外敷药膏应紧贴患部，掺药宜散布均匀。
3. 食宜清淡，忌食辛辣、鱼腥等。
4. 保持心情舒畅，积极配合治疗，可适当加强营养。

【评述】

有头疽是指发生在皮肤肌肉间的急性化脓性疾病，相当于西医学的痈。其临床特点是初起皮肤上出现粟粒样大小脓头，周围皮肤焮热红肿胀痛，继而迅速向深部及周围扩散，脓头相继增多并发生溃烂，状如蜂窝。易发于皮肤厚韧之处，如颈后、背部等。

一、中医学认识

本病在文献中常以"疽"和"发"共同命名，根据发病部位不同有多种病名。有头疽发于脊背部正中者，称为"背疽"，又称"发背"。《灵枢·痈疽》："何为疽……热气淳盛，下陷肌肤，筋髓枯，内连五脏，血气竭，当其痈下，筋骨良肉皆无余，故命曰疽。"说明疽发病部位之深。明·汪机《外科理例·疮名有三》中描述了本病的发病过程："疽者，初生白粒如粟米，便觉痒痛……此疽始发之兆……便觉微赤肿痛。三四日后，根脚赤晕展开，浑身壮热微渴，疮上亦热……疽顶白粒如椒者数十，间有大如莲子蜂房者，指捺有脓不流……"明·陈文治《疡科选粹》说："痈疽已成而气血虚，邪气盛，或邪气散漫而不能突起，也难以溃脓，或溃破脓少而清稀，或坚硬不软，又或虽得脓而根脚红活，或毒气不从，疮口不合，聚肿不赤，结核无脓，凡此皆气血既虚，兼以六淫之邪而变生诸症故，必用内托，令毒热出于肌表，乃可奏功。"指出了痈疽的病机和具体治疗方法，应扶正益气、和营托毒。

二、现代医学认识

该病为金黄色葡萄球菌所引起的多个相邻的毛囊和皮脂腺或汗腺的急性化脓性感染。感染先从一个毛囊底部开始，沿深部阻力较小的脂肪柱蔓延至皮下深筋膜，再沿深筋膜向四周扩散，累及邻近的许多脂肪柱，然后向上穿入毛囊群而形成多个脓头。其中以糖尿病患者多见。糖尿病患者易发生感染的原因除与高血糖导致的全身免疫功能异常有关外，还和感染病灶局部酸碱环境的变化关系密切。

三、治疗关键

据其症状，审其病程，划分阶段，并结合患者发病部位以及热毒的轻重、气血的盛衰等采取不同的措施。根据病程分初起、溃脓期和收口期三阶段治疗，根据虚实分和营解毒、清热利湿和扶正托里三大法治疗。如伴有消渴病或其他原发病，必要时配合西医治疗。

四、转归与预后

有头疽是一种常见病，病程较长，缠绵难愈，给患者造成很大痛苦。在治疗的同时，若患者有原发病，则同时应积极治疗原发病和预防其他继发病。本病尤其好发于糖尿病患者，严重者可造成死亡。

五、名医经验

秦某，男性，76岁。1周前腰部出现一红肿结块，中央有粟粒样脓头，痒痛微作，次日红肿增大明显，速去外院就诊，外敷千捶膏，症状未有缓解，随后出现39℃～40℃高热2日，又静滴头孢拉定2日，身热渐退，但红肿范围进一步扩大，中央脓头增多。转至我院，症见腰部正中一红肿结块约12cm×8cm，中央高起上有白色粟粒样脓头数十枚，脓出不畅，按之质硬，肤温高，触痛不甚，舌质红，舌苔薄腻，脉濡。患者有糖尿病史，平时服用达美康。治拟清热利湿，和营托毒。

处方：苍术12g，黄柏12g，生薏苡仁12g，金银花10g，鹿衔草30g，白花蛇舌草30g，紫花地丁15g，生地黄15g，赤芍10g，牡丹皮10g，丹参30g，生黄芪30g，皂角刺10g，制大黄10g，生甘草9g。

外用：金黄膏、九一丹、5号药线。

继续口服降糖药控制血糖。

3周后红肿略有缩小，中央高突变软，有波动感，但脓出不畅。在局麻下行"十"字形切开扩创术，术后九一丹棉嵌，金黄膏外敷。又2周后，腰部红肿渐平，疮面脓腐十去七八，舌质红，舌苔白腻，脉濡。中药内服前方去苍术、黄柏，加太子参30g，白术15g，茯苓15g。外用逐步替换成生肌散、红油膏。又随症加减治疗2周，病愈收口。

（选自《唐汉钧谈外科病》）

第七节 臁 疮

【病例资料】

赵某，男，56 岁，搬运工人，已婚已育。

主诉 左下肢溃疡反复发作 10 年余。

【诊疗思路】

一、中医四诊

局部：

望 1 溃疡分布位置，溃疡数目、大小

——左侧踝关节内侧可见一钱币大小溃疡。

望 2 溃疡面颜色，是否有肉芽组织

——溃疡面肉色淡白，少量陈旧性肉芽组织。

望 3 溃疡面是否有分泌物，分泌物颜色、量、质

——溃疡表面覆有少量稀薄脓性分泌物。

望 4 溃疡边缘是否平整，有无增厚，颜色

——边缘不齐，有白色厚边。

望 5 溃疡边缘周围皮肤颜色，是否肿胀

——左下肢至左侧足背 2/3 以上皮肤紫黑、肿胀。

望 6 下肢静脉是否曲张

——双下肢静脉曲张。

闻 溃疡分泌物气味

——溃疡分泌物略带腥臭味。

问 1 溃疡反复发作情况及诊疗过程如何

——10 年前左侧脚面起一水疱，抓破后感染，当时未予重视。后皮肤逐渐变黑、溃烂，多次就诊于当地医院，先后用抗生素及中药内服和外洗，未见好转，病情逐渐加重。

问 2 溃疡范围变化

——初期黄豆大小，三年后逐渐增大至硬币大小直至现在范围未有明显变化。

按 1 溃疡周围皮肤、肤温、触痛感

——周边皮肤板硬，肤温不高，伴触痛感。

按 2 腹股沟淋巴结质地、边界、光滑度、活动度如何

——左侧腹股沟可触及一枚淋巴结，质中，界清，光滑，活动可。

按 3 手足、胸腹等

——左下肢活动受限，左下肢红肿，无压痛、反跳痛。

全身：

望1 神、色、形、态

——得神，面色略黄少华，体形适中，步态自如。

望2 舌质、舌苔

——舌淡红，有齿痕，苔薄白。

闻 气味

——无。

问

——无恶寒发热，无汗；无头晕头痛，无周身疼痛不适；二便无殊；纳食尚可，无胸闷气短，无腹痛腹泻；无耳聋耳鸣，无口干口渴。

切 脉象

——脉弦滑数。

二、辅助检查

双下肢静脉B超 未见异常。

X线 未见异常。

细菌培养 未培养出致病菌。

三、诊断及辨证

诊断 中医：臁疮。

西医：慢性下肢溃疡。

辨证 脾虚湿阻证。

四、鉴别诊断

结核性溃疡 常有其他部位结核病史；皮损初起为红褐色丘疹，中央有坏死，溃疡较深，呈潜行性，边缘呈锯齿状，有败絮样脓水，疮周色紫，溃疡顽固，长期难愈；病程较长者可见新旧重叠的瘢痕，愈合后可留凹陷性色素瘢痕。

癌性溃疡 可为原发性皮肤癌，可由臁疮经久不愈恶变而来。溃疡状如菜花，边缘卷起，不规则，触之觉硬，呈浅灰白色，分泌物腥臭，基底部肉芽易出血。局部组织病理检查有助于明确诊断。

放射性臁疮 往往有明确的放射线灼伤史；病变局限于放射部位；常由多个小溃疡融合成一片，周围皮肤有色素沉着，或夹杂有小白点，损伤的皮肤或肌层明显僵硬，感觉减弱。

动脉疾病性溃疡 多有糖尿病、高血压、动脉硬化病史。发病急，病程短，溃疡易发于肢端，呈干性坏疽，局部肤温降低，疼痛明显，动脉搏动减弱或者消失，常引起筋骨的坏死，无静脉曲张，皮肤色素沉着较轻。

神经营养性溃疡 多继发于神经损伤，小儿麻痹症和颅脑、脊髓先天畸形。溃疡多发生于足底等负重部位，呈穿掘型，周围坚硬，无皮色改变及疼痛感。患肢挛缩，感觉减退，动脉搏动正常。

五、病因病机

主症分析　本例主症是左下肢溃疡反复发作，其特点是位于左踝关节，周围皮肤紫黑、肿胀，病史逾 10 年之久。究其原因不外乎久立或负重远行，过度劳累，耗伤气血，中气下陷，以致下肢气血运行不畅，瘀滞于肌肤，肌肤失养，复因损伤，湿热之邪乘虚而入，发为疮疡，肌肤溃烂，经久不愈。

次症分析　面色略黄少华乃是由于气血不足造成的；溃疡面肉色淡白，缠绵难愈，分泌物腥臭味，此为脾虚蕴湿导致；双下肢静脉曲张，周边皮肤板硬是瘀血阻滞的表现；脉弦滑数乃是热毒内蕴的表现。

病机归纳　本病多见于久立、久行或者过度负重者，耗气伤血，气血运行不畅，而致小腿筋脉横解，青筋显露，瘀停脉络，久而化热，或小腿皮肤破损染毒，湿毒下注而成。

六、治法方药

治法　健脾利湿，益气补血，化瘀通络。

方药　参苓白术散合三妙散加减。黄芪 30g，薏苡仁 30g，土茯苓 30g，茯苓 15g，苍术 10g，黄柏 10g，炒白术 12g，党参 12g，川牛膝 15g，当归 12g，赤芍 9g，川芎 9g，制乳香 9g，制没药 9g，生甘草 6g。7 剂。每日 1 剂，水煎，早晚 2 次分服。

七、外治法

缠缚法：溃疡创面经上述方法常规处理后，再用阔绷带缠缚患处和整个小腿，隔 1~2 日换药一次，亦可用弹力袜或者医用弹力护腿缠缚患处和整个小腿。

八、预防与调护

1. 臁疮换药不宜过勤，急性炎症期或渗液期多者可每日一换；后期收口阶段可 3~5 日一换。动作宜轻，以免损伤新生肉芽组织及新生皮肤组织。同时忌用强烈腐蚀药，以免损伤筋骨。

2. 卧床休息，患肢宜抬高，避免长时间行走、站立及端坐，使患肢充分得到休息和血流通畅，有利于创面早日愈合。

3. 积极治疗下肢静脉曲张、皮肤破损和感染，避免局部皮肤搔抓或外伤。

4. 注意保护患肢，避免外伤。创口愈合后，常用弹力护腿或弹力袜保护。

5. 积极支持疗法，加强营养。

6. 注意对患者的情志护理，增强康复信心。

【评述】

臁疮是发生于小腿下 1/3，尤其是内外踝的慢性溃疡。由于疮生臁骨，皮薄肉少，难以痊愈。且多由于小腿青筋暴露，局部血液回流受阻，营养障碍而致病，故病程长，缠绵难愈，容易复发。中医辨证早期多属血瘀湿热，后期以气虚脾湿为主。治疗宜中西医结合，内外治并举。内治法早期以清热利湿、活血通络为法，常用方剂为三妙散、萆薢渗湿汤加减；后期以补中益气，健脾利湿为法，方用参苓白术散、补中益气汤加减。本病重在外治。外治法内容相当丰富，有中医药、西药、中西药结合、手术等方法，其中中药祛腐生肌法具有一定的优势和特色。

一、中医学认识

臁疮病名首见于宋代·窦汉卿《疮疡经验全书》。明·王肯堂《证治准绳·疡医》中提到"或问足内外臁生疮，连年不已……为裙风，裤口疮，即臁疮也"；亦阐述其病机为"此由湿热下注，瘀血凝滞于经络，以致肌肉紫黑，痒痛不时"。明·申斗垣《外科启玄》又称本病为"裤口毒""裙边疮"等。《华佗神医秘传》云："……因脏腑中有湿毒，乃外发为疮，亦有因打扑抓嗑，或遇毒虫恶犬咬破损伤，因而成疮者。"

明·陈实功《外科正宗》则提出"臁疮者，风热湿毒相聚而成，有新久之别，内外之殊"。清·王维德《外科证治全生集》指出："生于小腿……因气滞血瘀，经年累月，臭烘憎人，初起或腿上搔破，或生小疮，因经热汤之气所致，或食毒物而成。"清·顾世澄《疡医大全》则指出本病皆由肾脏虚寒，风邪毒气外攻而成。

二、现代医学认识

现代医学认为下肢深浅静脉及交通支静脉的结构异常、静脉压力增高是小腿营养性改变和溃疡发生的解剖病理基础，长期深静脉瓣膜功能不全或深静脉血栓形成后遗症造成的下肢深静脉血液回流不畅是溃疡形成的主要原因。而长期站立、腹压过高和局部皮肤损伤是溃疡发生的诱发因素。

三、治疗关键

宜采用分期辨证、内外结合的综合治疗方法。初期以清热利湿解毒为主，后期以益气健脾、活血生肌为主。注意缠缚疗法的适时应用，以促进创面愈合，减少瘢痕形成。对病程短，全身情况良好者，可单纯应用外治法。

四、转归与预后

本病初期患处皮肤轻度肿胀，内臁或外臁处皮肤青紫瘀斑或红褐色，渐至皮肤粗糙、脱屑、色素沉着、苔藓样变、轻微瘙痒，治疗得当，则肿痒消失，是为痊愈。若因劳累、气血不足、治疗不当等原因而进入溃疡期则皮肤破溃、糜烂、渗液，合并感染则渗流脓液，溃疡周围皮肤红肿坏死。当溃疡到一定程度，溃疡边界渐稳定，大小固定，周围皮肤红肿消退，有色素沉着；日久疮口凹陷，边缘形如缸口，创面肉色灰白，渗流恶臭脓水，容易出血，病程较长，溃疡深度可达胫骨骨膜。日久溃疡逐渐愈合，形成疤痕，但周围皮肤仍干燥、粗糙、脱屑、色素沉着、青筋显露，如遇损伤（蚊虫叮咬、湿疮、碰伤等），仍会复发。

五、名医经验

王某，男，64岁，2002年1月2日初诊。

患者10年前开始左小腿静脉曲张，自今年初左下肢时有痛痒、肿胀，经搔抓后左小腿内侧溃破、流水、久不收。曾先后就诊于多家医院，迁延未愈，痛苦不堪。至来诊时已治疗 10 月余。近日局部肿痛加剧，自觉乏力，纳差，二便尚调。

检查：左小腿静脉曲张，散布瘀点、瘀斑及色素沉着。左小腿肿胀，呈凹陷性浮肿。左小腿下 1/3 处内踝上方有约 4cm×3cm 溃疡面，肉芽暗淡，覆盖淡绿色脓性分泌物（脓液培养为绿脓杆菌、大肠杆菌合并感染），溃疡边缘皮色紫暗，外周稍红肿。舌暗红，苔黄腻，脉弦滑。

西医诊断：小腿静脉曲张性溃疡。

中医诊断：臁疮，证属湿热下注，兼感毒邪。

治宜清热除湿解毒，健脾利水消肿。

处方：萆薢、苦参、防己、泽兰各 12g，薏苡仁、金银花、忍冬藤、鹿衔草各 12g，黄芪、丹参、土茯苓各 30g，赤芍、红花、丝瓜络各 9g。每天 1 剂，水煎服。外用中药湿敷，处方：一枝黄花、萆草、马齿苋、黄连、重楼各 3g。煎汤取汁约 100mL，待温浸洗湿敷患处，然后局部创面撒敷九一丹，外敷全油膏纱布，以提脓祛腐，每天换药 1 次。

二诊：经上法治疗 7 天后，局部分泌物减少，中心肉芽组织色转红润（脓液培养为大肠杆菌感染），皮肤边缘色粉红，下肢肿胀渐消。继服上方 14 剂，局部仍外用中药湿敷，仅用红油膏纱布外敷。

三诊：服上方 21 剂后，局部溃疡明显变浅，但周围皮肤色泽仍为紫暗，触之肢凉，舌质暗有瘀斑，苔白腻，脉沉细无力。患者年老体衰，脾肾阳虚，寒湿凝滞，经脉痹阻。治以温经通络、益气活血为主，兼补脾肾。处方：桃仁、红花、黄柏各 10g，薏苡仁、忍冬藤、赤小豆、防己各 12g，泽兰、淫羊藿、桂枝、白芥子各 9g，鸡血藤、黄芪各 10g，当归 15g，红枣 20g，甘草 6g。共 7 剂。

四诊：患肢较前转温，肉芽鲜活（脓液培养为无细菌感染），溃疡表浅、面积缩小为 3cm×2cm，分泌物明显减少。效不更方，继服 14 剂。外用药改为复黄生肌愈疮油乳剂纱布外敷，每天换药 1 次。

五诊：患者在当地医院继服上方治疗月余，溃疡愈合。嘱其夜间将小腿垫高，晨起用高弹力绷带缠裹下肢，并适当加强运动。

[秦海洸，唐汉钧. 唐汉钧教授治疗镰疮经验介绍. 新中医. 2004，36（4）：7 - 8]

第八节　股　　肿

【病例资料】

徐某，女，47 岁，已婚已育。

主诉　左下肢肿胀疼痛 4 月。

【诊疗思路】

一、中医四诊

局部：

望1　左下肢肿胀范围、程度

——左下肢自臀部以下均明显增粗、肿胀，比右下肢粗2～4cm。

望2　双下肢皮肤颜色

——左下肢皮肤苍白发亮。

望3　双下肢有无静脉曲张

——左下肢外侧瘀滞，浅静脉曲张。

闻　双下肢有无破溃，有无渗出及异味

——无。

问1　发病诱因，有无外伤、手术、分娩、肿瘤及长期卧床史

——4月余前因"多发性子宫平滑肌瘤（壁间）"行"全子宫切除术＋双输卵管切除＋左卵巢囊肿剥离术"，术后3周无明显诱因出现左下肢肿胀。

问2　左下肢肿胀疼痛的特点，起病之缓急，有无发热

——左下肢突然出现肿胀、疼痛、麻木，行走后加剧，朝消暮肿，无发热。

问3　肿痛情况及诊疗过程

——左下肢肿胀疼痛出现后，就诊于当地医院，给予低分子右旋糖酐＋丹参注射液静脉滴注，迈之灵口服，肿胀疼痛有所缓解。但近一周来因过度劳累和受寒后肿胀又复加剧，患肢沉重麻木，倦怠乏力。

按1　肿胀疼痛部位局部温度是否升高，有无压痛

——局部肤温正常，触之坚硬，小腿腓肠肌部及大腿内侧股管处有压痛。

按2　腹股沟淋巴结

——未触及。

全身：

望1　神、色、形、态

——得神，面色略黄少华，体形正常，步态自如。

望2　舌质、舌苔

——舌质淡而有齿痕，苔薄白腻。

闻1　呃逆、嗳气、太息

——无太息、呃逆及嗳气。

闻2　气味

——无。

问

——无恶寒发热，无汗；无头晕头痛；二便无殊；纳食尚可，无胸闷气短，无腹痛腹泻；无耳聋耳鸣，无明显口干口渴；素体体健，发病前3周有手术史。

按　手足、胸腹

——四肢活动灵活，左下肢凹陷性水肿、压痛，无胸闷胸痛，无腹痛腹泻。

切　脉象

——脉沉细而涩。

二、辅助检查

下肢 B 超　左下肢深静脉血栓形成。

血常规　白细胞计数：$10.3 \times 10^9 / L$；中性粒细胞百分数：76%。

C 反应蛋白　10mg/L。

三、诊断及辨证

诊断　中医：股肿。

　　　西医：下肢深静脉血栓形成或血栓性深静脉炎。

辨证　气虚血瘀湿阻证。

四、鉴别诊断

原发性下肢深静脉瓣膜功能不全　本病多发于成年人，多为从事较长期的站立性工作和重体力劳动者。发病隐匿，进展较缓慢，以双下肢同时发病为特征；患者踝部、小腿肿胀，呈凹陷性水肿，久站或活动后明显，抬高患肢或休息后减轻或消失，伴随肢体沉重、疲劳感，少有胀痛，后期可出现浅静脉曲张。应用肢体多普勒超声血液检测和深静脉血管造影可明确诊断。

下肢淋巴水肿　本病有数年反复发作病史，起病缓慢，多见于单侧下肢，淋巴性肿胀非凹陷性，状似海绵，肿胀分布范围多自足背开始，逐渐向近心端蔓延；皮肤和皮下组织增生变厚；慢性淋巴功能不全发展至后期形成典型的象皮肿，皮肤增厚、粗糙而成"癣"状，色素沉着和溃疡形成者少见。

全身性水肿　患者多有营养不良、肾病、心衰、肝病及黏液性水肿等病史，多双侧下肢同时发病；肢体远端肿胀明显，多呈凹陷性水肿（黏液性水肿为非凹陷性），抬高患肢多显著减轻，皮肤光亮；一般肢体不伴疼痛。

五、病因病机

主症分析　本例主症是左下肢肿胀疼痛。其特点是左下肢凹陷性水肿、疼痛、麻木，行走后加剧，朝消暮肿，逾 4 月之久。说明病由瘀阻脉络，气血运行不畅，水津外溢，聚而为湿，流注肌肤而成，加之病久耗伤气血加重病情，形成恶性循环。

次症分析　瘀血固着则疼痛，固定不移；气虚不摄，脉络瘀阻甚则浅表络脉显露；气虚则倦怠乏力。舌质淡有齿痕，舌苔薄白腻，脉沉细而涩，为气虚血瘀湿阻之象。

病机归纳　气虚不运，气血瘀滞，脉络滞塞不通，水津外溢，聚而为湿，而发本病。

六、治法方药

治法　益气健脾，祛湿通络。

方药 参苓白术散合补阳还五汤加减。生黄芪30g，太子参15g，白术15g，茯苓12g，黄柏12g，薏苡仁15g，牛膝15g，忍冬藤30g，当归9g，赤芍15g，桃仁12g，水蛭12g，刘寄奴15g，野赤豆（打）12g，生甘草6g。7剂。每日1剂，水煎，早晚2次分服。

七、预防与调护

1. 高脂血症患者饮食宜清淡，多食富含维生素及低脂食物，忌食油腻、肥甘、辛辣之品。严格戒烟，积极参加体育锻炼，肥胖者应减轻体重。

2. 术后（特别是小腹、盆腔和下肢手术）或长期卧床的患者，应在床上抬高下肢，并在床上做下肢活动，争取早期下床活动，促进下肢血液循环。

3. 在进行下腹、盆腔及下肢手术时，注意保护手术部位的血管，避免血管内膜的损伤。

4. 下肢静脉插管不宜过久，且避免经周围静脉输入刺激性较强的液体。

5. 患本病后，前半月应卧床休息，患肢屈曲抬高，发病1个月内不做剧烈运动，以防血栓脱落引起肺栓塞等并发症。

6. 后期可使用弹力袜，或弹力绷带，促进下肢静脉回流。

【评述】

股肿是指血液在深静脉血管内发生异常凝固而引起静脉阻塞，血液回流障碍的疾病。其主要表现为肢体肿胀、疼痛、局部皮温升高和浅静脉怒张四大症状。好发于单侧下肢股静脉和腘静脉，可并发肺栓塞而危及生命。

一、中医学认识

本病主要是由于气血运行不畅，以致瘀血阻于络道，脉络滞塞不通，营血回流受阻溢于脉外，水津外溢，聚而为湿而发。《素问·平人气象论》中记载"脉涩曰痹"，《素问·痹论》曰："痹……在于脉则血凝而不流。"指出本病脉道不通的病机特点。隋·巢元方《诸病源候论·四肢病诸候》中述及"𰣄病者，自膝以下至踝及趾，俱肿直是也。皆由血气虚弱，风邪伤之，经络否涩而成也"。唐·孙思邈《备急千金要方》曰："久劳、热气盛……气结筋中……气血凝滞则痛，脉道阻塞则肿。"

明·王肯堂《证治准绳》记载妇女产后"腰间肿，两腿尤甚，此瘀血滞于经络"，瘀血"流注四肢或注股内，痛如锥刺或两股肿痛"。清·唐容川《血证论》则有述"瘀血流注，四肢疼痛肿胀，宜化去瘀血，消利肿胀"，"瘀血流注，亦发肿胀，乃血变水之证"。提示该病因瘀而致肢体肿胀疼痛的特点，并指出"此与杂证水肿有别"的鉴别诊断。

二、现代医学认识

本病相当于现代医学的深静脉血栓形成，以往称血栓性深静脉炎。多见于肢体外伤、长期卧床、产后、肿瘤和其他血管疾病及各种手术、血管内导管术后。血流滞缓、静脉管壁结构改变和血液高凝状态是静脉血栓形成的三大因素。好发于股静脉、腘静脉及小腿肌肉静脉丛。并可引起肺栓塞、下腔静脉血栓形成等并发症，可遗留深静脉瓣膜功能不全、下肢静脉曲张、血栓性浅静脉炎、下肢溃疡、皮肤增殖淋巴水肿等后遗症。

三、治疗关键

本病一般采用中西医结合的方法进行治疗。中医治疗早期多采用清热利湿、活血化瘀法，后期则重视健脾利湿、活血化瘀。

四、转归与预后

本病发病较急，主要表现为单侧下肢突发性、广泛性粗肿、胀痛，行走不利，可伴低热。早期可出现急性股动脉痉挛（疼痛性股肿）和肺动脉栓塞两种危重并发症，应引起高度重视。后期可出现浅静脉扩张、曲张，肢体轻度水肿，小腿色素沉着以及皮炎、臁疮等。由于阻塞的静脉部位不同，所以表现不一。

五、名医经验

林某，女，成年。初产后二十余天，左下肢出现肿胀疼痛，恶寒发热。在南京市某医院诊断为"血栓性静脉炎"，用抗生素治疗，寒热已退，肿胀未消，小腿疼痛，每当疼痛之时，患肢发热，而且口渴溲黄。虑为湿热下注，血脉瘀滞，而成恶脉。治拟清热利湿，化瘀通络。

防己10g，萆薢10g，丹皮6g，银花藤15g，泽兰10g，泽泻10g，牛膝10g，苍术5g，黄柏5g，当归尾10g，连翘10g，猪苓10g，薏苡仁12g。

上方服1剂，左下肢感觉舒适。但连服2剂，疼痛又甚。改用膈下逐瘀汤3剂，小腿疼痛不减，而且大腿亦感疼痛。仍用初诊方连服11剂，症状略有好转，但两手十指关节又感疼痛。原方再加蚕砂、伸筋草，连服7剂指痛解除。后因走路较多，左下肢肿胀明显，改用四苓散加泽泻、萆薢、当归尾、丹皮、牛膝、防己、薏苡仁、冬瓜皮、车前子、五加皮。服5剂，左下肢肿胀渐消，但又感胀痛，青筋暴露，小便黄，食少，遂用下方：

苍术4.5g，黄柏4.5g，牛膝9g，薏苡仁30g，赤芍9g，赤茯苓9g，萆薢9g，防己9g，当归尾9g，丹皮6g，泽泻9g，泽兰9g，秦艽6g（甲方）。

此方服后有恶心食少感，并且时有便溏，改用：

苍术4.5g，白术4.5g，薏苡仁12g，川黄柏4.5g，泽泻9g，泽兰9g，防己9g，萆薢9g，银花藤15g，猪苓9g，陈皮4.5g，当归尾9g，焦山楂9g，焦神曲9g（乙方）。

药后泛恶便泄皆愈，但大小腿及腹部仍胀，仍以甲方进服，药后肠鸣便泄又作，恐与秦艽质润有关，遂去秦艽。再服15剂，左下肢肿胀已基本消退，腹泻未作，纳食正常，面容丰润，青筋已不绽露，只于左胫下段有一处稍感疼痛，此血络未和之象。仍以原方踵进，后遂痊愈。

注：病重时嘱患者卧床休息，抬高患肢。

按语：中医认为，"人身左半属血，右半属气"，故血脉最易瘀滞于左侧。许履和认为本病发病与湿热下注密切相关，湿性下趋，湿性黏腻，与瘀血相搏，故肿胀难消。

治疗予清热化湿、活血化瘀之法，清热化湿如萆薢、薏苡仁、赤茯苓、防己、泽泻、苍术、黄柏等味，活血化瘀如当归、桃仁、泽兰、丹参、牛膝、红花、赤芍、落得打、苏木之类，因气为血帅，血随气行，故辅以香附、枳壳、乌药、元胡等理气之品。

（选自《许履和外科医案医话集》）

第九节 脱 疽

【病例资料】

熊某，男，42岁，已婚已育。

主诉 左下肢脚趾溃烂伴疼痛2月余。

【诊疗思路】

一、中医四诊

局部：

望1 皮损特征

——左下肢跖趾红肿疼痛麻木，左足第2趾脱落，留有3cm×3cm溃疡面，左足第1趾内侧有一约五分镍币大小干性坏死区。

望2 皮损是否破溃、流脓

——左足第2趾有一处溃破口，溃疡边界不规则，溃疡面湿润，溃口处可见少量稀薄脓液，下面有少量粉红色肉芽生长。

望3 坏死区情况

——坏死区干燥，边界不规则。

望4 患足的皮肤颜色及干湿度

——小腿皮肤干燥，皮色苍白。

闻 流滋气味

——溃疡面流滋伴恶臭味。

问1 皮损初起情况变化

——初起只见左足第2趾尖发黑疼痛，半月内范围逐渐增大至整个第2趾及第1趾内侧，先有疼痛，随后干性坏死，现留下3cm×3cm大小的溃疡面。

问2 红肿热痛反复发作情况及诊疗过程

——患者走路较多时即感觉左下肢麻木疼痛，稍休息后即可缓解，夜间症状加重，疼痛难忍，需端坐抚摸稍舒服，半年后第2趾开始发黑脱落。在当地卫生院诊断为"闭塞性脉管炎"，打针服药（具体药物不详）无效，为进一步治疗遂来我院就诊。

按1 皮损触痛及肤温

——溃疡面压迫疼痛，干性坏死区麻木不适，肤温正常。

按2 足背部小动脉

——未触及。

全身：

望 1　神、色、形、态

——无神，面色少华，痛苦面容，体格壮实，步态不稳。

望 2　舌质、舌苔

——舌质红，苔黄腻。

闻 1　呻吟、太息、谵语、呃逆、嗳气

——未闻及。

闻 2　气味

——溃疡面恶臭味。

问

——发热，无恶寒，无汗；无头晕头痛，患处疼痛麻木不适，甚则疼痛彻夜难眠；大便溏，小便略黄；纳食欠佳，无胸闷气短，无腹痛；无耳聋耳鸣，口干口渴；素体体健，嗜烟酒 15 年。

按　手足、胸腹等

——左足活动不便，小腿皮肤干燥，双下肢无水肿，腹部压痛（－）。

切　脉象

——脉弦细数。

二、辅助检查

X 线　左足第 1、2 趾骨远端有骨髓炎表现。

血常规　白细胞计数：$10.5 \times 10^9/L$。

三、诊断及辨证

诊断　中医：脱骨疽。

　　　西医：闭塞性脉管炎（坏疽期）。

辨证　湿热内郁，气血瘀滞证。

四、鉴别诊断

糖尿病性足病　多发生于中老年人，患者有糖尿病多饮、多食、多尿等症状，检验尿糖阳性，血糖增高。坏疽以湿性坏疽多见，发展迅速，范围较大，受累血管为大、微血管。如不及时控制炎症，易致毒邪内陷。

雷诺病（肢端动脉痉挛症）　多见于青年女性，男性罕见，上肢较下肢多见，好发于手指，常现双侧性和对称性。每因寒冷和精神刺激，双手出现发凉苍白，继而紫绀、潮红，最后恢复正常的三色变化（雷诺现象），患肢动脉搏动正常，一般不出现肢体坏疽。约 30% 血栓闭塞性脉管炎患者可出现雷诺现象。

动脉硬化性闭塞症　多发于 45 岁以上人群，常双下肢同时发病，发展快，病程短。坏疽多为干性，发生早而范围大，可迅速累及全足、小腿或大腿，疼痛较血栓闭塞性脉管炎轻，肿胀麻木明显，常伴高血压、高血脂、冠心病或糖尿病。受累血管为大、中动脉，X 线可显示患肢动脉壁内有钙化点。

五、病因病机

主症分析　本例主症是左下肢溃烂伴疼痛。左下肢存在溃疡面及坏死区，伴疼痛两月。脾气不健，生化不足，气血亏虚，内不能营养脏腑，外不能充养四肢以致患趾缺血而麻木、发黑、坏死；患者内有蕴湿，外感热邪，湿热蕴于肌肤，故溃疡面流滋恶臭。审证求因，充分说明该证是湿热内郁，气血瘀滞证。

次症分析　发热，大便溏，小便略黄，纳食欠佳，口干口渴，舌质红，苔黄腻，脉弦细数，均因脾气不健，运化失职，湿热内结。

病机归纳　脾气不健，肾阳不足，寒湿内生，久而化热，湿热搏结，以致气滞血凝，阻于经络，血脉不通，肌肤失养而发本病。

六、治法方药

治法　清热解毒，健脾化湿，活血通络。

方药　四妙勇安汤加减。金银花 60g，甘草 6g，丹参 30g，川芎 9g，玄参 15g，当归 12g，川牛膝 10g，黄芪 15g，炒白术 9g，泽泻 12g，生薏苡仁 10g，赤小豆 10g，乳香 6g，没药 6g。7 剂。每日 1 剂，水煎，早晚 2 次分服。

七、外治法

溃疡面积小者，可用上述中药熏洗后，外敷生肌玉红膏。

八、预防与调护

1. 戒烟，少食辛辣炙煿及醇酒之品。
2. 冬季户外工作时，注意保暖，鞋袜宜宽大舒适，每天用温水泡洗双足。
3. 外伤是本病的一个诱发因素，应注意保护肢体，患者更应防止外伤，以免加重病情。
4. 足部霉菌感染的患者常引起趾间、甲周感染和溃疡，易诱发本病，应积极治疗。
5. 患侧肢体运动锻炼，可促进侧支循环的建立。方法是，仰卧，抬高下肢 20～30 分钟，然后两足下垂床沿 4～5 分钟，同时两足及足趾向下、上、内、外等方向运动 10 次，再将下肢平放 4～5 分钟，每日运动 3 次。坏疽感染时禁用。

【评述】

脱者，落也；疽者，黑腐也。脱疽是指好发于四肢末端，因气血运行受阻，脉络闭塞不通，发生趾（指）节紫黑溃烂，严重时趾（指）节坏疽脱落的一种慢性周围血管疾病，又称脱骨疽。本病可见于西医学的血栓闭塞性脉管炎、动脉粥样硬化闭塞症和糖尿病性足病等。其临床特点是：下肢多见，初起趾（指）节怕冷、苍白、麻木，间歇性跛行，继则疼痛剧烈，日久患趾（指）坏死变黑，甚至趾（指）节脱落。此病好发于青壮年男子、老年人或糖尿病患者。寒湿地区发病率高，吸烟者发病率明显高于不吸烟者，我国北方较南方多见。

一、中医学认识

脱疽，又称"脱骨疽"。有关脱疽的记载，最早见于《内经》，当时名为"脱痈"。《灵枢·痈疽》云："发于足趾，名脱痈，其状赤黑，死不治；不赤黑，不死。治之不衰，急斩之，不则死矣。"这是对脱疽后期腐烂、坏死、发黑的症状特点，以及预后判断、治疗方法的准确描述。至晋·皇甫谧《针灸甲乙经》，及南北朝时期我国最早的外科学专著——龚庆宣的《刘涓子鬼遗方》中均改名为脱疽。王焘的《外台秘要·卷二十四》在此基础上提出"……其状赤黑，死不疗，不赤黑可疗，疗不衰，急斩去之得活，不去者死"，说明对脱疽"不赤黑者"有治疗方法，只在治疗无效时才采用截肢。隋·巢元方《诸病源候论》记载脱疽为消渴病兼症之一。唐·孙思邈《千金方》有"消渴之人，愈与未愈，常思虑有大痈，何者？消渴之人必于大骨节间发生痈疽而卒，所以戒亡在大痈也"的记载。唐·王焘《外台秘要》记载"消渴病，多发痈疽"。宋元时期的外科专著如《外科精要》《卫生宝书》《外科精义》及一些大型方书中均提及"脱疽"病名，但其症状散见在其他病名中。

至明代，中医对脱疽的认识已积累了相当丰富的临床经验。如陈实功的《外科正宗》从病因病机、症状、治疗各方面对脱疽作了详细论述："夫脱疽者，外腐而内坏也，此因平昔厚味膏粱熏蒸脏腑，丹石补药消烁肾水，房劳过度，气竭精伤。"清代，中医学对脱疽的认识更为进步，如祁坤的《外科大成·卷二·足部》云："脱疽，生于足大趾，亦生手大指，初起黄泡，次如煮熟红枣，久则黑气浸漫，相传五指……不紫黑者生，未过节者可治，若黑漫五指，上传足跌，形枯筋烂，疼痛气秒者死。"马培之《医略存真》云："有湿热为患者，有感瘟疫毒疠之气而成者……又或严寒涉水，气血冰凝，积久寒化为热，始则足趾木冷，继现红紫之色，足跗肿热，足指仍冷，皮肉筋骨俱死，节缝渐次裂开，污水渗流，筋断骨离而脱。"从其病因、症状来看，此是对典型的血栓闭塞性脉管炎的具体描述。古代医家对"脱疽"进行了仔细的观察，对其临床症状的描述，与现代医学的血栓闭塞性脉管炎、动脉硬化闭塞症、糖尿病性肢端坏疽等动脉性疾病的临床表现基本一致。

二、现代医学认识

脱疽患者可有感受寒湿、长期大量吸烟及外伤史，以 20～40 岁男性多见。临床表现的轻重，随血管炎病变和阻塞的部位、范围、程度和侧支循环建立的情况而异。动脉粥样硬化闭塞症多发于老年人，常伴高血压、高血脂、动脉硬化病史。根据疾病发展过程，临床分为三期：局部缺血期（一期）、营养障碍期（二期）、坏死期（三期）。根据肢体坏死的范围，将坏疽分为三级：一级坏疽局限于足趾或手指部位，二级坏疽局限于足跖部位，三级坏疽发展至踝关节及其上方。

三、治疗关键

本病轻症可单用中医或西药治疗，重症应中西医结合治疗。中医以辨证论治为主，但活血化瘀贯穿始终，常配合静脉滴注活血化瘀药物，以建立侧支循环，改善肢体血运。

四、转归与预后

本病属于疑难疾病，病程长，复发率高，致残率高，也是目前各类截肢术中发生率最高的疾病，应及早治疗。

五、名医经验

赵炳南老医生认为本病多由于肾虚外受寒湿所致。因为肾主骨，肾阴虚则髓空骨质失养，肾阳不足则阴寒湿邪乘虚而入，以致气滞血凝，经络阻隔，又因病久元气损伤，阴血亏耗，体质日衰。阴寒湿邪日久化为毒热，致使患足焮肿，肉腐筋败，朽骨暴露，气阴被耗。所以在第一阶段用养阴解毒为主。然本病的实质是由于阴寒凝滞脉络而致，所以第二阶段佐以温通托毒。最后第三阶段以双补气血、温经回阳为主。

（选自《赵炳南临床经验集》）

第十节　淋巴水肿

【病例资料】

吴某，男，45 岁，已婚已育。

主诉　右小腿肿胀疼痛 5 月余。

【诊疗思路】

一、中医四诊

局部：

望 1　患肢肿胀特征

——右下肢膝关节约 5cm 以下至踝部肿胀明显，右小腿直径约 30cm，左小腿直径约 20cm。

望 2　患肢是否破溃、流脓

——无溃口，未见流脓。

望 3　患肢皮肤颜色

——患处皮肤青紫、光亮、紧绷。

问 1　皮损初起情况及变化

——初起以踝关节至膝关节以下 10cm 肿胀明显，右小腿直径约 25cm，伴疼痛，行走后加剧；3 月后肿胀向上发展，小腿直径逐渐变大，现约 30cm，伴剧痛，皮肤变青紫；肿胀及疼痛行走后加剧，抬高患肢后肿胀缓解。

问 2　疾病诊疗经过

——起病 2 周后，至当地医院就诊，静滴丹参一周，疼痛略有好转；3 个月后，病情加重，再予丹参治疗，未见疗效，遂来我院就诊。

按 1　患肢触痛

——患肢肿胀处按之凹陷，压窝明显，触痛明显。

按2 患肢肤温

——患肢肤温降低。

按3 膝下淋巴结情况

——右膝下可及三枚蚕豆大小淋巴结，质中，界尚清，表面尚光滑，活动可，与边缘组织无粘连。

全身：

望1 神、色、形、态

——得神，面色正常，体形适中，步态不稳。

望2 舌质、舌苔

——舌质淡，苔白腻。

闻1 呻吟、太息、谵语、呃逆、嗳气

——未闻及。

闻2 气味

——无。

问

——形寒肢冷，无汗；无头晕头痛，无周身疼痛不适；小便略清长，大便正常；纳食尚可，无胸闷气短，无腹痛腹泻；无耳聋耳鸣，无口干口渴；素体体健，有膝部外伤史、足癣史。

切 脉象

——脉沉濡。

二、辅助检查

淋巴管造影 见淋巴管中段，远端淋巴管扩张、迂曲，数目增多且不规则。

三、诊断及辨证

诊断 中医：大脚风。

西医：下肢淋巴水肿。

辨证 寒湿阻络证。

四、鉴别诊断

下肢深静脉血栓形成 是常见病。早期淋巴水肿与深静脉血栓形成都具有按之凹陷和抬高患肢后水肿程度可以明显减轻的特点，但下肢深静脉血栓形成发病急，水肿可迅速发展为整个肢体，有明显的疼痛和压痛，伴有浅静脉扩张；而淋巴水肿呈慢性，一般无疼痛，没有浅静脉扩张。

下肢深静脉瓣膜机能不全 水肿多限于小腿的下1/3部位，足踝远端多无肿胀，有明显下肢静脉曲张，或并发色素沉着、湿疹样皮炎和顽固性溃疡等。而淋巴水肿常先由足背开始发病，且常有明显的诱因。

肾病性水肿 肾脏是身体排出水分的主要器官，当肾脏患病时，致使水分不能排出体外，潴留在体内时，称为肾病性水肿，双下肢及面部均可发生。尿常规中可见蛋白或管型，肾功能有改变。其发生有两种原因：一是肾小球滤过下降，二是大量蛋白尿导致血浆蛋白过低。

心源性水肿 是由于心脏功能障碍引发的机体水肿，各种原因所致的心脏病，当心力衰竭时即出现水肿。其发病特点为：水肿逐渐形成，首先表现为尿量减少，肢体沉重，体重增加，然后逐渐出现下肢及全身水肿；水肿先从身体的下垂部位开始，逐渐发展为全身性水肿。一般首先出现下肢凹陷性水肿，以踝部最为明显；伴有右心衰竭和静脉压升高的其他症状和体征，如心悸、气喘、颈静脉怒张、肝大，甚至胸、腹水等。

五、病因病机

主症分析 本例主症是右小腿肿胀疼痛。患者右小腿肿胀疼痛5月余。风寒湿邪侵袭，寒则血凝，湿遏气阻，致使气血不通，水津外溢发为肿胀；寒瘀互结，不通则痛。

次症分析 形寒肢冷，小便清长，苔白腻，脉沉濡，为寒湿阻络之象。

病机归纳 总属本虚标实，水湿内阻是本病的关键。

六、治法方药

治法 温阳散寒，化湿通络。

方药 阳和汤加减。熟地12g，肉桂15g，麻黄15g，鹿角胶12g，白芥子15g，姜炭9g，木瓜10g，陈皮9g，吴茱萸15g，生甘草9g。7剂。每日1剂，水煎，早晚2次分服。

七、外治法

可选用鲜乌桕叶、鲜樟树叶、松针各60g，生姜30g，煎汁熏洗，每日1次。适用于无感染者。

八、预防与调护

1. 注意患肢的保护，抬高患肢以利淋巴液回流，治疗足癣等原发病灶以防止进一步加重淋巴水肿。

2. 鼓励患者经常活动，除急性淋巴水肿外，每日至少4次，每次15~30分钟，或平卧床上，下肢进行屈伸活动。行走时穿弹力袜或绑弹力绷带。

3. 忌食辛辣鱼腥发物。

4. 控制盐的摄入，每日1~2g。

5. 保持心情舒畅，积极配合治疗。

【评述】

淋巴水肿是由于下肢淋巴液回流受阻引起的软组织肿胀的病理状态。病情进一步发展，大量淋巴液潴留组织内，导致软组织内纤维结缔组织增生，后期皮肤增厚、变粗如象腿，亦称"象皮腿"。其发病特点为：好发于中年男女，多发于小腿部，常单侧发病，初起时局部红肿热痛，反复发作后，肢体肿胀明显，活动受限。

一、中医学认识

肢体淋巴水肿属于中医学"大脚风""癗病""象皮肿""脚气""水肿"等范畴。在病因病机的认识上，主要有内外因两方面。外因包括感受风毒、寒湿、暑湿之气。内因包括虚实两方面，虚者多由脾肾亏虚，实者多为血瘀痰凝。

在治疗上，中医提出了很多治疗大法。《内经》的"开鬼门，洁净府，去菀陈莝"；《金匮要略》的"诸有水者，腰以下肿，当利小便，腰以上肿，当发汗乃愈"分别指出可以通过发汗、利小便、逐瘀血的方法治疗水肿。《医心方·脚气疗体》则提出治疗脚气应顺四时而治。

二、现代医学认识

本病多发于中年男女，好发于腿（小腿多见），也可发生于臂、生殖器、面部。开始时呈凹陷性水肿，患肢抬高后完全可以消失，随着病情发展最终形成非凹陷性水肿，可见皮肤粗糙、肥厚、疣状增生等症状，并可发生皲裂及继发感染。病程慢性，反复发作。继发感染者，全身可伴发热、恶寒等症，局部可有红肿热痛的炎性改变。每次发作一般约持续 1~2 周，由于反复发作，淋巴回流障碍越发严重，致使肢体肿胀，活动受限。按照 WHO 推荐淋巴水肿分期方法，将肢体淋巴水肿分为 7 期。

三、治疗关键

强调早诊断，早期治疗，以利湿化瘀通络为主，或依证清热解毒。后期往往正虚邪恋、痰瘀互结，治宜健脾益气、化瘀通络、软坚散结。

四、转归与预后

本病若未及时积极治疗，有时可致残，有的肢体粗大，造成行动不便。

五、名医经验

本病是以水湿内停为主要病机，早期湿遏气阻，气为血之帅，血为气之母，气不畅无力推动血液，导致瘀血内生，体现了中医外科中痰浊瘀血既是病理产物，又是致病因素之一的论述。后期水湿内停致脾调节水液代谢功能紊乱，脾主运化，功能失调又反过来产生水湿，故治疗以利湿消肿、健脾益气为主。治疗上主张病证结合，期型合参。急性期治以利湿消肿、活血化瘀为主，使其水湿迅速排出，恢复期则以健脾益气、活血化瘀为主，使其正气盛，则驱邪有力。治疗上适当加少量温阳药物，是陈师治疗肢体淋巴水肿的另一用药特点。湿为阴邪，易损伤阳气，阻遏气机，且中医阴阳理论讲，上为阳，下为阴，故加温阳药以化湿驱邪，往往能收到很好的效果。因此，在临床治疗中兼顾阳气也很重要。

（选自《陈柏楠治疗下肢淋巴水肿经验》）